NATÜRLICH GESUND

BIOKRAFT

Dem unvergeßlichen Freund,
dessen Förderung ich so viel verdanke,

BERNHARD ASCHNER

dem Begründer der Konstitutions-Therapie
in dankbarem Gedenken gewidmet

Charles Waldemar

# BIOKRAFT

*Neue Wege der Elektro-Akupunktur
zur Eigenbehandlung*

Südwest Verlag

## Bildnachweis

Franz Eder, München: neben S. 17, 19, 24–37
A. F. K. Ing. Willi Franz, Arbeits- und Forschungs-
kreis Kirlian-Fotografie, Bioenergetik, Solingen:
zwischen S. 48 und 49, rechte Tafel
Institut für wissenschaftliche Fotografie, M. Kage,
Lauterstein: zwischen S. 48 und 49, linke Tafel unten
Dr. Frédéric Ch. Joss, Bern: neben S. 49
Thomas Klinger, München: neben S. 48 oben links
Hans Peter Klinke, München: zwischen S. 48 und 49,
linke Tafel oben

Hannes Limmer, München: neben S. 16, 56–58, 62,
85–128, 131
Charles Waldemar, Caviano, und Perseus GmbH,
Medizintechnik, München: neben S. 48 oben rechts,
unten links und rechts, neben S. 64, neben S. 65, neben S. 128, zwischen S. 128 und 129, linke und rechte
Tafel
Der Verlag dankt Frau Hanne Marquardt, Krefeld,
für die Veröffentlichungserlaubnis der Fußreflex-
zonentafel neben S. 129

Umschlag: Graupner & Partner, München

ISBN 3-517-01016-2
Gesamtherstellung: Auer, Donauwörth

# Inhalt

Vorwort (Dr. Fritz Becker) . . . . . . . . . . . . . . .    8

Geleitwort (Prof. Wilhelm Obermeyer) . . . . . . . . . . . . 10

Einleitung . . . . . . . . . . . . . . . . . . . . . . . . 11

## Die chinesischen Energiebegriffe . . . . . . . . . . . . . . 13

Tao, Yang und Yin . . . . . . . . . 13    Die Akupunkturpunkte . . . . . . . . . 15

Die Chakras und Meridiane . . . . . . 14    Heilwirkung und Prophylaxe . . . . . 16

## Die Harmonie im All und das Fließgleichgewicht im Körper . . . . . 17

Der harmonische Jahreslauf im alten    Das Fließgleichgewicht der Kräfte im

China . . . . . . . . . . . . . 17    Körper und Weltall . . . . . . . . 18

Die »unbekannte Größe« in der Medi-    Die Fünf-Elemente-Lehre . . . . . . 18

zin ist die Gesundheit . . . . . . . . 17

## Die Energieleitbahnen im menschlichen Körper . . . . . . . . . . . 21

Bau und Funktion des bioelektrischen    Die besondere Bedeutung des Magen-

Energienetzes . . . . . . . . . . . 21    Meridians . . . . . . . . . . . . 22

Die Meridiane . . . . . . . . . . . 22    Die Meridian- oder Akupunkturpunkte    22

## Atlas der 14 Meridiane . . . . . . . . . . . . . . . . . . 23

Kennzeichnung von Meridianen und    Der Gallenblasen-Meridian . . . . . . 30

Akupunkturpunkten . . . . . . . . 23    Der Leber-Meridian . . . . . . . . 31

Der Herz-Meridian . . . . . . . . . 24    Der Lungen-Meridian . . . . . . . . 32

Der Dünndarm-Meridian . . . . . . 25    Der Dickdarm-Meridian . . . . . . . 33

Der Blasen-Meridian . . . . . . . . 26    Der Magen-Meridian . . . . . . . . 34

Der Nieren-Meridian . . . . . . . . 27    Der Milz-Pankreas-Meridian . . . . . 35

Der Kreislauf-Sexualitäts-Meridian . . 28    Der Lenkergefäß-Meridian . . . . . . 36

Der Dreifach-Erwärmer-Meridian . . 29    Der Konzeptionsgefäß-Meridian . . . 37

## Das bioelektrische Gleichgewicht im Körper . . . . . . . . . . . . . . . . 39

Die Säuren-Basen-Balance . . . . . . 39
Sympathikus und Parasympathikus . . 39
Der Mensch ist, was er ißt . . . . . . . 40
*Vitamine als Lebensspender* . . . . . 40
*Die Zitronenkur* . . . . . . . . . . . 40
*Vorsicht mit Fetten!* . . . . . . . . 41

*Brieftauben als Wegweiser zur Ent-
deckung einer Krebs-Therapie* . . . . 41
*Zum Beispiel: Bismarck* . . . . . . . 42
Elektrizität ist so wichtig wie Blut . . 42
Bedrohung durch Strahlen . . . . . . 43

## Von der klassischen Akupunktur zur Elektro-Akupunktur . . . . . . 45

Die klassische Akupunktur . . . . . . 45
Die Elektro-Akupunktur, schmerz-
frei, ohne Hautverletzung . . . . . . 46
Die heilsame Wirkung der Elektro-
Akupunktur . . . . . . . . . . . . . 47
Grundvoraussetzungen für eine wirk-
same Therapie . . . . . . . . . . . . 48

Wann ist Elektro-Akupunktur ratsam
und wann nicht? . . . . . . . . . . . 48
Das Elektro-Akupunktur-System
»Charles Waldemar« . . . . . . . . . 49
Elektro-Akupunktur mit 10-Hertz-
Strom . . . . . . . . . . . . . . . . 49

## Die Elektro-Akupunktur als ideale Selbsthilfe . . . . . . . . . . . . 51

Hinweise für die Akupunktur-Selbst-
behandlung . . . . . . . . . . . . . 52
Ursachen für ausbleibende Behand-
lungserfolge . . . . . . . . . . . . . 53
Wichtige Ratschläge . . . . . . . . . 54
Die EAW-Geräte und ihre Anwen-
dung . . . . . . . . . . . . . . . . . 55
*Die verschiedenen Geräte* . . . . . . 55
*Die Mehrfach-Elektroden* . . . . . . 58

*Stromstärke* . . . . . . . . . . . . . 59
*Behandlungsdauer* . . . . . . . . . . 59
*Auffinden der Akupunkturpunkte
und Behandlung* . . . . . . . . . . . 59
*Narbenentstörung* . . . . . . . . . . 59
Drei wichtige Hinweise . . . . . . . . 60
Kirlian-Fotografie und Elektro-Aku-
punktur . . . . . . . . . . . . . . . 60

## Vitalitätsstatus und Vitasensor . . . . . . . . . . . . . . . . . . . . . . 63

Der Vitalitätsstatus im menschlichen
Körper . . . . . . . . . . . . . . . . 63
Der Vitasensor, eine Ergänzung zur
Elektro-Akupunktur . . . . . . . . . 64
Bau und Funktionsweise des Vita-
sensors . . . . . . . . . . . . . . . . 64
Energie-Messung und -Aufladung an
den Chakras . . . . . . . . . . . . . 65

*Messung der Minus-Polarität* . . . . 65
*Messung der Plus-Polarität* . . . . . 65
*Aufladen der Minus-Energie* . . . . 66
*Aufladen der Plus-Energie* . . . . . 66
*Wirkung der Aufladung* . . . . . . . 66
*Messung zur Nacht* . . . . . . . . . 66

**Die häufigsten Zivilisationskrankheiten und ihre Behandlung mit Elektro-Akupunktur** . . . . . . . . . . . . . . . . . . . . . . . . . 67

**Akupunktur-Atlas** . . . . . . . . . . . . . . . . . . . . . . . . . 83

Erklärungen zum Akupunktur-Atlas . . . . . . . . . . . . . . . . 84

Die wichtigsten Indikationen von A bis Z . . . . . . . . . . . . . 85

**Fünf Extra-Behandlungen** . . . . . . . . . . . . . . . . . . . . 129

Energie-Aufladung durch die Hand . . 129
Lymphdrainage mit dem Roll-Energator . . . . . . . . . . . . . . . . . . . . 130
Rückenbehandlung mit dem Roll-Energator . . . . . . . . . . . . . . . . . 132
Kosmetische Behandlung: Facelifting mit dem Roll-Energator . . . . . . . 133
Reflexzonenbehandlung mit dem Fuß-Reflexonator . . . . . . . . . . . . . 134

*Die Bedeutung der Füße im Energiefluß* . . . . . . . . . . . . . . . 134
*Experiment mit dem Vitasensor* . . . 134
*Die Ursache unseres Alterungsprozesses* . . . . . . . . . . . . . . . 134
*Wirksame Hilfe durch Einsatz des Fuß-Reflexonators* . . . . . . . . . 135
*Die Anwendung des Fuß-Reflexonators* . . . . . . . . . . . . . . . . 136
*Auswirkungen der Behandlung* . . . 136

**Ausklang** . . . . . . . . . . . . . . . . . . . . . . . . . . . . . . 137
**Erfahrungsberichte** . . . . . . . . . . . . . . . . . . . . . . . . 138
**Bezugsquellen, Beratung, Materialien** . . . . . . . . . . . . . 140
**Fachwörter-Verzeichnis** . . . . . . . . . . . . . . . . . . . . . . 141
**Register** . . . . . . . . . . . . . . . . . . . . . . . . . . . . . . . 143

# Vorwort

von Dr. med. Fritz Becker*, Arzt für innere Krankheiten und Naturheilkunde

Nach langen Jahren praktischer Arzt-Arbeit war es mir immer noch so, als fehle ein Glied in der Kette medizinischer Behandlungsverfahren. Die Akupunktur der Chinesen hatte mich zwar hingewiesen auf das Gleichgewicht zwischen Yin und Yang und auf ein Fließen von Strömen in den einzelnen Meridianen, aber es fehlte mir das Wissen um diese bioenergetischen Ströme, die sicherlich nicht ohne Bedeutung für unsere Gesundheit sind.

Mein heutiges Wissen über diese Ströme verdanke ich einem Manne, dessen einmaliges Wissen und Können, dokumentiert in vielen Büchern, große Männer unserer Zeit wie Thomas Mann, Martin Buber, Hermann Hesse und Ärzte wie Dr. Aschner und Carossa begeisterte. Charles Waldemar hat sich in seinem Leben tiefstes und oft verborgenes Wissen östlicher Geheimlehren angeeignet, dafür zeugen seine Werke, die teils in elf Sprachen übersetzt worden sind.

In den letzten 14 Jahren hat sich Charles Waldemar ausschließlich der Akupunktur und einer neuen Wissenschaft, der Bioenergetik gewidmet. Sein *Großer Akupunktur Bildatlas* ist einmalig und über die ganze Welt verbreitet. Daneben war auch sein letztes großes Werk, »Jung durch Bioenergie«, welches 1985 erschien, ein großer Erfolg. Waldemar hat sich jetzt ganz der Bioener-getik verschrieben, der Lehre von der Polarität und von den energetischen Kräften, die in unserem Körper eine ganz wesentliche Rolle spielen. Diese Kräfte und ihr Fließen ist den meisten Menschen, aber auch der modernen Medizin, weitgehend unbekannt. Nur einige wenige Wissenschaftler haben bisher darüber berichtet.

Es ist das Verdienst von Charles Waldemar, uns hier einen Weg aufgezeichnet zu haben, der oft da noch Erfolge zeitigt, wo bisher unsere Kunst am Ende war. Waldemar kombinierte die chinesische Akupunktur mit einer unblutigen Behandlungsmethode ohne Nadeln. Mit Hilfe des gesunden 10-Hertz-Stromes und mit seinen patentierten Elektroden-Akupunktur-Geräten läßt sich das Gleichgewicht zwischen den beiden Energie-Polen im Körper wieder herstellen.

Das Mehrfachsonden-Elektro-Akupunkturgerät, erfunden von Charles Waldemar, ist bestens erprobt, von Tausenden Ärzten und Heilpraktikern wegen seiner guten Erfolge anerkannt. Natürlich soll man sich auch hier vor Überschätzung hüten, die Akupunktur und die Bioenergetik haben ihre Grenzen. Die schweren Krankheitsphasen, also destruktive Krankheiten, insbesondere auch Krebserkrankungen, lassen sich meist damit nicht allein heilen.

Dafür aber ist das große Gebiet insbesondere der schmerzhaften Krankheitserscheinungen die ausgesprochene Domäne für diese Behandlungen. *Kopfschmerzen, Migräne,*

---

* Dr. Fritz Becker ist Verfasser von acht Gesundheitsbüchern und war Leiter von über 500 Seminaren.

*Trigeminusneuralgie, Schmerzzustände an den Nerven, den Gelenken, der Wirbelsäule, am Herzen (Angina Pectoris), hoher und niederer Blutdruck, Kreislaufstörungen, Schlaflosigkeit, Bronchitis, Asthma; sogar bei Übergewicht lassen sich günstige Erfolge erzielen.*

Ebenso wichtig wie die Therapie ist mir die prophylaktische Behandlung mit dem Mehrfachsonden-Elektro-Akupunkturgerät. Wer sich gesund erhalten will, sein Leben verlängern möchte, der sollte sich täglich mit dem Gerät, es bedarf ja nur einiger Minuten, behandeln.

Da ich das Gerät in meiner Praxis besitze, tue ich das täglich. Mit meinen 89 Jahren fühle ich mich körperlich wie geistig frisch, lese alles noch ohne Brille und höre auch noch gut. Wir sterben ja alle an einer Zellermüdung, einem Capillarschwund, einem Herz- und Kreislaufversagen, aber auch an einem Umkippen der Körperpolarität, das sollte man nicht vergessen. Manches ließe sich vermeiden, wenn man den Körper täglich mit dem heilsamen 10-Hz-Strom aufladen würde. In den letzten zwei Jahren habe ich mehreren meiner Patienten das Elektro-Akupunktur-Gerät von Charles Waldemar für den Hausgebrauch bei langwierigen chronischen Erkrankungen empfohlen. Die Eigenbehandlung mit dem Gerät ist ganz ungefährlich, da die Stromfrequenz von 10 Hertz der körpereigenen Frequenz entspricht.

In der Bioenergetik sehe ich ein ganz neues, bisher zu wenig bekanntes Gebiet, aber ein Gebiet, welches bestimmt eine große Zukunft hat. Dem Forscher und Erfinder, Charles Waldemar, ist es zu danken, auf diesem Gebiet mit ganz besonderem Nachdruck zum Segen der Menschheit geforscht und neue Wege gewiesen zu haben.

*Dr. med. F. Becker*

# Geleitwort

Über Akupunktur ist in den zurückliegenden Jahren viel geschrieben und geredet worden. Oft wurde maßlos übertrieben, und noch häufiger wurden unrealistische Erwartungen in dieses uralte Naturheilverfahren gesetzt.

Die anfängliche Skepsis in Ärztekreisen wich erst dann, als durch die Elektro-Akupunktur eine gewisse Erklärung und Kontrolle möglich wurde. Trotzdem war es für den weniger geübten europäischen Akupunkteur doch recht oft ein Glücksfall, in der Hektik einer gut frequentierten Praxis die richtigen Punkte zu finden und zu therapieren.

Dem großartigen Denker, Erfinder und Schriftsteller Charles Waldemar blieb es vorbehalten, uns durch sein System der Elektro-Akupunktur mit Mehrfach-Elektroden ein Verfahren zu erschließen, welches für den Therapeuten wie für den Patienten auf einfachste Weise ein Höchstmaß an Sicherheit und Erfolg bietet. So wie sich beispielsweise in der Homöopathie das Komplexmittel mit mehrfachen, breit gestreuten Wirkstoffen gegenüber dem Einzelmittel durchsetzte und als überlegen erwies, so stellt die Mehrfach-Elektrode von Charles Waldemar die Perfektion für den Elektro-Akupunkteur dar. Neben der eigentlichen Elektro-Akupunktur nach diesem Verfahren wird offenbar zugleich auch eine energetische Segment-Therapie verwirklicht, die selbst dem noch ungeübten Akupunkteur verblüffende Erfolge ermöglicht. Unsere neuesten Erkenntnisse in der Bioenergetik und in der Biophotonen-Forschung haben die Richtigkeit der Überlegungen bestätigt, die Charles Waldemar schon vor vielen Jahren zur Entwicklung seines Elektro-Akupunktur-Systems mit Mehrfach-Elektroden veranlaßten. Die Therapie-Erfolge sind unbestreitbar und verblüffend – wer sie immer noch anzweifeln oder in Abrede stellen will, macht sich selbst zum Narren.

Unser Dank gebührt Charles Waldemar, der uns mit seinem Elektro-Akupunktur-System die Chance geboten hat, einfach, schnell und preiswert vielen leidenden Patienten die erhoffte Hilfe zu bringen.

Prof. Extraord. de Biologia
*Wilhelm Obermeyer*

Universität Francisco Marroquin Guatemala

# Einleitung

In jedem von uns, auch in Ihnen, warten ungeahnte Möglichkeiten zur Gesunderhaltung. Fühlen Sie sich mitunter schwach und klein, sind Sie vielleicht bioenergetisch doch ein Riese, nur ist die innere Energie gehemmt, gestaut, blockiert. Manchmal bedarf es nur eines Anstoßes, einer Anregung, die zur Aufhebung der Blockade und somit zur Heilung und Gesundheit führt.

Gerade die Selbstbehandlung mit der Elektro-Akupunktur Waldemar (EAW) regt die tiefsten Kräfte zur Eigenregulierung an.

Ist die ganze Welt nicht ein einziger Energieprozeß? – Nun, allen Krankheiten gehen Störungen des Kräftepotentials voraus. Noch in keinem Zeitablauf unserer Geschichte wurde die menschliche Energie derart disfunktioniert wie heute. Das Fließgleichgewicht des elektrisch-magnetischen Umlaufs im Körper wird durch Streß, Umweltgift, Lärm etc. empfindlich gestört und führt zu einer Ermüdung des Zellsystems, jener Millionen Mikrobatterien in uns, die langsam entleert werden und dann der Krankheit gleichsam »Tür und Tor« öffnen. Nun ist der gesunde körpereigene 10-Hertz-Strom der EAW (im Alpha-Wohlbefinden-Bereich, siehe Seite 50) dazu geschaffen, die kybernetisch wirksamen Meridiane (die Energieleitbahnen) förmlich aufzuladen. Wenn in ein ausgetrocknetes Fluß- oder Bachbett plötzlich wieder frisches Wasser strömt, erheben sich rings die grauen, wie abgestorben wirkenden Pflanzen zu neuem Leben – alles beginnt wieder zu grünen und blühen. So vermag auch die Elektro-Akupunktur-Behandlung, wie tausendfach bestätigt, auf die Selbstregulierung im Körper kraftvoll und heilsam einzuwirken.

Nicht versäumen möchte ich, an dieser Stelle den über 200 Ärzten und Heilpraktikern herzlichst zu danken, die mir durch ihre EAW-Erfahrungsberichte mit oft auch präziser Punktangabe wesentlich geholfen haben, das vorliegende Werk zu gestalten.

Aber auch den zahlreichen Patienten und Selbstanwendern muß ich danken, die mir durch ihre Heilungs- und Besserungszeugnisse den Antrieb gaben, manches noch eingehender und ausführlicher zu behandeln.

Darum ziehen Sie Nutzen aus diesem Buch, das auf Grund jahrzehntelanger Forschungen entstand – mit meiner Devise: Perfice te ipsum et omnes adjuvabis (Vollende dich selbst und du hilfst allen)!

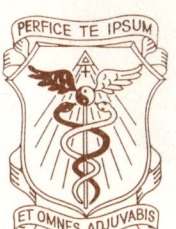

*Charles Waldemar*
Caviano (Schweiz)

*Hoang Ti, der gelbe Kaiser, regierte um 2800 v. Chr. Als Begründer der Akupunktur verfaßte er mit anderen Weisen »Nei King«, das fundamentale Medizinwerk Chinas*

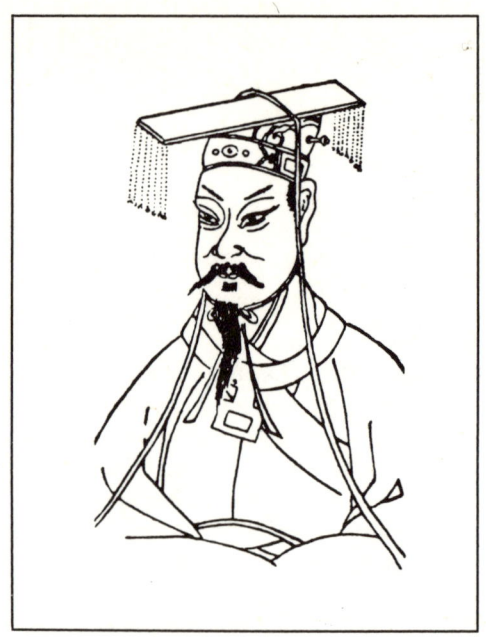

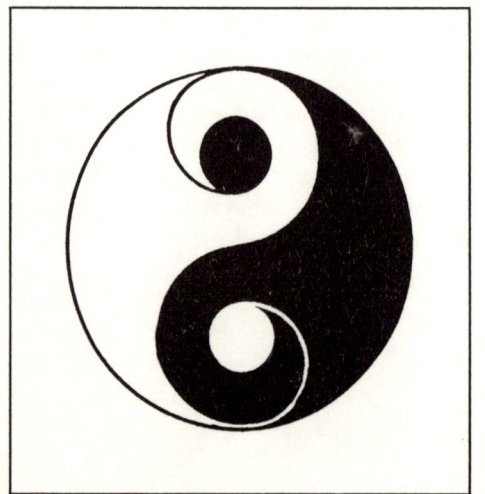

*Yin und Yang sind die beiden Komplemente des Universums. Beide Kräfte sind ineinander verwoben; nimmt die eine Kraft zu, nimmt die andere ab. Yin ist im Yang und Yang im Yin. In trefflicher Form ist diese gegenseitige Abhängigkeit verdeutlicht im Tai-Ch'i-Symbol, wie es häufig auf Kunst- und Kultgegenständen abgebildet wird*

# Die chinesischen Energiebegriffe

»Energie-Störungen bringen Krankheiten!« sagte bereits *Hoang Ti, der gelbe Kaiser,* der um 2800 v. Chr. regierte. Er war es, der mit anderen Gelehrten das früheste klassische Werk über Akupunktur »Die Heilkunde des ganzen Menschen« verfaßte, das »Nei King«. Heute noch gilt »Nei King« als das unübertroffene Standardwerk für die Akupunkteure Chinas und der westlichen Welt. Auch der Autor hat für dieses Buch »Nei King« zu Rate gezogen. Tatsächlich sind wir alle von der »Energetischen Harmonie« in unserem Körper abhängig.

Die Zellen unseres Körpers sind Millionen Batterien, die sich ständig entladen und wieder aufladen, pausenlos das Gleichgewicht regulierend. Wie der Mensch die Sonne braucht und gewisse kosmische Einflüsse, um gesund zu bleiben, so resultiert jede Krankheit wie oben erwähnt aus dem gestörten Energiezufluß. Dieser Zufluß ist natürlich noch abhängig von dem Fließgleichgewicht im Körper, jenen bioelektrischen Impulsen der Meridiane, die als leitende Kraftbahnen die Zellen mit der nötigen Kraft versorgen.

## Tao, Yang und Yin

Der Taoismus der Chinesen lehrt, daß die ephemeren (flüchtigen) und eternellen (ewigen) Kräfte im Gleichgewicht von Yang und Yin existieren, um das Wechselspiel von Mikro- und Makrokosmos harmonisch auszudrücken – und zwar im Menschen als Ebenbild des Universums. Das chinesische Wort Tao ist eigentlich unübersetzbar, meist wird es im Deutschen mit Weg, Pfad, Sinn übersetzt. Aber Tao ist mehr: das unsichtbare, aber leitende Weltgesetz, dem die Sterne ebenso unterworfen sind wie die kleinsten Mikroeinheiten. Tao hat die beiden Vollstrecker der Ordnung: Yang und Yin. Diese zueinander in einem gegenseitigen Abhängigkeitsverhältnis stehenden Protagonisten sind in einer ewigen Wechselwirkung begriffen, die das Universum in Gang hält. Sonne und Mond, Mann und Frau, aktiv Schöpferisches und passiv Empfangendes sehen wir hier wirksam als Basis der chinesischen Akupunktur.

Um wirklich gesund zu sein, müssen Yang und Yin im Körper harmonisch übereinstimmen. Wie bei der Elektrizität der fließende Strom zwischen den beiden Polen im Gleichgewicht sein muß und bei zu starker oder zu schwacher Spannung sofort Störungseffekte zeigt, so gilt es im Menschen das Fließgleichgewicht aufrechtzuerhalten. Hier gibt es allerdings kein reines Yang und kein reines Yin, sondern nach dem Gesetz der Analogie ist jedes auch im anderen enthalten, was sich in der Existenz der rudimentären Organe zeigt: der Brustwarzen des Mannes und der Klitoris der Frau. Weitere Entsprechungen: die Ovarien und die Hoden, die Eileiter und der Samenstrang, der Uterus und der Penis. Beim Mann ist die

Vorsteherdrüse weiblich, bei der Frau ist die Klitoris männlich. Da also die Polarität ihre eigenen Gesetze hat, können wir Yang und Yin folgenden Entsprechungen zuordnen:

| Yang | Yin |
| --- | --- |
| Tagesbewußtsein | Unterbewußtsein |
| Geist | Körper |
| Energie | Blut |
| Sonne | Mond |
| Hitze | Kälte |

Tao, die Urkraft, kann sich nur durch das Fließgleichgewicht der Kräfte im Körper auswirken. Schon um das Jahr 142 n. Chr. beschreibt der Wei-Po-yang-Kommentar I ching dies bildhaft: »Die Kontrolle des Tao über Yang und Yin ist wie das Verhalten eines geschickten Wagenlenkers, der seine Straße so gerade fährt, wie ein Zimmermann mit seinen Winkelmaßen und dem Lot arbeitet.« (Herbert A. Gelis, chuang-tzu. Neuauflage London 1961, Kap. 25, 8).

Die bipolare Spannung, die am deutlichsten in der Herzleistung ausgedrückt ist, Systole und Diastole, wird reguliert vom Sympathikus (Yang) und Parasympathikus (Yin). Es handelt sich um das dauernde Wechselspiel zwischen Ruhe (Yin) und Aktivität (Yang), Tag (Yang) oder Nacht (Yin).

## Die Chakras und Meridiane

Was bisher aber weder die chinesische noch die westliche Medizin gebührend erkannt und in den Vordergrund gestellt hat, ist die Tatsache, daß die Meridiane (die Leitbahnen für die fließende Energie) wiederum in ihren Funktionskreisen abhängig von den *Chakras* sind, jenen subtilen Kraftträgern oder wie die Inder sagen »Blüten des Bewußtseins«, die ihrerseits wieder nach dem Maß ihres gesunden Fluktuierens die Meridiane

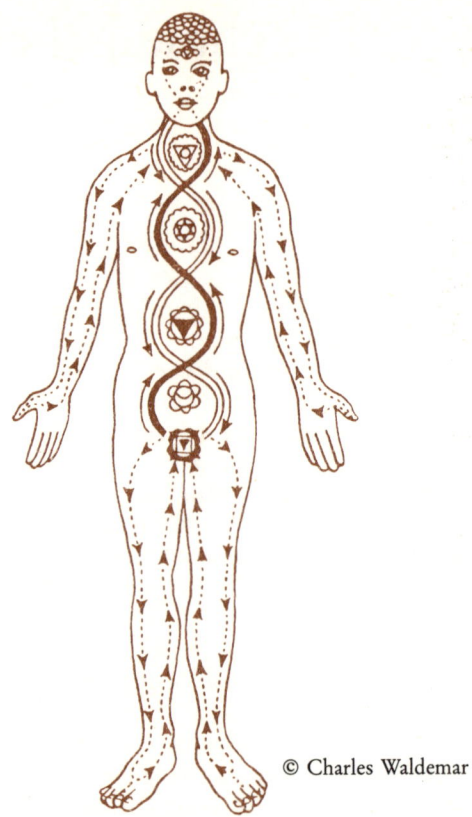

*Die vier Grundströmungen der doppelten Bipolarität garantieren im harmonischen »Fließgleichgewicht« die Gesundheit. Millionen weiterer polarisierter Spannungsfelder im Körper hängen jeweils von der störfreien Tätigkeit ab, die über die Meridiane 30 Milliarden Zellen bioenergetisch reguliert*

mit der jeweils ihnen zustehenden Energie versorgen. Über dieses schwierige Gebiet hier nur kurze Andeutungen.

So steuern antagonistische (gegensätzliche) Systeme sechs *Yin-Meridiane;* sie kommen aus dem Körperinnern und gehen an der Vorderseite des Körpers hoch, während die sechs *Yang-Meridiane* teils auf der Körperrückseite (Yang) verlaufen. Die Yin-Meridiane sind mit den fünf sogenannten Speicherorganen verbunden: so wirken *Herz, Milz, Lunge, Niere und Leber als reine Yin-*

*Organe,* andererseits sind die sechs Yang-Meridiane mit den Hohlorganen verbunden: *Magen, Gallenblase, Dünndarm, Dickdarm und Harnblase.* (Siehe Abb. neben Seite 16.)

## Die Akupunkturpunkte

Nach jahrtausendealter Erfahrung gibt es im Körper annähernd 800 sogenannte »Druckknöpfe« oder »Schaltknöpfe«, die nach Massage oder Beklopfen ganz bestimmte Krankheiten gezielt lindern können.

Westliche Ärzte zeigten sich den chinesischen Berichten gegenüber sehr skeptisch, aber mit der Zeit wurden unwiderlegbare Beweise erbracht, daß die Akupunktur nicht etwa auf Einbildung, Phantasie oder Suggestion beruht, sondern daß sie feste wissenschaftliche Grundlagen hat. Nun stellten russische Forscher in langen Versuchsreihen fest, daß die differenzierten Akupunkturpunkte jeweils bioplasmatische Lebenskraft als Lichtstrahlen ausströmen. *W. Schmaid* und *Buchner* konnten mit Wechsel- und Gleichstrom die »klassischen« Akupunkturpunkte untersuchen (1977) und dabei eruieren, daß sie einen weit geringeren Widerstand als indifferente Hautstellen aufwiesen. Der Wiener Gewebeforscher Prof. *G. Kellner* untersuchte Hautstücke (insgesamt 11137) und fand heraus, daß im Bezirk des Akupunkturpunktes bedeutend mehr Nervenenden liegen als in der umliegenden Haut.

*Die 7 Chakras sind die Energiekondensatoren und Transformatoren*

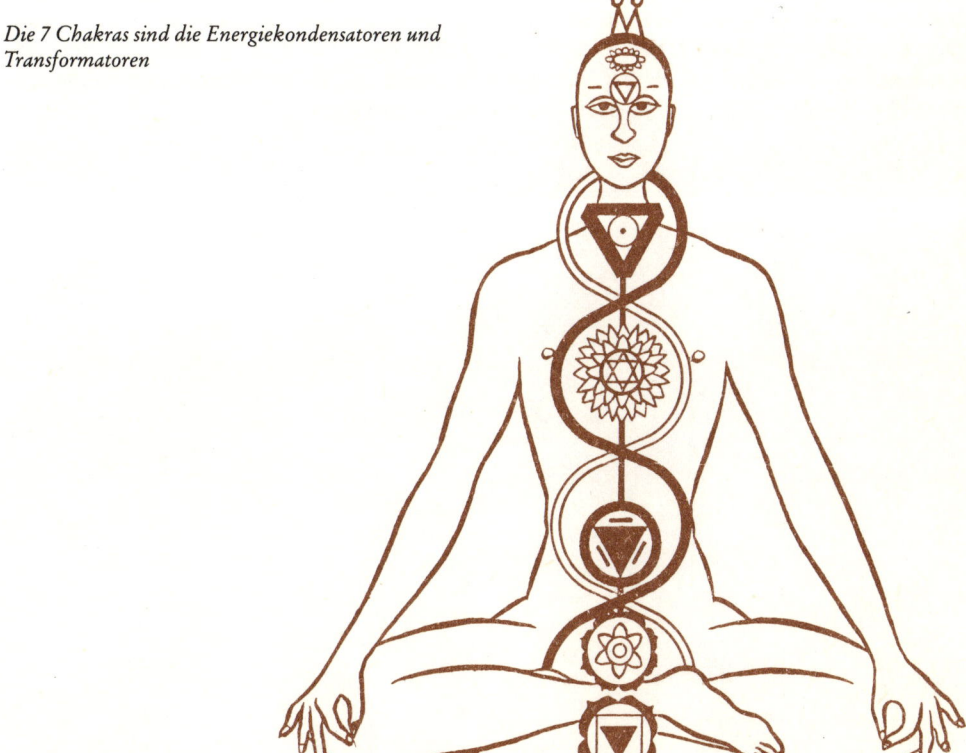

## Heilwirkung und Prophylaxe

Diese gebündelten Nervenenden sind es, die die Akupunkturreize an die tiefer gelegenen, entfernten Organe weiterleiten und sie dort »richten«, d. h. sie wieder in ihre ursprüngliche Schwingung versetzen und damit die Heilwirkung hervorrufen.

Gesundheitsbewahrung in unserem Zeitalter mit seiner Hektik, Industrialisierung, Umweltverschmutzung und wie all die anderen Feinde des Wohlbefindens heißen mögen, fordert gerade zur Selbsthilfe jedes einzelnen heraus. Der Drang, »die eigene Gesundheit selbst in die Hand zu nehmen«, wird heute immer stärker. »Helfe sich, wer kann« ist schon fast eine allgemeine Tendenz. Aber wie? Zu über 95% wird heute eine kurative Medizin betrieben, also eine vorhandene Krankheit behandelt. Der Ausweg aus dem Dilemma heißt: *Prophylaxe, eine vorsorgende Medizin, die es gar nicht erst zu einer Krankheit kommen läßt.*

In China gibt es heute noch Hunderttausende von sogenannten Barfußärzten, die nichts anderes wollen, als ihre Patienten vorsorglich behandeln und zwar hervorragend mit der Akupunktur. Die Regulationsstörungen werden nicht gehätschelt und gepflegt, sondern man greift sie an der Wurzel an, von wo aus man regulierende Selbstheilungskräfte in Gang setzen kann.

In früheren Zeiten wurde der chinesische Arzt nur bezahlt, solange seine Patienten gesund waren. Er hatte also nichts anderes im Kopf, als etwa eine Familie, die er betreuen mußte, in »Harmonie der Kräfte« zu erhalten. Hierzu eignete sich am besten die chinesische Ganzheitsmedizin. Sie lehrt, daß Seele und Körper von Anfang an zusammen behandelt werden müssen. Wenn ein Organ Schwächen aufwies, behandelte man andere Organe, um den Gesamtorganismus zu stabilisieren, was sich wieder auf den geschwächten Teil erfrischend und rehabilitierend auswirkte.

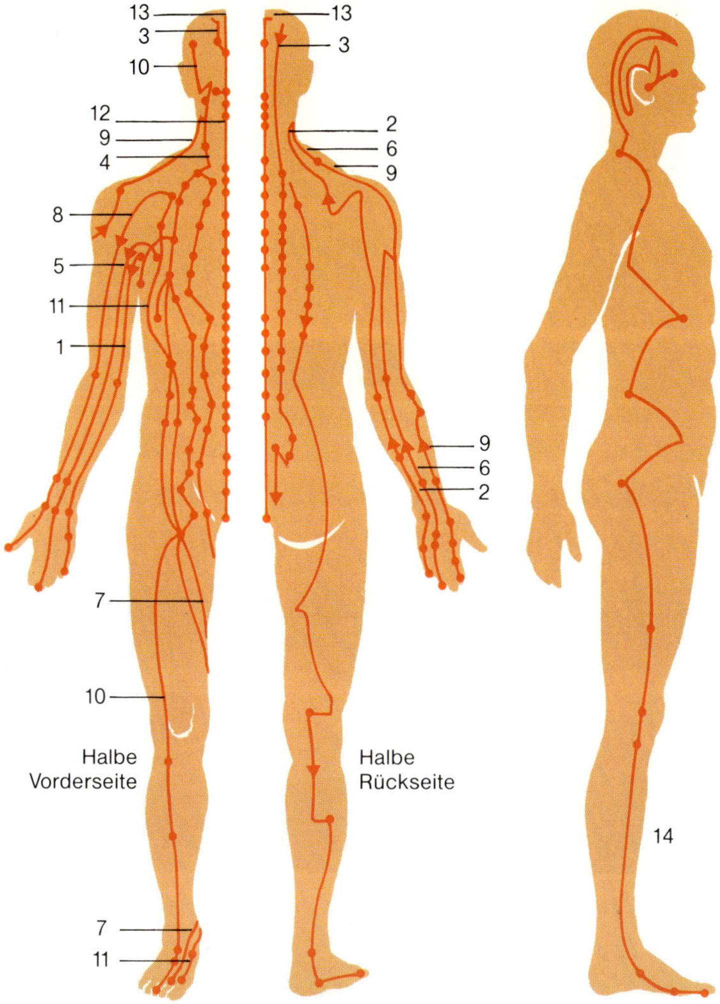

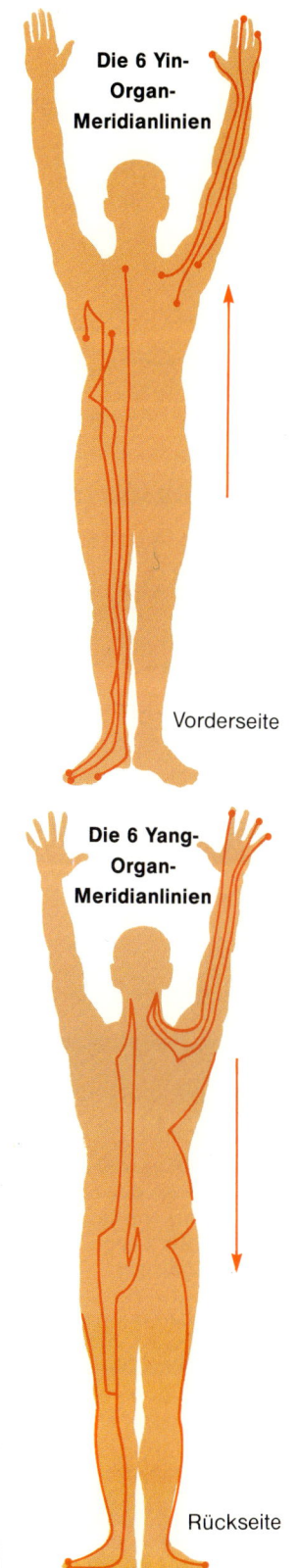

**Die 6 Yin-Organ-Meridianlinien**

Vorderseite

**Die 6 Yang-Organ-Meridianlinien**

Rückseite

13 — 13
3 — 3
10
12 — 2
9 — 6
4 — 9
8
5
11
1
9
6
2

7
10

Halbe Vorderseite

Halbe Rückseite

7
11

14

Auf den Figuren dieser Tafel sind mit roten Linien die Meridiane (Leitbahnen der den Körper durchfließenden Energie) gekennzeichnet. Wir unterscheiden sechs Yin- und sechs Yang-Meridiane (auch Organ-Meridiane genannt), ferner zwei Hauptmeridiane.

Die 6 Yin-Organ-Meridiane steigen vom Körperinneren und von den Füßen auf der Körpervorderseite aufwärts (Zeichnung rechts oben). Sie stehen mit den Speicherorganen in Verbindung.

Die 6 Yang-Organ-Meridiane haben ihren Ursprung teils im Kopf und teils in den Fingerspitzen. Sie verlaufen auf der Körperrückseite abwärts (Zeichnung rechts unten). Die Yang-Meridiane werden den Hohlorganen zugesprochen.

Von den zwei Hauptmeridianen verläuft das Konzeptionsgefäß auf der Vorderseite, das Lenkergefäß auf der Rückseite des Rumpfes.

Die beiden Zeichnungen oben links und Mitte zeigen den Verlauf aller 14 Meridiane:

1 Herz, 2 Dünndarm, 3 Blase, 4 Nieren, 5 Kreislauf/Sexualität, 6 Dreifacher Erwärmer, 7 Leber, 8 Lunge, 9 Dickdarm, 10 Magen, 11 Milz/Pankreas, 12 Konzeptionsgefäß, 13 Lenkergefäß, 14 Gallenblase.

Die hauptsächlichen Akupunkturstellen sind mit roten Punkten (●) gekennzeichnet.

# Das bioelektrische Gleichgewicht und die Säuren-Basen-Balance

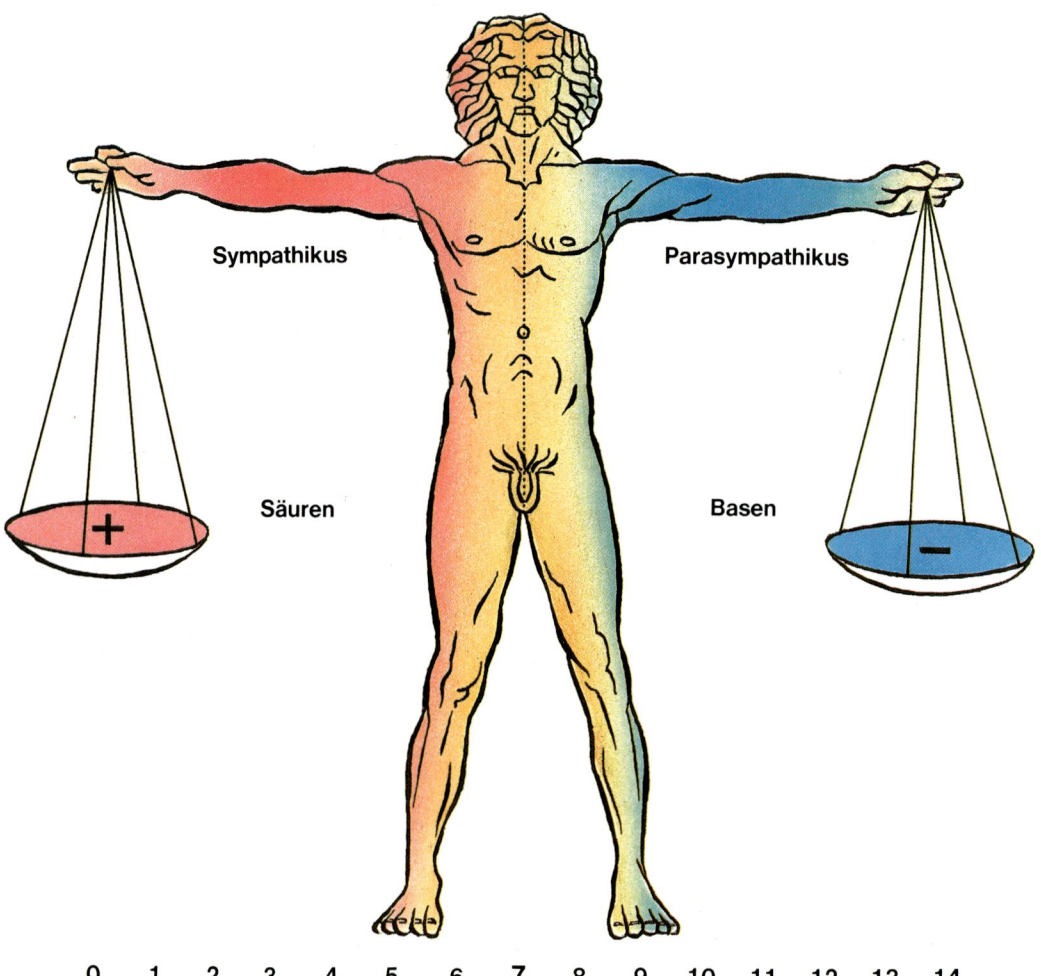

Sympathikus

Parasympathikus

Säuren

Basen

0  1  2  3  4  5  6  7  8  9  10  11  12  13  14

*Im menschlichen Körper sorgt das Gleichgewicht von pluspoligen Säuren (pH-Wert 0–6) und minuspoligen Basen (pH-Wert 8–14) für konstante Gesundheit. Die »strahlende Gesundheit« liegt bei dem idealen pH-Wert 7 (siehe auch Seite 39).*

*Wir können durch ausgewogene Ernährung entscheidend zur Balance dieser beiden Polkräfte beitragen.*

*Eine weitere lebenswichtige Grundkraft beruht auf dem Wechselspiel der durch das vegetative Nervensystem gesteuerten beiden Potentiale, dem Sympathikus und dem Parasympathikus (oder Vagus). Während der Sympathikus auf Leistung gestellt ist, der am Tag Puls, Blutdruck und Blutzucker erhöht, dominiert nachts der Parasympathikus und sorgt für vertiefte Atmung, Verlangsamung des Pulses und Senkung des Blutdrucks. Die Umschaltung erfolgt, kosmisch bedingt, morgens und abends.*

# Die Harmonie im All und das Fließgleichgewicht im Körper

»Das All besteht aus Harmonie. Die Harmonie erhält das Gleichgewicht der Kräfte; wenn hiergegen verstoßen wird, kommt es zu Katastrophen und beim Menschen zu Krankheiten. Wer gesund bleiben will, hat sich dem lebenserhaltenden Kreislauf anzupassen, der Kaiser ebenso wie der geringste Tagelöhner.«

## Der harmonische Jahreslauf im alten China

In der über 2300 Jahre alten Schrift »Die Frühlings- und Herbstannalen« (Lue Sheh Chu'n Ch'iu) wird der harmonische Jahresablauf festgehalten: »Farbe der drei Frühlingsmonate ist grün. Der Kaiser hält sich in der östlichen Lichthalle auf, dem Gebäude für Kulthandlungen. Er läßt sich in einem Wagen von grün aufgeputzten Drachenpferden ziehen. Grün sind die Banner, grün sind die Gewänder des Hofstaates, die Damen tragen grüne Jade.

In den Sommermonaten fährt der Kaiser in einem Scharlachwagen, der von fuchsroten Pferden gezogen wird. Die Banner sind rot wie die Gewänder des Hofstaates. Der Kaiser hält sich im südlichen Teil seines Palastes auf, wo die Opferfeiern beginnen. Minister sorgen dafür, daß würdige Personen ausgezeichnet werden, daß jeder mit viel Fleiß und Liebe arbeitet.

Sobald der Frühherbst kommt, trägt der Kaiser nur gelbe Gewänder, sein Wagen ist gelb bespannt. Gelb sind die Banner und die Gewänder des Hofstaates, die Damen tragen gelben Schmuck. Opferfeiern hält der Kaiser im mittleren Tempel ab.

Weiß ist die Farbe des Spätherbstes. Der Kaiser lebt jetzt im westlichen Trakt der Halle des Lichtes. Er fährt jetzt einen Kriegswagen, seine Pferde sind Schimmel, alle Minister, der gesamte Hofstaat trägt weiße Gewänder, die Gesetze werden revidiert und Gerichte abgehalten. Der Kaiser legt sich selber das Kriegsgewand an und geht mit Auserlesenen seines Hofes zur Jagd.

Im Winter triumphiert Schwarz. Der Wagen des Kaisers wird von schwarzen Hengsten gezogen, die Kleidung des Hofstaates ist nun schwarz. Der kaiserliche Befehl ordnet an: Die Vorratskammern sind zu füllen, die Tore und Riegel instand zu setzen. Der Kaiser hält sich im nördlichen Trakt auf, hier feiert er auch das neue Jahr, läßt Beschwörungen und Altargebete verrichten, um böse Geister, vor allem die der Pest, zu verbannen.«

## Die »unbekannte Größe« in der Medizin ist die Gesundheit

Die Gesundheit ist die »unbekannte Größe«, die schwer zu greifen ist. Krankheiten können gemessen, mit Röntgenstrahlen fotografiert werden, aber die Gesundheit entzieht sich wie das »Leben« selbst allen akribischen Definitionen. Doch ist die Gesundheit das Ziel und die Aufgabe der Heilkunde.

Am klarsten hat den Begriff der Gesundheit der chinesische Kaiser Hoang Ti in seinem Nei King (2800 v. Chr.) postuliert: *»Das vollendete Fließgleichgewicht im Körper ist Gesundheit. Jede Störung führt zur Disharmonie und macht krank.«* Hier ist das entscheidende Wort gefallen; nachdem jede Hemmung des bioenergetischen Flusses im Körper gleich die Harmonie aller Funktionen aufhebt, gibt es in der Medizin kein Alleinprinzip, nur die Vorsorge gegen Fehlfunktionieren.

## Das Fließgleichgewicht der Kräfte in Körper und Weltall

Im alten China ging man davon aus, daß das große Fließgleichgewicht der Kräfte nicht nur in jedem einzelnen Körper pulsiert, sondern im gesamten Weltall, und wenn der Mensch nicht das Bild des geordneten Universums in seiner Individualität darzubieten versucht, dann wird er krank. Die moderne Wissenschaft bestätigt heute in überraschendem Maße die alten, oft als mystisch verschrienen Ansichten. So beträgt die Schwingung der Erde 10 Hertz wie auch die unseres Körpers. Die metallisch-mineralischen Anteile unseres Planeten sind gleichermaßen auch im Menschen; abgesehen davon, daß 70% der Erdoberfläche von Wasser bedeckt sind, bestehen auch wir zu 70% aus Wasser bzw. Körperflüssigkeit. Und es gibt bestimmt zwischen Mensch und Kosmos noch viele Analogien, die trotz feinster Meßinstrumente bis heute noch nicht entdeckt wurden.

Lao-tse sagte: »Man muß die Natur achten und nicht verletzen, um selbst unverletzt zu bleiben.« Auf die Elektro-Akupunktur bezogen heißt das, sein eigenes Fließgleichgewicht harmonisch zu erhalten und das der Umgebung oder des Nächsten nicht zu stören oder zu hemmen, das ist das Fundament des Gesundseins und die Verbindung mit dem kosmischen Energielauf.

Die Hilfe zur Selbsthilfe sollte für jeden einzelnen die übergeordnete Devise sein, die zur lebenslangen Erhaltung der vitalen Kräfte notwendig ist. Natürlich läßt sich der heute weitverbreitete »seelische Vitaminmangel«, der Mangel an Liebe, Zärtlichkeit, Rücksichtnahme, allein durch therapeutische Maßnahmen kaum ausgleichen. Aber das innere Offenwerden den kosmischen Kräften gegenüber, der geistigen Sonne, dem Weltatem, bewirkt oft schon, daß eine große Zahl seelischer Fehlmechanismen schlagartig verschwinden oder zumindest abgebaut werden. Alle leben wir heute unter dem Zwang, daß unsere inneren bioelektrischen Stromkreise einer dauernden »Induktion«, also Beeinflussung, ausgesetzt sind. Die Gesundheit der Psyche und des Körpers hängt oft von nicht wahrnehmbaren Strahlungen ab, die wir von Menschen und Dingen aus unserer Umgebung erhalten. Wir werden auf die störenden »Beeinflussungen« noch öfter zu sprechen kommen.

## Die Fünf-Elemente-Lehre

Für die alten Chinesen war die Macht der fünf Planeten Jupiter, Mars, Saturn, Venus und Merkur etwas Konkretes, so daß sie diesen Elementen übereinstimmend Holz, Feuer, Erde, Metall und Wasser als Entsprechungen setzten, welche gleichzeitig als die fünf Garanten der Weltordnung gelten. Jedes dieser fünf Elemente besitzt Affinitäten zu bestimmten Körperorganen.

Wir haben es bei der Elementenlehre mit »Entsprechungen« zu tun. Hier wird aufgezeigt, daß alle Teile und Organe des mensch-

# Pentagramm der Organe

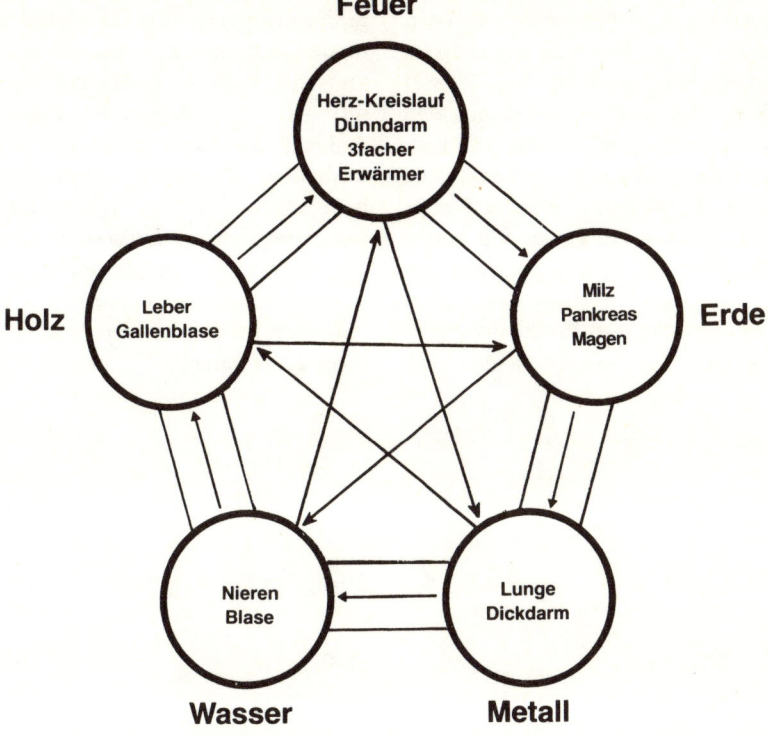

lichen Körpers ununterbrochen polar in Beziehung stehen. Die Leber zum Herzen zeigt die »Entzündlichkeit«, genau wie das Element Holz zum Element Feuer, die Milz zur Niere, wie die Erde zum Wasser etc.

Heute ist es eine Binsenweisheit, daß chronische Nierenkrankheiten eine Erkrankung des Herzens nach sich ziehen, die Gallenblase auf den Magen wirkt und umgekehrt, die sich wiederum wie Holz und Erde verhalten.

Die fünf Elemente sind aber nicht nur bei den jeweiligen Körperorganen am Werk, sondern stehen auch in Beziehung zu den Jahreszeiten (klimatische Energien).

Grundlegend ist dieses Schema:

| Holz | Yin | Leber |
| | Yang | Gallenblase |
| Feuer | Yin | Herz, Kreislauf |
| | Yang | Dünndarm, 3facher Erwärmer |
| Erde | Yin | Milz |
| | Yang | Magen |
| Metall | Yin | Lunge |
| | Yang | Dickdarm |
| Wasser | Yin | Nieren |
| | Yang | Harnblase |

Die fünf Elemente sind in dauernder Tätigkeit begriffen: Entstehung und Zerstörung, Aufbau und Abbau. Die Wandlungsphasen gehen derart vor sich: Holz erzeugt Feuer, Feuer erzeugt Erde, Erde erzeugt Metall, Metall erzeugt Wasser (Schmelze), Wasser erzeugt Holz. Da ein Element stets aus dem anderen entspringt, gibt es die »Mutter-Kind-Regel«, denn: Feuer macht Erde, Erde macht Metall, Metall findet Wasser, Wasser macht Holz, Holz macht Feuer. Wir haben es hier mit einem »familiären Kreislauf der Energie« zu tun, der im Sinne von Geben und Nehmen funktioniert. Ein Element entspringt aus dem anderen als »Kind« und führt im Kreislauf jeweils auch zur Mutter. Jedenfalls ist es nicht zuviel gesagt, daß die zahlreichen »Entsprechungen« der Elemente, ihre energetischen Schwächen und Dysregulationen mit den Sternen in der Nacht zu vergleichen sind, die mit einer jeweils differenzierten Bedeutung funkeln. Beim Aufgang der Sonne aber werden die Sterne unsichtbar; das Licht siegt in seiner ganzen blendenden Helle. Ähnlich dominierend verbreitet sich die EAW-Wirkung im Körper, sonst wären die zahlreichen und immer wieder bezeugten Heilungen von schweren, teils auch oft als unheilbar geltenden Fällen nicht zu erklären.

# Die Energieleitbahnen
# im menschlichen Körper

## Bau und Funktion des
## bioelektrischen Energienetzes

Wenn wir aufgrund neuester Forschungen wissen, daß in einer einzigen *Fingerkuppe* ein vegetatives Nervengeflecht in der Gesamtlänge von über vierhundert Metern gemessen wurde, dann erscheint es einsichtig, daß dieses bioelektrische Gesamtnetz, das in unvorstellbarer Dichte unseren Körper durchzieht, von bioelektrischen Strömen erfaßt und auch reguliert werden kann. Ja, unsere Milliarden Körperzellen sind Batterien, die sich ständig entladen und wieder aufladen müssen. Noch nie gab es eine Zeit wie die unsrige, da Kohlenmonoxide, Autoabgase, Emissionen von Asphalt, Beton, Kunststoff, Fernseh- und Videogeräten, Computern etc. sozusagen zu Störsendern wurden, die den harmonischen Energiefluß in uns stören und somit schwächen.

Unser elektrisches Nervengeflecht unterliegt nicht unserem Willen. Zusammen mit den Sinnesorganen dient es der Aufnahme, Weitergabe und Verarbeitung von Reizqualitäten und Reizquantitäten sowohl der Außen- als auch der Innenwelt. Wir dürfen nicht vergessen, daß jede Empfindung, jeder Gedanke in uns auch das Energiepotential stärkt oder schwächt.

Nach taoistischer Überlieferung (Tao – ausgeglichene Kraft von Ying und Yang) kann nur der mit anderen gut zurechtkommen, der mit sich selbst gut umgeht. Nur der kann andere Menschen ehrlich lieben, der sich selbst liebt. Alle diese Präambeln gehen darauf hinaus, das bioelektrische Fließgleichgewicht im Körper, das auch die Seele in Balance hält, störfrei zirkulieren zu lassen.

So hängt z. B. Krankheit sehr oft mit »kränken« zusammen. Wenn man selbst gekränkt wird oder andere beleidigt, beleidigt man indirekt die eigene Seele oder den eigenen Körper. Die Folge sind Energiestauungen, die sich dann auf dem Weg der »Beschwerde« auswirken.

Um die uralte Energetik mit ihren intelligiblen Leitbahnen zu verstehen, die nicht nur in China, sondern teils auch in Indien bekannt ist, muß man diese Leitbahnen als Meridiane ansehen, auf denen die Akupunkturpunkte differenziert liegen.

Meine Entdeckung war es, daß die Meridiane von einem jeweiligen »Mutter-Chakra« gelenkt und gespeist werden. »Chakras« sind ureigentlich Bewußtseins- und Energiezentren, die jeweils selbständig den von ihnen beherrschten Zelleinheiten eine gewisse Gefühls- und Denkenergie vermitteln (siehe Seite 14). So hat also jeder bestimmte Organteil in uns seinen Bewußtseins-Aspekt, der die angrenzende Körperzone durchdringt und beseelt. Wir können also im Bauch ein lokalisierbares Bewußtsein finden, aber ebenso im Kopf, Herzen oder einer anderen Körperzone.

## Die Meridiane

Die Leitbahnen dieses Bewußtseins sind die Meridiane, die jeweils an das Bewußtseinszentrum eines Chakras angeschlossen sind. Wir unterscheiden *zwölf Meridiane* und *zwei Haupt-Meridiane*.

Die zwölf Meridiane sind sechs Yin-Leitbahnen und sechs Yang-Leitbahnen. Die sechs Yin-Meridiane steigen vom Yin, d. h. vom Körperinneren und von den Füßen, empor, während die sechs Yang-Meridiane ihren Ursprung im Yang-Teil des Körpers, d. h. am Kopf und an den Fingerspitzen, haben. Während die Yin-Meridiane mit den fünf sogenannten Speicherorganen Herz, Milz, Lunge, Niere und Leber in Verbindung stehen, die eben die Yin-Organe sind, werden die sechs Yang-Meridiane den Hohlorganen zugesprochen, die dem Yang unterstehen. Die Meridiane unterteilen sich in drei kurze *Yin-* und drei kurze *Yang-Meridiane* (am Arm); drei lange Yang-Meridiane verlaufen vom Kopf über den Körper zum Fuß, drei lange Yin-Meridiane vom Fuß zur Brust. Die Yin-Meridiane ziehen an der Vorderseite des Körpers (Yin) dahin, die Yang-Meridiane befinden sich meist auf der Körperrückseite (Yang). Die Meridiane sind mit den Chakras verbunden. Ferner sind die zwei Haupt-Meridiane zu nennen:

Das *Konzeptionsgefäß (KG)* befindet sich auf der ventralen (vorderen) und das *Lenkergefäß (LG)* auf der dorsalen (hinteren) Seite des Rumpfes. In älteren Büchern wird das Lenkergefäß auch als *Gouverneur* bezeichnet. Beide Meridiane haben den *Umlauf* in der Symmetrie-Achse des Rumpfes.

## Die besondere Bedeutung des Magen-Meridians

Kein Meridian muß derart energetisch voll ernährt werden wie der Magen-Meridian.

Warum? Hat er eine Sonderstellung? Ja, er ist der König aller Meridiane. Sehen Sie sich an (auf Seite 34), wie der Magen-Meridian vom Gesicht/Kopf nieder über die Brustspitzen, Bauch, Genitalien, Knie (M 36 Lebenspunkt) über den Fußspann (M 42 Blockadebrecherpunkt) bis zum zweiten Zeh (neben dem großen Zeh) verläuft.

Allein durch die ungenügende Bioenergie-Versorgung dieses Meridians können im Körper verheerende Folgen entstehen, wie z. B. Brust- und Magenkrebs oder sexuelle Störungen. Frauen sollten deshalb immer bei der Elektro-Akupunktur-Behandlung mit der 7-Stifte-Sonde die Meridian-Punkte M 1 und M 2 wie auch M 14 und M 15 oberhalb der Brust aufladen, als Abwehr gegen Brust- und Gebärmutterkrebs.

Der Magen-Meridian als »King« beansprucht außerdem die beste Ernährung, d. h. nur besonders vitaminhaltige Nahrungsmittel, die reich an echter Bioenergie sind, kann er gebrauchen. Aus diesen besorgt er sich die konzentrierten Bioplasmakräfte.

Die alte chinesische Überlieferung, daß bereits im Fötus durch den Akupunkturpunkt **M 12** der Eintritt des Lebens geschieht, weist auf die extreme Wichtigkeit des »King« hin. Dies ist ein wichtiger Aufladungspunkt zur Verhütung energetischer Schäden im Brust- und Genitalbereich.

## Die Meridian- oder Akupunkturpunkte

Die Akupunkturpunkte liegen auf den *Meridianen*, Energiebahnen oder Kanälen, auf welchen die Energie durch den Körper strömt. Der Durchmesser der Punkte beträgt etwa 1–3 mm. Jeder Akupunkturpunkt steht in einer besonderen Beziehung zu einem Organ. Für den geübten Akupunkteur sind sie sogar sichtbar, weil sie eine unterschiedliche Hautfarbe aufweisen.

# Atlas der 14 Meridiane

**Kennzeichnung von Meridianen und Akupunkturpunkten**

Jede Meridian-Art ist – bis auf den Lenkergefäß- und den Konzeptionsgefäß-Meridian – auf der rechten und auf der linken Körperhälfte
vertreten.
In den Zeichnungen ist zur besseren Übersichtlichkeit nur jeweils in
eine Körperhälfte der betreffende Meridian eingezeichnet.
Die Meridiane sind durch die nachfolgend aufgeführten Abkürzungen
gekennzeichnet. Die einzelnen Meridian- oder Akupunkturpunkte
werden im Verlauf der jeweiligen Meridiane mit Ziffern numeriert.
Daneben sind einige besondere Punkte durch Buchstaben gekennzeichnet.

| | | |
|---|---|---|
| H | = | Der Herz-Meridian |
| Dü | = | Der Dünndarm-Meridian |
| B | = | Der Blasen-Meridian |
| N | = | Der Nieren-Meridian |
| KS | = | Der Kreislauf-Sexualitäts-Meridian |
| 3E | = | Der Dreifach-Erwärmer-Meridian |
| G | = | Der Gallenblasen-Meridian |
| Le | = | Der Leber-Meridian |
| Lu | = | Der Lungen-Meridian |
| Di | = | Der Dickdarm-Meridian |
| M | = | Der Magen-Meridian |
| MP | = | Der Milz-Pankreas-Meridian |
| LG | = | Der Lenkergefäß-Meridian |
| KG | = | Der Konzeptionsgefäß-Meridian |

*So/E   Sonder-/Extra-Punkte*

| | | |
|---|---|---|
| A | = | Aurikulo-Punkte |
| Mu | = | Muskel-Punkte |
| Ly | = | Lymph-Punkte |

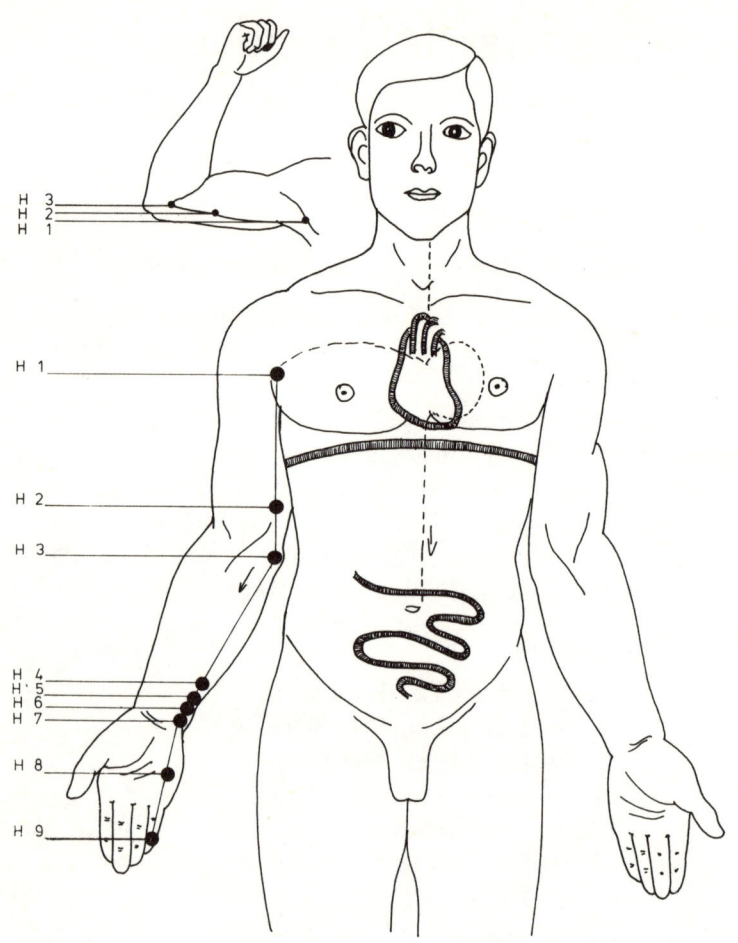

# Der HERZ-MERIDIAN (H) YIN

Der Herz-Meridian hat neun Punkte und beginnt unterhalb der Achselfalte an der Außenseite des Brustmuskels. Hier kommt der H 1 an die Oberfläche. Der Meridian zieht an der Innenseite des Oberarms zum Unterarm über das Handgelenk bis zum Endglied des kleinen Fingers und endet am inneren Nagelwinkel.

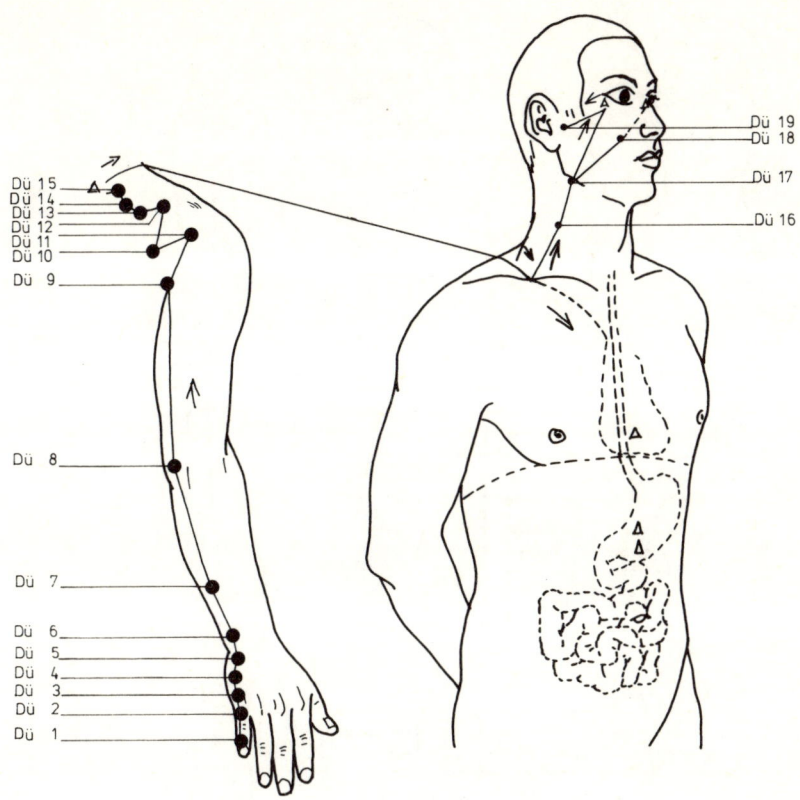

Dü 15
Dü 14
Dü 13
Dü 12
Dü 11
Dü 10
Dü 9
Dü 8
Dü 7
Dü 6
Dü 5
Dü 4
Dü 3
Dü 2
Dü 1

Dü 19
Dü 18
Dü 17
Dü 16

# Der DÜNNDARM-MERIDIAN (DÜ) YANG

*Der Dünndarm-Meridian besitzt mit seinen 19 Punkten die »Kraft der Verwandlung«, d. h. er nimmt die Nahrung auf und wandelt sie in Energie um. So ist er besonders schleimhautwirksam und wichtig vor allem bei nervlich bedingten Erkrankungen, wie rheumatischen Beschwerden, Zahnschmerzen, bei Erkrankungen des Abdomen. Er beginnt an der Außenseite des kleinen Fingers, zieht am äußeren Arm hinauf zum Schulterblatt, geht in einer Zickzacklinie über den Hals zur Wange und setzt den Schlußpunkt am Ohrläppchen.*

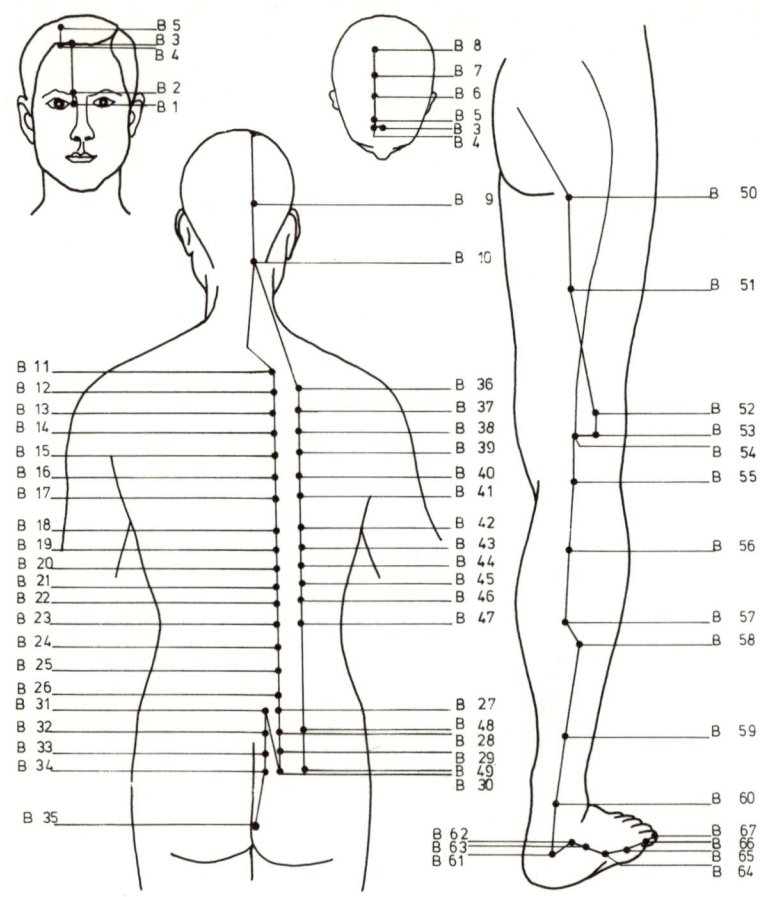

B 5
B 3
B 4
B 2
B 1

B 8
B 7
B 6
B 5
B 3
B 4

B 9
B 10

B 50

B 51

B 11
B 12
B 13
B 14
B 15
B 16
B 17
B 18
B 19
B 20
B 21
B 22
B 23
B 24
B 25
B 26
B 31
B 32
B 33
B 34
B 35

B 36
B 37
B 38
B 39
B 40
B 41
B 42
B 43
B 44
B 45
B 46
B 47
B 27
B 48
B 28
B 29
B 49
B 30

B 52
B 53
B 54
B 55
B 56
B 57
B 58
B 59
B 60

B 62
B 63
B 61

B 67
B 66
B 65
B 64

# Der BLASEN-MERIDIAN (B) YANG

*Der Blasen-Meridian ist mit seinen 67 Punkten der längste aller Meridiane; diese Vielzahl der Punkte hat naturgemäß eine besondere Bedeutung. Die Bedeutung liegt im Solzustand aller bewegten, d. h. fließenden Körperflüssigkeiten wie Blut-, Lymphstrom, Harn-, Tränen-, Speichel- und Verdauungssäfte. Auch die Funktionen, welche die Harnblase betreffen sowie die des Verdauungstraktes, sind dem Charakter von B als Ausschaltungsmeridian angepaßt.*
*Der Meridian beginnt im Winkel der Augen-* *höhle, beiderseits der Nasenwurzel, zieht über Stirn und Nacken und teilt sich am Punkt 10 in zwei parallele Äste; diese laufen dann die Wirbelsäule abwärts, auf der dorsalen Seite des Oberschenkels bis zur Kniekehle, hier erfolgt die »Wiedervereinigung« am Punkt B 54. Jetzt zieht der Meridian über die Wade hinunter an der Außenseite des Fußes entlang, bis er am Endglied (Nagelfalzwinkel) der kleinen Zehe mit dem 67. Punkt endet.*

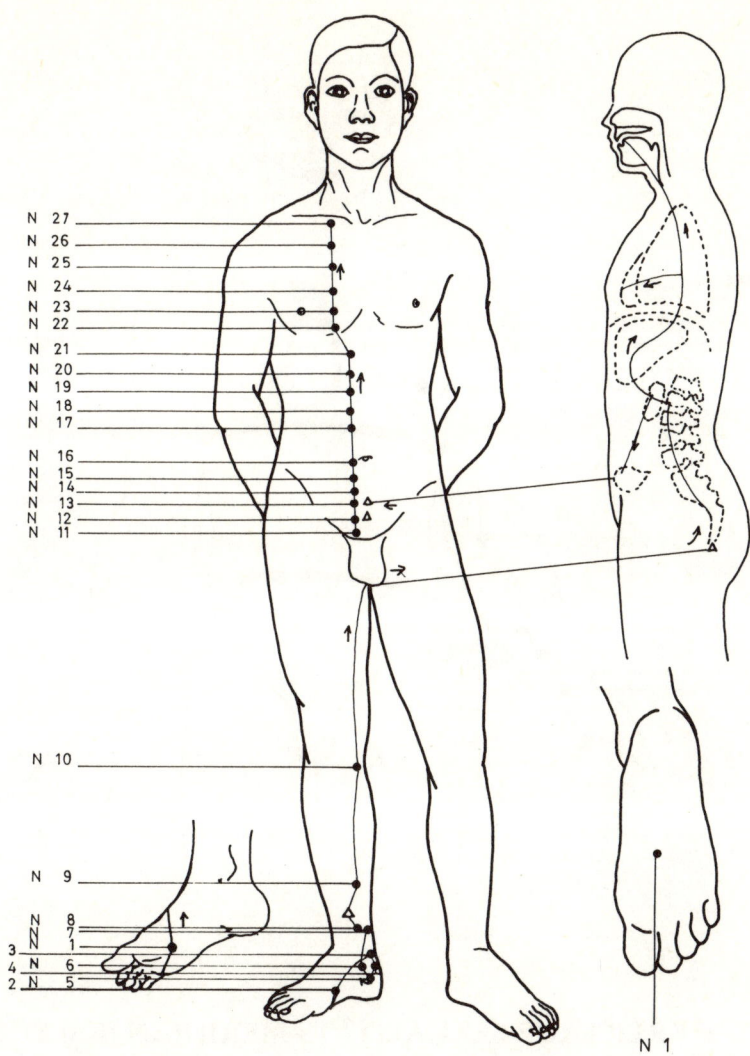

N 27
N 26
N 25
N 24
N 23
N 22
N 21
N 20
N 19
N 18
N 17
N 16
N 15
N 14
N 13
N 12
N 11

N 10

N 9

N 8
N 7
N 3
N 6
N 4
N 2 N 5

N 1

## Der NIEREN-MERIDIAN (N) YIN

Der Nieren-Meridian weist 27 Yin-Punkte auf und ist von entscheidender Wirkung auf die Nebennierenfunktion und damit auf den Kreislauf. Der N 1 liegt in der Mitte der Fußsohle zwischen Groß- und Kleinzehenballen, auf der Innenseite des Fußes steigt er weiter zum inneren Knöchel, läuft an der Innenseite des Beines über Bauch und Brust, endet unter dem Schlüs-selbein. Der Nieren-Meridian ist besonders bei Durchblutungsstörungen der Beine einzusetzen, natürlich bei allen Nierenkrankheiten und bei Krankheiten von Herz und Lunge, insbesondere wirkt er auf die Konzentration der nichtfließenden Körperflüssigkeiten wie Zellflüssigkeit, Gelenkflüssigkeit ein.

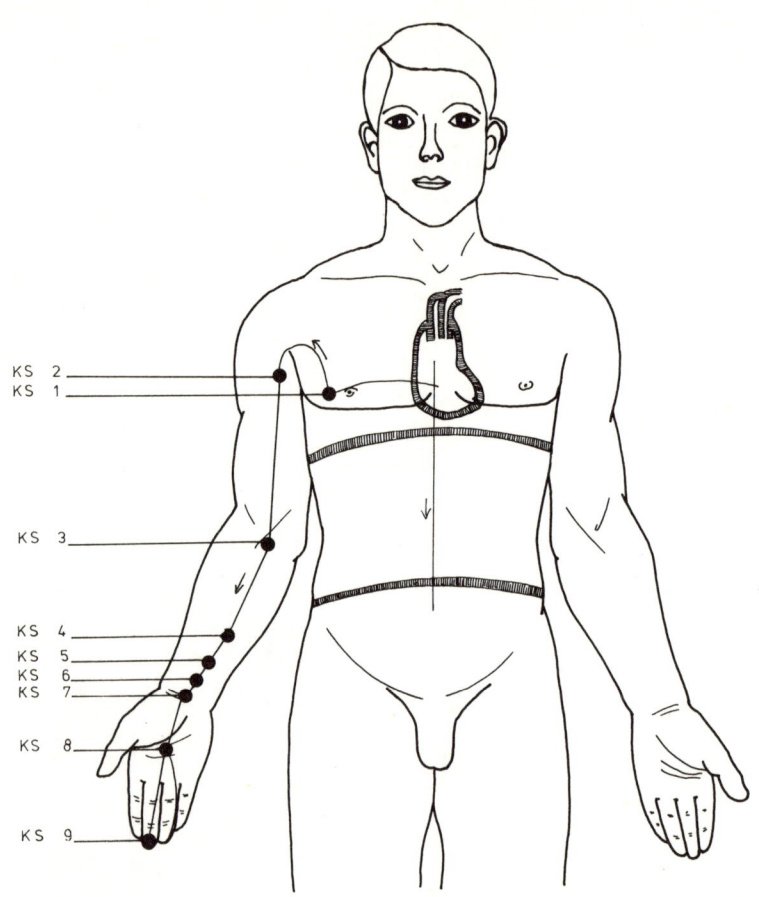

KS 2
KS 1

KS 3

KS 4
KS 5
KS 6
KS 7

KS 8

KS 9

## Der KREISLAUF-SEXUALITÄTS-MERIDIAN (KS) YIN

*Der Kreislauf-Sexualitäts-Meridian ist mit seinen neun Punkten, wie schon sein Name sagt, für die konstitutionelle Energie verantwortlich; Aufschwung, Lebenskraft, wie überhaupt alle zur Freude drängenden Impulse gehen von ihm aus. In China bezeichnete man ihn als die »Festung der Brust«, den »Schutzwall des Fürsten, des Herzens«. Die französische und englische Bezeichnung »Hülle des Herzens« bzw. »Peri-*cardium« ist also durchaus zutreffend. Der KS-Meridian tritt lateral (seitlich) der Brustwarzen am Punkt KS 1 in Erscheinung, läuft über den Axillarrand zum inneren Oberarm und dann in einer ziemlich geraden Linie weiter über den Unterarm zur Handgelenksfalte (KS 7), hier zieht er über die Innenfläche der Hand zum inneren Nagelfalzwinkel des Mittelfingers bis zur Fingerspitze unter dem Nagel (KS 9).*

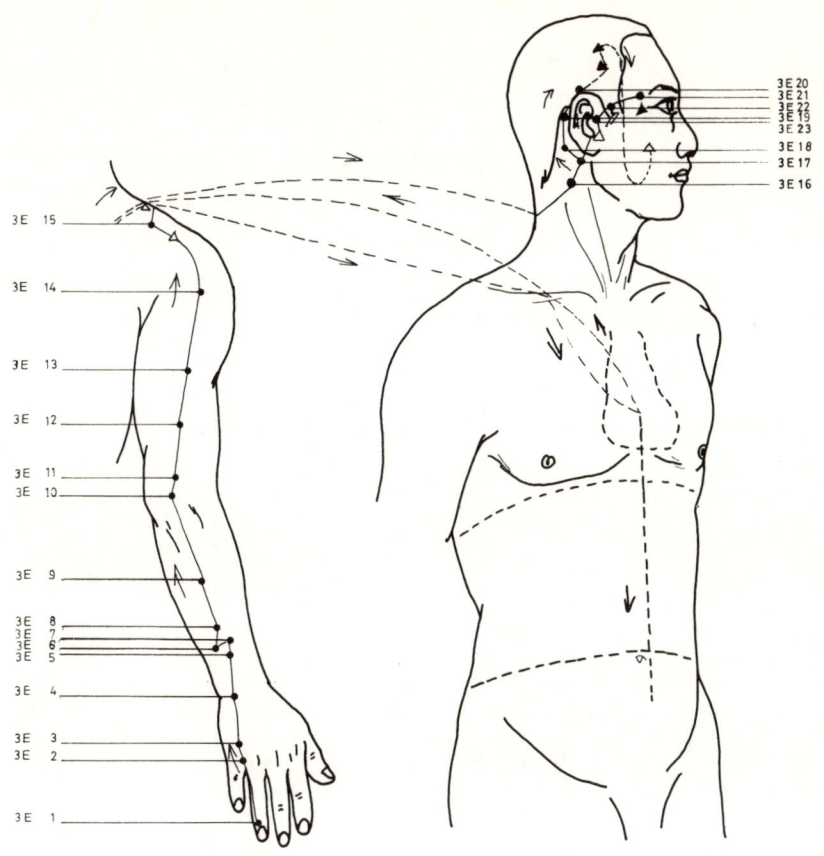

3E 20
3E 21
3E 22
3E 19
3E 23
3E 18
3E 17
3E 16

3E 15
3E 14
3E 13
3E 12
3E 11
3E 10
3E 9
3E 8
3E 7
3E 6
3E 5
3E 4
3E 3
3E 2
3E 1

# Der DREIFACH-ERWÄRMER-MERIDIAN (3E) YANG

*Der 3E-Meridian mit seinen 23 Punkten beginnt an der äußeren Nagelecke des Ringfingers, verläuft über den Handrücken, dorsal über den Unterarm aufwärts zur Schulter, zum Hals, umkreist das Ohr, läuft zum lateralen Rand der Augenbrauen und endet vor dem äußeren Gehörgang unterhalb des Jochbeins in*

*der kleinen Grube mit dem 3E 23 (besonderer Punkt bei Schwerhörigkeit und Ohrensausen). Der 3fache Erwärmer ist verantwortlich für den gesamten Säfteumlauf, damit reguliert er wichtige Funktionen des Körpers: Atmung, Verdauung und Ausscheidung.*

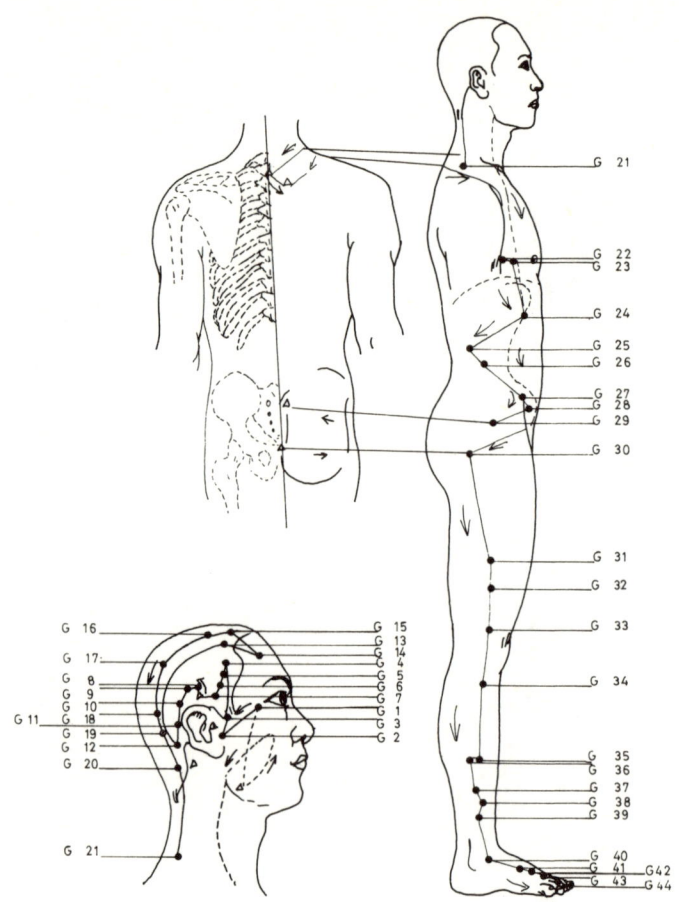

Der GALLENBLASEN-MERIDIAN (G) YANG

Der Gallenblasen-Meridian besitzt 44 Punkte; er beginnt 1,25 cm vom äußeren Augenwinkel (in der Mitte der Grube), zieht dann in Zickzacklinie über Schläfe und Schädel, um über die seitliche Halsregion lateral den Rumpf hinunter zum Abdomen zu laufen. Weiter geht er dann die Außenseite der Beine und des Fußes entlang und erreicht seinen Endpunkt am äußeren Nagelfalzwinkel der vierten Zehe (G 44). Der Gallenblasen-Meridian reguliert nicht nur hervorragend das Leber- und Gallenblasengeschehen, sondern überhaupt den Einfluß auf die Aufbau- und Wehrenergie. Hieraus ersieht man auch seine besondere Bedeutung für die Psyche, z. B. Migräne, Depression.

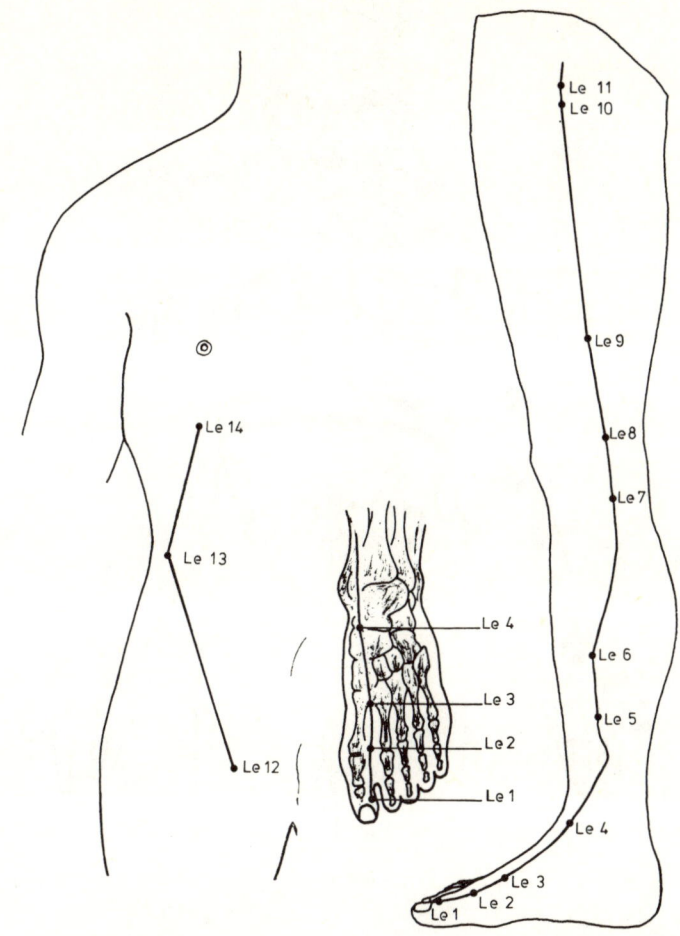

## Der LEBER-MERIDIAN (LE) YIN

*Der Leber-Meridian verbindet 14 Punkte und ist maßgeblich für die »Energie der Persönlichkeit« verantwortlich. Muskeln, Sehnen, Leberfunktionsstörungen, Hauterkrankungen, wie überhaupt alle Ermüdungserscheinungen werden von dem Leber-Meridian primär beeinflußt, daher auch die enorme Wirkung auf die Psyche.*
*Er beginnt an der dorsalen Seite des Endgliedes der großen Zehe, am äußeren Nagelfalzwinkel,*

*läuft über den Fußrücken auf der Innenseite des Beines, Unterschenkels und dann über die Innenseite des Oberschenkels, die Genitalien kreuzend, empor über den Bauch zum seitlichen Rippenbogen. Weiter aufwärts ziehend, endet er dicht unter der Brustwarze als Le 14, der Alarmpunkt, auf der Mamillarlinie im 6. I.C.R. (Intercostalraum, Zwischenrippenraum).*

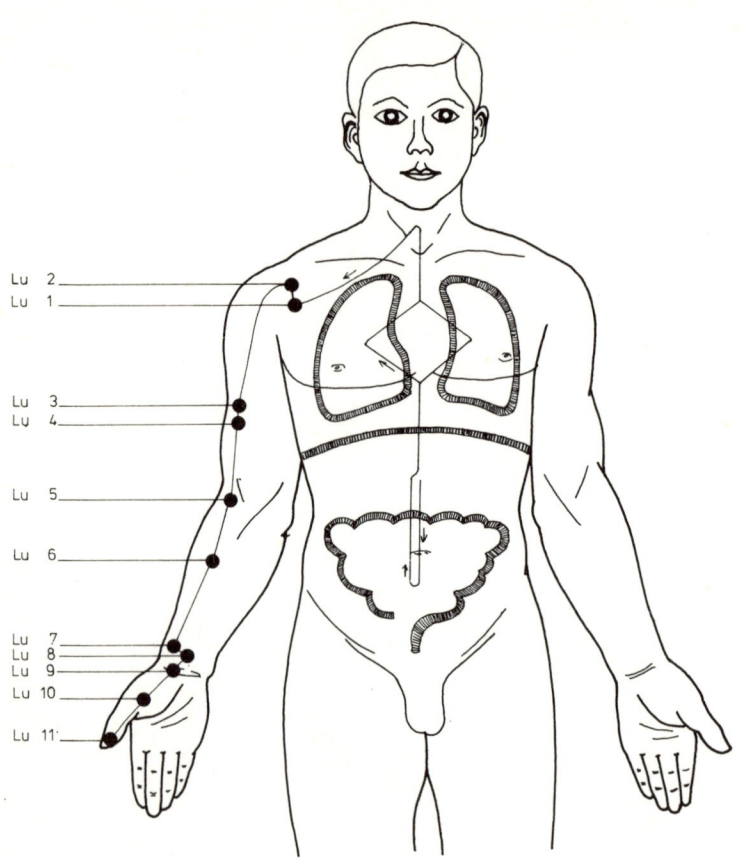

Lu 2
Lu 1

Lu 3
Lu 4

Lu 5

Lu 6

Lu 7
Lu 8
Lu 9
Lu 10

Lu 11

# Der LUNGEN-MERIDIAN (LU) YIN

*Der Lungen-Meridian ist der »Herr der Respiration«; daher werden seine Punkte für die Erkrankung der Lunge, der Atemwege und des Herzens eingesetzt. Seine elf Punkte beginnen im 3. Zwischenrippenraum. Der Meridian zieht dann weiter an der Innenseite des Armes entlang über den Daumenballen zu seinem Endpunkt an der Zeigefingerseite des Daumens. Interessanterweise liegen auf der Außenseite des Daumens (Lymphe) ganz besonders stark wirkende Punkte zur Freisetzung und Erhöhung der Energie.*

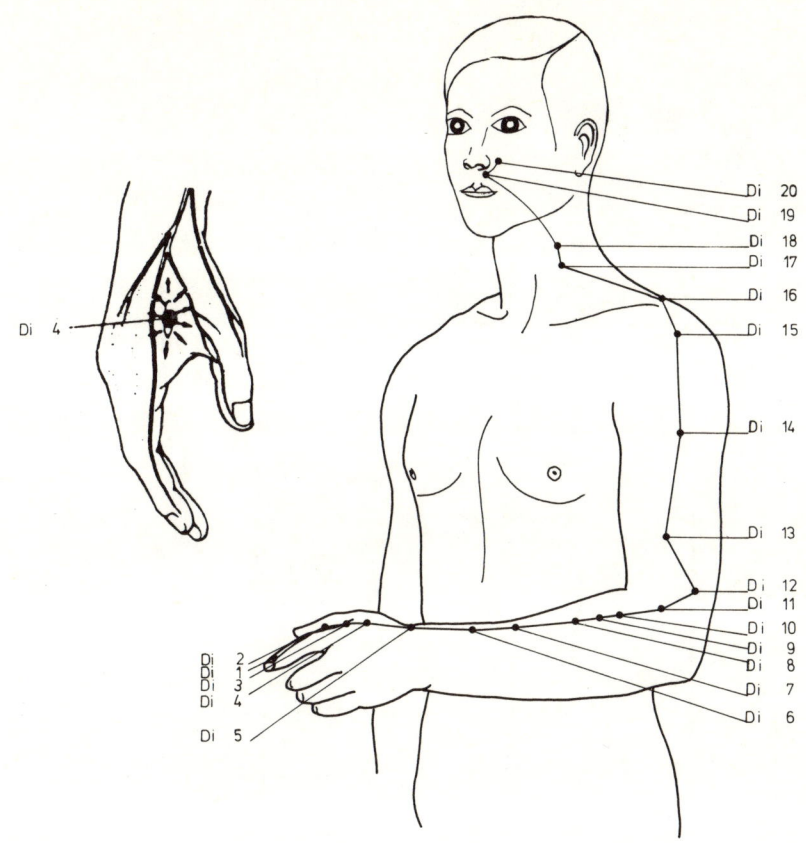

| | |
|---|---|
| | Di 20 |
| | Di 19 |
| | Di 18 |
| | Di 17 |
| | Di 16 |
| | Di 15 |
| | Di 14 |
| | Di 13 |
| | Di 12 |
| | Di 11 |
| | Di 10 |
| | Di 9 |
| | Di 8 |
| | Di 7 |
| | Di 6 |

Di 4

Di 2
Di 1
Di 3
Di 4
Di 5

# Der DICKDARM-MERIDIAN (DI) YANG

Der Dickdarm-Meridian verbindet 20 Punkte; er beginnt am äußeren daumenseitigen Nagelfalzwinkel des Zeigefingers, läuft weiter an der Oberseite des Armes zum Schultergelenk (Di 16) und über den seitlichen Hals zum Unterkiefer, um seitlich des Nasenflügels zu enden. Der Dickdarm-Meridian versorgt nicht nur Kiefer und Zähne, sondern auch die Haut und die Schleimhäute.

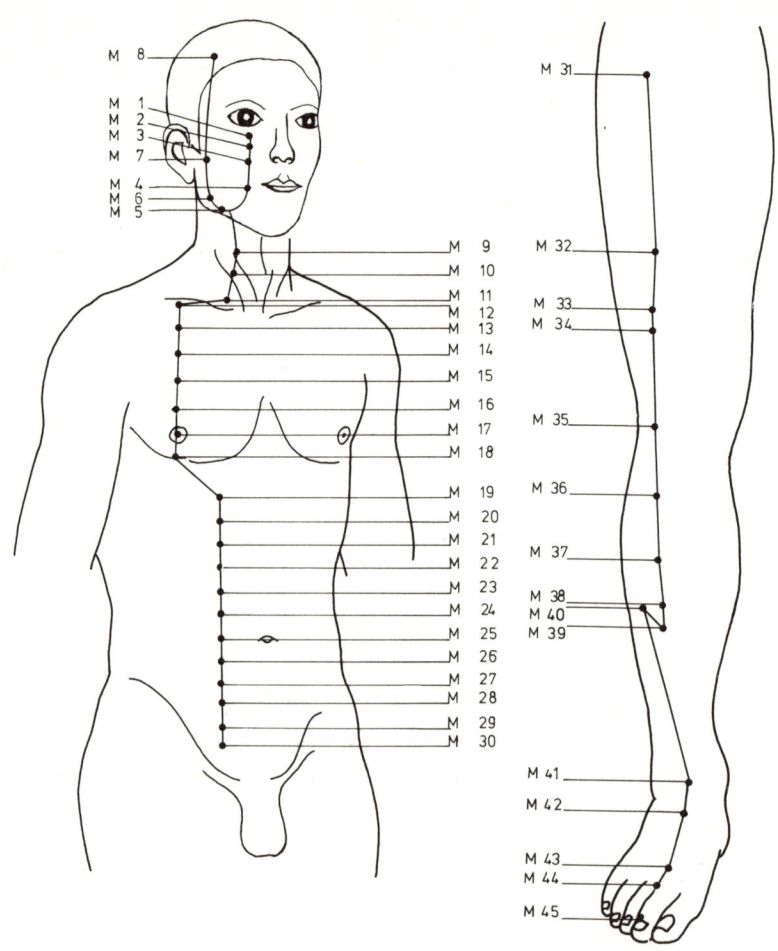

# Der MAGEN-MERIDIAN (M) YANG

Der Magen-Meridian weist 45 Punkte auf. Am vorderen Schädel beginnend, senkt er sich zum Kieferwinkel und steigt von dort zum Auge auf, an dessen Rand er dann wieder abwärts fällt, um über die Wange zum Brustkorb, dem Bauch, an der vorderen Außenseite des Beines bis hinunter über den Fußrücken zum Endglied der zweiten Zehe zu ziehen. Der Magen-Meridian ist ein einzigartiger Energiekondensator, er hilft hervorragend bei allen Durchblutungsstörungen und beeinflußt Lunge, Magen, Darm und Beine, wie auch besonders die Atemwege. Der M 36 z. B. wirkt auf alle genannten Organe und Glieder ein.

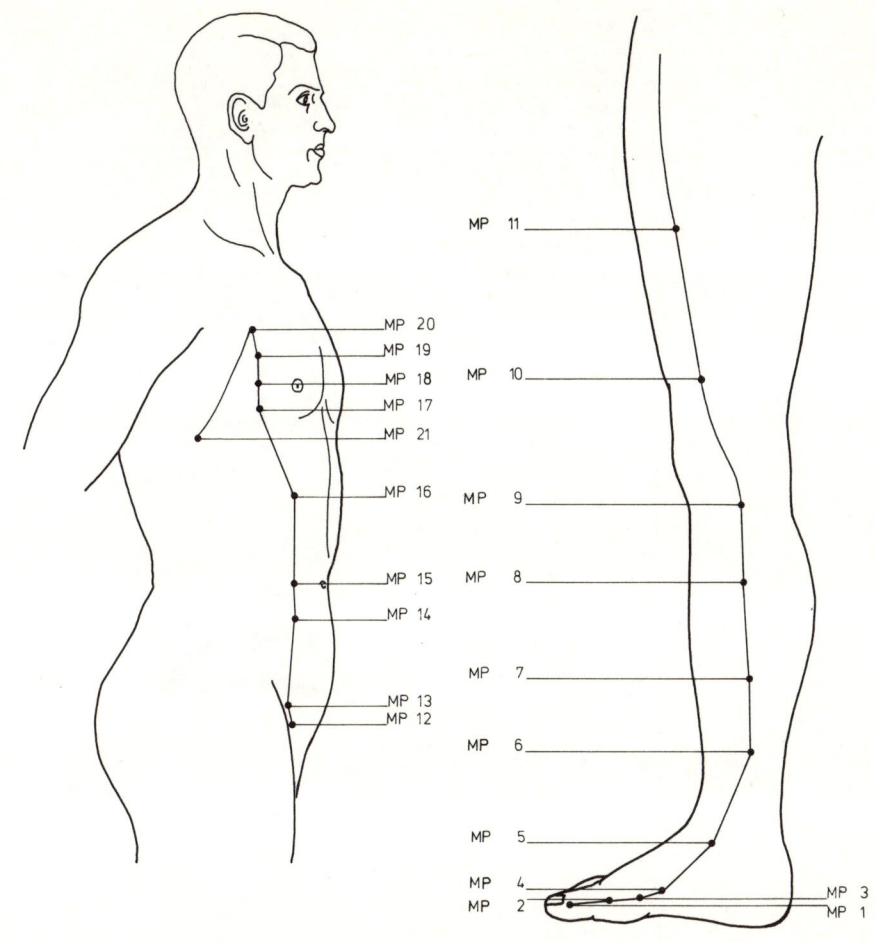

| | | |
|---|---|---|
| MP 11 | | |
| MP 20 | | |
| MP 19 | MP 10 | |
| MP 18 | | |
| MP 17 | | |
| MP 21 | | |
| MP 16 | MP 9 | |
| MP 15 | MP 8 | |
| MP 14 | | |
| | MP 7 | |
| MP 13 | MP 6 | |
| MP 12 | | |
| | MP 5 | |
| | MP 4 | MP 3 |
| | MP 2 | MP 1 |

# Der MILZ-PANKREAS-MERIDIAN (MP) YIN

*Dieser Meridian (21 Punkte) beginnt an der inneren Seite (medial) der großen Zehe und läuft von dort die mittlere Partie des Fußes entlang, verzweigt sich, zieht über die Innenseite des Oberschenkels weiter aufwärts zur Bauchhöhle empor in die Milz, um sich dann mit dem Magen zu verbinden und endet auf dem Brustkorb mit dem 21. Punkt (MP 21). Er besitzt die stärkste Yin-Kraft und wirkt als Regulator der geistigen und körperlichen Entwicklung auf die übrigen Organe ein, besonders natürlich auf Milz und Bauchspeicheldrüse.*

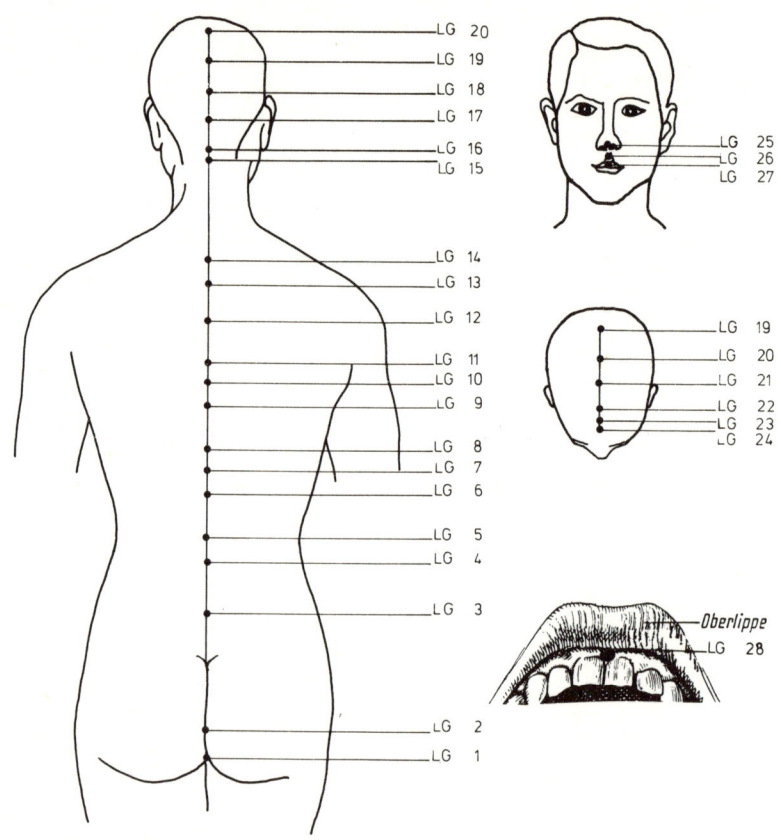

# Der LENKERGEFÄSS-MERIDIAN (LG) YANG

Das Lenkergefäß (oder Gouverneurgefäß, 28 Punkte) gilt im chinesischen Energiesystem als einer der acht Wundermeridiane: Tou Mo. Mo bedeutet Gefäß, Energieleitung, während Tou »befehlen, regieren« heißt. Aus diesem Grunde ist auch die Bezeichnung »Gouverneur« weit verbreitet. Das LG steigt kranialwärts (kopfwärts) über die Mittellinie auf (Dornfortsätze der gesamten Wirbelkörper), um weiter über den Hinterkopf Stirn, Nase und Oberlippe zu erreichen. Hier wendet es sich zur Innenseite der Oberlippe und endet mit dem 28. Punkt zwischen den Wurzeln der beiden ersten Schneidezähne im Zahnfleisch. Das LG ist die zentrale Energieleitung des Yang und wird in China auch »Meer der Yang-Meridiane« genannt. Die gesamte Yang-Energie des Körpers mündet in dieses »Meer« ein. Im LG fließt die ancestrale Energie, also Urenergie (Erbenergie). Als ganz bestimmte zentrale Energieleitung befördert sie die chromosomale Energie.

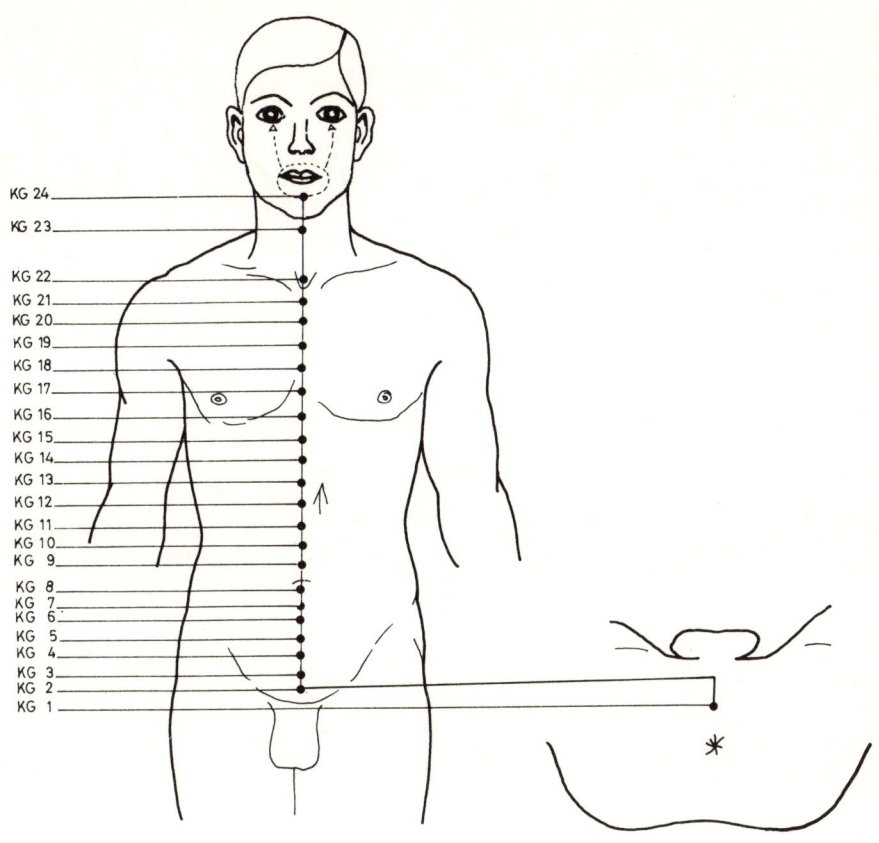

KG 24
KG 23
KG 22
KG 21
KG 20
KG 19
KG 18
KG 17
KG 16
KG 15
KG 14
KG 13
KG 12
KG 11
KG 10
KG 9
KG 8
KG 7
KG 6
KG 5
KG 4
KG 3
KG 2
KG 1

## Der KONZEPTIONSGEFÄSS-MERIDIAN (KG) YIN

*Das Konzeptionsgefäß (24 Punkte) ist der »Große Warner«, hier sitzen die Alarmpunkte, die sofort anzeigen, ob irgendeine Unordnung (Dysfunktion) im Körper herrscht. Schmerzempfindungen werden hier sofort registriert. Die 24 Punkte des Konzeptionsgefäßes gehen in einer einzigen Linie aufwärts von der Dammgegend bis zur Kinngrube. Die Stromgebung sollte hier immer mit Vorsicht, d. h. schwach und höchstens halbstark, angewandt werden. Die Behandlung dieser Punkte wirkt auf Verdauungsvorgänge wie auch auf die Genitalorgane ein sowie im Thorax-Bereich auf Atmung und Kreislauf.*

# Das bioelektrische Gleichgewicht im Körper

## Die Säuren-Basen-Balance

Der Ausgleich von pluspoligen (+) Säuren und minuspoligen (−) Basen sorgt für die Gesundheit. Jede Nahrung, die wir zu uns nehmen, beeinflußt unser elektrisches Potential. Da wir heute unter einem ständigen Überangebot von pluspoligen Ionen leben (wie z. B. schlechte Luft, Autoabgase, Kohlenmonoxide, Asphalt und Beton), wird es schwer, die strahlende Gesundheitsmitte pH-Wert 7 zu halten.

Die Ausgewogenheit der beiden Polkräfte sichert mit ihren Spannungselementen das Leben. Die Bezeichnung pH-Wert steht für *pondus Hydrogenii* (Konzentration der Wasserstoff-Ionen) und stellt den An- und Abstieg der plus- und minuspoligen Kräfte aller Materie dar.

Mit jeder Nahrung erhöhen oder schwächen wir in uns die eine oder andere Polenergie, wandeln sie um in (+) sauer (pH-Wert 0 bis 6) oder (−) basisch (pH-Wert 8 bis 14).

Ernährungswissenschaftler warnen vor dem Genuß von zuviel Eiweißprodukten wie Fleisch, Eier, Käse, und auch Weißmehl, raffiniertem Zucker u. a. Statt dessen gilt es, mehr minuspolige, basische Nahrungsmittel wie Obst und Gemüse zu essen.

Wir ersehen daraus, wie wichtig ein Leben in Harmonie ist, damit das Ch'i (chinesischer Begriff der Urkraft), ungehemmt von pluspolige »brennende Schwingung«, die an unserer Lebenskraft zehrt. Ungekochte Speisen sind für den pH-Wert bekömmlicher. So erhalten wir vom unbehandelten Getreidekorn, nachdem es einige Stunden im Wasser quellen konnte, den pH-Wert 6,9, aber im Ofen als Brot gebacken, sinkt die Basenenergie ins saure Feld ab auf pH 5 bis 4. Der pH-Wert 7 ist als vollendetes elektrisches Gleichgewicht der Garant der Homöostase (ausgeglichene Körperfunktionen).

## Sympathikus und Parasympathikus

Wenden wir uns nun der anderen Grundkraft zu. Nach dem Gesetz der Analogie bewirken die die Organe steuernden vegetativen Nerven, so fein wie ein Spinnwebnetz, den Wechsel zwischen diesen Potentialen, dem *Sympathikus*, der auf Leistung gestellt ist, der den Puls, den Blutdruck und den Blutzucker erhöht, und dem *Vagus* oder *Parasympathikus*, der nachts dominiert mit vertiefter Atmung, Verlangsamung des Pulses und Erniedrigung des Blutdruckes.

Diese Umschaltung – kosmisch bedingt – geschieht morgens und abends etwa um 6 Uhr (18 Uhr) mit dem Rhythmus der Sonne.

Wir ersehen daraus, wie wichtig ein Leben in Harmonie ist, damit das Ch'i (chinesischer Begriff der Urkraft), ungehemmt von dem Übergewicht eines einzigen Energiepols, durch unsere Adern fließen kann.

Das Gleichgewicht der Polarität kann besonders durch die Elektro-Akupunktur-Behandlung unterstützt werden, indem die pluspoligen Spannungen abgeleitet und die minuspolige Elektrizität gestärkt wird.

## Der Mensch ist, was er ißt

### Vitamine als Lebensspender

Der zweifache Nobelpreisträger *Prof. Linus Pauling* ist mit seinen 85 Jahren quicklebendig. Er hält die Vitamine aus der Apotheke für lebensnotwendig und nimmt selbst täglich 18 g Vitamin C zu sich, das künstliche Vitamin C natürlich (Ascorbinsäure).

Nach der Katastrophe von Tschernobyl müssen wir mit unserer Ernährung mehr Vitamine aufnehmen als früher, besonders Vitamin C. Es neutralisiert u. a. Nitrosamine und Nitrate, die leider in vielen Gemüsen zu finden sind und krebserregend wirken.

Dann nimmt Pauling zur Festigung seines Immunsystems zweimal täglich eine hohe Dosis Vitamin E zu sich, mindestens 400 IE (internationale Einheit), zum Schutz der Zellen und des Herzens. Die körperliche und geistige Leistungssteigerung wird durch Vitamin E gehoben. Vor dem Mittagessen sollte man mindestens eine bis zwei Tabletten des Vitamin-B-Komplexes einnehmen; vor allem für Frauen ist dieses Vitamin wichtig.

Dann rät Pauling noch, unbedingt täglich 25 000 IE Vitamin A zu nehmen, weil es hervorragend für die Augen und die Schutzfunktion der Haut wirkt.

Auch dürfen keinesfalls 18 mg Eisen, 25 mg Magnesium und 0,015 mg Selen vergessen werden. Diese drei Elemente unterstützen die Wirkung der Vitamine beträchtlich.

Die genannten Vitamine nehme ich selbst schon seit Jahren, ohne daß ich die Ratschläge von Pauling gelesen habe, ferner nehme ich jeden Morgen einen Teelöffel Lebertran

zu mir, den man »Sonnenstrahlen in Flaschen« genannt hat. Es ist bewiesen, daß z. B. Eskimos keine Kreislauf- und Herzkrankheiten kennen, weil sie durch ihre Nahrung ziemlich viel Tran zu sich nehmen. Das Fischöl macht die Adern inwendig glatt und mobil, was ja für den Kreislauf sehr wichtig ist.

Zum Tagesbeginn empfehle ich als einfaches Rezept mein *Kraftfrühstück:*

30–40 g Haferflocken in etwas Milch oder Wasser kurz einweichen, dann mit einer halben zerdrückten Banane vermengen, 2 Teelöffel Honig dazugeben, ein Stück Apfel reiben und alles zusammen mit warmer Milch verrühren. Das schmeckt und gibt enorm Kraft, denn Hafer enthält eine Substanz, die dem Follikelhormon verwandt ist, ein Stoff, der übrigens der Impotenz direkt entgegenwirkt. Hafer hat mehr Kraft in sich als Gerste, Weizen und andere Getreidearten.

### Die Zitronenkur

Eine Therapeutin aus St. Gallen berichtete mir, daß sie bei einem Krebskranken einen Tumor im Gehirn zu 95 Prozent weggebracht habe, allein durch die – Zitronenkur. Eine Kur von mehreren Tagen, die wahre Wunder im Organismus bewirken soll, kann man freilich nur unter der Aufsicht eines Therapeuten durchführen. Aber sehr angebracht – was mir die Schweizer Therapeutin bestätigte – ist es, zu Hause einen Fasten-Zitronentag einzulegen, am besten vielleicht freitags, jedenfalls soll schon ein Tag eine bedeutende Entschlackung des Körpers herbeiführen.

*Zubereitung:*
2 Eßlöffel frisch gepreßten Zitronensaft,
2 Eßlöffel natürlichen Ahornsirup »Grad-C«,
1 Prise Cayennepfeffer oder nach Belieben auch mehr und
0,3 l Wasser, alles in einem Glas mischen.

Als Durstlöscher zwischendurch eignet sich einwandfreies Leitungs- oder Mineralwasser (ohne Fruchtsäfte und ohne Zucker) sowie Pfefferminztee ohne Zucker nach Belieben. Trinken Sie im Laufe des Tages sechs bis zwölf Glas davon. Die Wirkung einer eintägigen Kur in der Woche ist außerordentlich erleichternd und wohltuend, wie ich selbst immer wieder feststellen kann.

## Vorsicht mit Fetten!

Ich selbst vermeide, so gut es geht, Fette in der Nahrung. Es wird zwar oft empfohlen, nur ungesättigte Fette, z. B. kalt gepreßte Öle, zu verwenden, aber es ist erwiesen, daß die meisten Nahrungsmittel, auch Gemüse, Reis und andere, genügend Fettstoffe enthalten, so daß man kein zusätzliches Fett braucht. Der Löffel Lebertran, wie angegeben, dürfte gerade die richtige Menge sein.

*Dr. Pritikin*, einer der bedeutendsten Ernährungswissenschaftler der USA, plädiert dafür, daß man niemals erhitzte Fette zu sich nehmen solle. Für Leute, die oft in Gaststätten essen müssen, gibt er den Rat, den Küchenchef oder den Besitzer zu rufen und ihm klarzumachen, daß die Speisen ohne Fett angerichtet werden müßten, sonst könne man das Restaurant nicht wieder aufsuchen. Dafür solle er ein kleines Stück frische Butter dazugeben, natürlich in normalem, kaltem Zustand.

Ich fürchte allerdings, daß diese Art der Bestellungen im Restaurant schwer durchzuführen sind. Aber bei sich zu Hause kann man auf jeden Fall fettarm und vor allem ohne reines Öl gut auskommen.

## Brieftauben als Wegweiser zur Entdeckung einer Krebs-Therapie

Am 7. September 1976 schrieb *Prof. Linus Pauling* einem holländischen Landarzt begeistert: »Herrn Moermann in aufrichtiger Wertschätzung seines Beitrags zum Krebsproblem!«

Und das hatte *Dr. Moermann* herausgefunden: Viele seiner Patienten starben an Krebs, ohne daß er ihnen helfen konnte. Verzweifelt suchte er nach einem Grund dieser gefährlichen Krankheit. Da fiel ihm auf, daß Brieftauben nie Krebs bekommen. Sie können mühelos über 800 km in knapp 10 bis 11 Stunden fliegen, bedachte er und zwar wohl wegen ihres Körnerfutters. Jawohl, die Körner machten sie immun und leistungsfähig.

Kurz entschlossen steckte er 48 Tauben in zwei Käfige; den einen versah er stets mit frischem Körnerfutter, den anderen mit Weißbrotkrümeln und geschältem Reis. Die Tauben ohne die Vitamin-Nahrung wurden zusehends kraftloser. Nach drei Wochen gab er allen 48 Tieren krebsauslösende Injektionen und siehe, während die mangelhaft ernährten Tauben elend zugrunde gingen, blieben die 24 mit Körnern ernährten Tiere frisch und gesund.

Seine Erkenntnis wandte er bald in der Praxis an. Ein hoffnungslos an Krebs erkrankter Patient, Hendrik Kreitler, von den Ärzten als inoperabel aufgegeben, kam verzweifelt zu ihm. Er riet ihm, auf Fleisch, Zucker, Weißbrot, Teigwaren, Kuchen, Kaffee, Tee und Salz ganz zu verzichten und sich statt dessen nur von Frischkornbrei, Vollkornbrot, Salat, grünem Gemüse, Spargel, Möhren, ungeschältem Reis, rotem Rübensaft, frischem Obst und Vollkornteigwaren zu ernähren. Als sich Kreitler nach einem Jahr wieder von seinen Ärzten untersuchen ließ, mußten sie fassungslos zugeben, daß der von ihnen aufgegebene Todeskandidat von seinem schweren Krebs befreit war. Hendrik Kreitler lebte noch 34 Jahre und erreichte ziemlich frisch und munter das 90. Lebensjahr. Mit denkbar großem Erfolg servieren

Kliniken und Sanatorien, die der Naturheilkunde aufgeschlossen sind, zum Frühstück schon frisch gemahlene Getreidekörner als sogenanntes Birchermüsli.

## Zum Beispiel: Bismarck

Berühmte medizinische Koryphäen stellten 1880 fest, daß der deutsche Reichskanzler Otto von Bismarck im Alter von 65 Jahren Krebs hatte, und zwar in einem so weit fortgeschrittenen Stadium, daß man ihm nur noch ein paar Monate zum Leben gab. Nun vertraute sich der Reichskanzler einem einfachen Naturarzt ohne jeden akademischen Titel an, der ihm dazu verhalf, daß er sich noch 18 Jahre lang seines Lebens freuen konnte. Dieser Naturarzt stellte Bismarcks Ernährung um auf Salate, Gemüse, Kartoffeln und ganz wenig Fleisch. Er verlangte, daß ein Drittel roh gegessen werden mußte, also rohe Milch, rohes Gemüse und Obst.

Die Nahrungsquantität wurde beschränkt, Alkohol und Nikotin stark eingeschränkt, und Fastentage eingelegt. Vor allem aber verordnete ihm sein Naturarzt, daß er jeden Tag mindestens zwei Stunden lang in der freien Natur und im Wald spazierengehen mußte.

## Elektrizität ist so wichtig wie Blut

Die Bioelektrizität ist der wahre »Meister des Herzens«. Wenn der Lebensmotor gewisse Schwächen oder Störungen aufweist, wird oft ein Schrittmacher angeschlossen, mit dem Patienten meist noch Jahrzehnte weiterleben.

Sobald die elektrischen Minus- (−) und Plus- (+) Werte im Körper außer Balance, also in Unordnung geraten, drohen Krankheitszustände. Die über Billionen Zellen verteilte Polaritätsladung reguliert die Körperwärme und kann schwache Zellsysteme unterstützen, um Abwehrkräfte zu bilden und vorübergehende Störreize zu eliminieren, damit eine Regeneration eintreten kann. Aber ständige »Unterminierungen«, wie sie etwa besonders stark von terrestrischen Emissionen (Standortleiden) ausgehen können, wirken auf die Dauer schädigend, weil dann Energieblockaden auftreten. Oft hilft es hier schon, wenn man sein Bett umstellt und, sollte das nichts nützen, kann die »Antaqua«-Strahlenschutzdecke echte Abschirmung bringen – gegen unterirdische Wasserläufe und Global-Curry-Netz-Gitter. Diese Schutzdecke leitet die geballten Plus-Strahlen durch eine entsprechende Erdung ab.

Allerdings hat sich herausgestellt, daß ein gewisses Zuviel an Negativ-Ionen (−) der Luft gesundheitlich durchaus gut ist. Sowjetrussische Forscher konnten nachweisen, daß Menschen, die im Kaukasus und anderen Gebirgen in einer Höhe von über 1500 m leben, eine größere Lebenserwartung haben als diejenigen, welche im Tal oder in der Ebene wohnen. Warum? Der negative (−) Ionenanteil der Luft ist in der Höhe größer – das ist der ganze Schlüssel zur längeren Lebenserwartung. Das Gleichgewicht im Körper, das darauf beruht, daß Sie in guter Wechselbeziehung mit Ihrer unmittelbaren elektrischen Mikro-Umgebung stehen, darf also nicht ins Ungleichgewicht gebracht werden. Dr. Leslie Hawkins von der Universität Surrey stellte zusammen mit dem Wissenschaftler Taylor fest, daß die Ionisierung der Luft weitgehenden Einfluß auf das Gesundheits- bzw. Krankheitsgefühl des Menschen hat. Besonders in den Glas- und Betonsilos leiden viele Menschen unter Müdigkeitszuständen, Schwindelanfällen, die bis zum Brechreiz gehen, ständigem Kopfdruck, mitunter auch Herzbeschwerden und Migräne. Es handelt sich hier, so führt Hawkins aus, um einen Überschuß an positiven (+) Ionen. Ich selbst habe an einem wissenschaftlichen Experiment teilgenommen, bei dem es Angestellten, deren Büroräume mit Negativ-Ionen-Generatoren ausgestattet wurden, meßbar besser ging als ihren Kollegen aus der Kontrollgruppe mit Attrappen.

Hier haben wir eine ausgezeichnete und auch preiswerte Gelegenheit, uns den sehr gut arbeitenden AEROD® Ionen-Aromagenerator zu beschaffen und schon haben wir in unserem Raum einen Überschuß der lebenswichtigen Negativ-Ionen. Das Gerät kann bis auf 72 qm die Luft im günstigsten Sinne ionisieren, so daß das Atmen und überhaupt das Gesamtempfinden verbessert wird, außerdem können hier spezielle Kräuterduftöle zusätzlich angewandt werden.

Staatlich bestellte Experten für Elektro-Pathologie konstatierten, daß »elektrische Felder« im Zusammenhang mit einer Transport-Spannung von bis zu 400 Kilowatt harmlos seien. Demgegenüber hat die britische Krankenversicherung BUBA Untersuchungsreihen vornehmen lassen: Dabei wurde anhand von Stichproben bei 540 Elektrizitätsarbeitern festgestellt, daß diese beträchtlich kränker waren als die Vergleichsgruppe von zwölf Jahre älteren Managern. Zudem bestand bei einem Drittel von ihnen eine ausgeprägte Konstitution zur Entwicklung von Herzkrankheiten in naher Zukunft, und zwar eine doppelt so große wie bei der Kontrollgruppe (Esotera 1981, Freiburg).

Die Rolle der Elektrizität in uns verdient größte Beachtung, sie ist der eigentliche Träger unserer Persönlichkeit. Unsere Ausstrahlung bewirkt oft Erfolg oder Mißerfolg, je nachdem, ob wir anziehend oder abstoßend wirken. Gibt es nicht Menschen, die den »genialen Funken« haben und förmlich elektrisieren? Wirken andere nicht, als ob sie Kräfte ansaugten oder einfach leer und ohne jede Spannung?

Der Strom der Elektrizität läßt uns erglühen, schaudern, jetzt für eine Idee entzünden, um dann jäh wieder zu erlöschen. Die Bioenergie sendet Ströme von Mensch zu Mensch. Die Meridiane, Kraftbahnen, die uns durchziehen, wirken – richtig »geladen« – wie ein Instrument, auf dem das Leben ungeahnte Töne hervorruft und die Hypophyse zu Registerspielen der Ordnung und Harmonie veranlaßt.

Aber wehe, wenn das Fließgleichgewicht der Elektrizität in uns ständig irritiert wird, Dysfunktionen jeder Art können dann nicht ausbleiben.

Wir alle sind abhängig von drei Grundkräften: Elektrizität, Magnetfeld und Radioaktivität. Bis zu einem gewissen Grad kann die Elektrizität hier vorrangig wirken!

Der schwedische Forscher *Dr. med. Björn Nordenström*, innovativer Chef eines international führenden radiologischen Forschungslabors, 1985 Vorsitzender des Medizin-Nobelpreisträger-Komitees, hat bisher nicht näher untersuchte elektrische Aktivitäten entdeckt, die eine wichtige Rolle im Wundheilungsprozeß spielen und für den Körper ebenso wichtig sind wie der Blutstrom. Er sagt u. a.: *»Jede Verletzung bewirkt im Körper eine elektrische Spannung, die derart zwischen positiv und negativ wechselt, bis die elektrische Balance wiederhergestellt wird. Der Ausgleich der Kräfte ruft die Heilung hervor. Es gibt kein Leben ohne ständigen Ionenaustausch durch die Zellwände!«* *

## Bedrohung durch Strahlen

Die Astronauten sind durch ihr automatisiertes Supertraining beileibe nicht sentimental, aber der Anblick des unter ihnen

---

* »Biologically Closed Electric Circuits: Clinical, Experimental and Theoretical Evidence for an Additional Circulatory System«, 1983

schwebenden Erdballs versetzte sie in Begeisterung. Unser Planet strahlt wie ein herrlicher Edelstein, blitzt in blaugrünem Licht wie ein Juwel, überflammt von dem noch heller strahlenden Feuer der Sonne.

Um das Wunder noch größer zu machen: Es gibt in meßbarer Entfernung keinen vergleichbaren Stern, der so begnadet wäre mit Luft, Wasser und lebensspendenden Pflanzen, mit Bäumen, Tieren und Menschen! Der Mensch wurde geschaffen, um lebensspendend zu wirken. Ist er das noch heute? Nein, er betätigt sich mehr und mehr lebensfeindlich: der Wahnsinn mit den Atombomben, unterirdische Explosionen, überirdischer radioaktiver Niederschlag von der wachsenden Anzahl der Kernkraftwerke, wobei Katastrophen, wie die von Tschernobyl, nicht ausbleiben können.

Leider gibt es heute Strahlenquellen im Überfluß, die uns gefährden:

1. Chemische Industrien, die Luft und Wasser vergiften.

2. Millionen Kamine, die durch Ölfeuerung verursachte schmierige Rußpartikel ausstoßen.

3. Millionen Autos, deren Abgase die Umwelt verschmutzen und die Lungen der Menschen bedrohen.

4. Eine Hauptgefahr entsteht bei unserer Ernährung: Millionen Hühner und Schlachttiere, die eng zusammengedrängt, mit Antibiotika und Psychopharmaka »ruhig« und »gesund« industrialisiert werden.
Das Saatgut wird chemisch behandelt, das Obst gespritzt, die Bäume verkümmern unter Schmutzschichten und Abgaswolken, teils gehen sie schon ein.

5. In den Städten leiden Kinder unter Mangelkrankheiten und Rachitis. Das kommt daher, daß die Sonne nicht mehr frei mit ihren ultravioletten Strahlen den Sperrpanzer der industriell hervorgerufenen Wolken durchdringen kann, aber gerade diese Strahlen bilden das für den Knochenbau und die Abwehrkräfte so notwendige Vitamin D. Jeder vierte stirbt bereits an Krebs.

Umweltschutz ist heute notwendiger denn je, aber wie kann sich der einzelne schützen? Nun, innerhalb seiner vier Wände kann er sehr viel tun. Das wichtigste ist: Er muß auf seine Polarität achten, da wir elektromagnetischer Natur sind, genauso aus Ionen zusammengesetzt wie das ganze Weltall, wie die Erde, die Bäume und jedes lebende Wesen.

Die positiven Ionen, also die Plus-Ionen, sind heute in zivilisierten Gegenden durchaus in der Überzahl. Warum? Nun, Asphalt, Beton, Kunststoffe (auch in Unterwäsche und Kleidung) und die bereits erwähnten Abgase und Verschmutzungspartikel führen dazu, daß die schweren Plus-Ionen die Anzahl der Minus-Ionen überwiegen. Nun ist die Bioelektrizität des Körpers über den ganzen Organismus polarisiert verteilt, wobei diese dynamische Kraft auch noch die mikroskopisch kleinen Zellen erfüllt.

In uns sind unzählige Batterien, ihre Auf- oder Entladung ergibt Gesundheit oder Krankheit. Wie ich schon erwähnte, gehen allen Beschwerden Energiestörungen voraus. Da wir aber in unserer Industriegesellschaft auch noch durch Hoch- und Niederspannungsleitungen, Rundfunk, Radar und elektrische Leitungen schlecht isolierende Baustoffe sehr intensiven elektrisch-magnetischen Feldern ausgesetzt werden, sind sich viele Wissenschaftler darüber einig, daß diese Felder auf den menschlichen Organismus schädlich einwirken und dadurch an seiner atomaren Gleichgewichts-Struktur rütteln.

# Von der klassischen Akupunktur zur Elektro-Akupunktur

## Die klassische Akupunktur

Die Akupunktur wird bereits seit 5000 Jahren zum Segen zahlloser Menschen angewandt. Die Chinesen haben nicht nur das Pulver erfunden, die Pockenschutzimpfung, das Papier, den Fingerabdruck, das Porzellan, die Seide und den Kompaß, sondern auch die Kunst dieser hilfreichen Therapie. Die Akupunktur wurde in Europa vorwiegend in Frankreich aufgegriffen, von wo sie dann die westliche Welt eroberte. Trotz kritischer Stimmen aus dem Lager der naturwissenschaftlich begründeten Medizin fasziniert sie den westlich denkenden Menschen, obwohl ihm die fernöstliche Kultur von seinem Denken her sehr fremd erscheint. Vielleicht läßt sich diese Faszination dadurch erklären, daß die Akupunkturbehandlung auf große Erfolge bei Krankheiten, welche die Schulmedizin vor große Rätsel stellen, zurückblicken kann, auch weil ihr gleichzeitig noch etwas Geheimnisvolles anhaftet. Die Naturwissenschaften, welche nur meßbare Vorgänge gelten lassen, suchen seit langem nach einer Erklärung für die Wirkungsweise der Akupunktur.

Akupunktur bedeutet Nadelstich. Man benutzte in den Anfangszeiten der Akupunktur als Hilfsmittel zugespitzte Steinstücke, später dann auch Knochen oder Bambusteile. Heute sticht der Akupunkteur mit feinsten Nadeln aus Gold, Silber, Stahl und Platin in bestimmte *Akupunkturpunkte* unter der Haut ein, wobei die Einstichtiefe von wenigen Millimetern bis zu mehr als 10 Zentimetern reicht. Die Nadeln werden meist nur wenige Minuten, nur in bestimmten Fällen einige Tage, am jeweiligen Akupunkturpunkt belassen. Während einer Behandlung werden in der Regel mehrere Punkte gleichzeitig gestochen. Im Normalfall bedarf es mehrerer Sitzungen, um einen Heilerfolg zu erreichen.

Das »Stechen«, das oft tiefe Einführen und Drehen der Nadeln in dem für die Gesundheit entscheidenden Hautpunkt, ist nicht jedermanns Sache; auch ist die Behandlung für einen Laien sehr schwierig, weil es sich um eine millimetergenaue Effektanpeilung handelt. Außerdem erwächst hier das Problem der Sterilität. Der Behandelte empfindet oft eine gewisse »Schwellenangst« vor den vielen Nadelstichen, da er instinktiv empfindet, daß es hier um einen Eingriff in seinen Körper geht. Bei den Einstichen, die einen Reiz über das Nervensystem weiterleiten, kannte man gleichzeitig die Gefahr, daß Mediatoren (Entzündungsstoffe) freigesetzt wurden. Abgesehen davon, daß der Akupunkteur außerordentliche anatomische und topographische Kenntnisse der oft unter der Oberfläche liegenden Hautpunkte besitzen muß, hat man mit der Kirlian-Fotografie einen sehr wichtigen Kardinalpunkt sichtbar machen können: Mit dem Stichprozeß, also der Hautnadelung, wird das Energiepotential des Körpers nicht wie bei der Elektro-Akupunktur angehoben. Die Corona-Protuberanzen zeigten keinesfalls eine Verstärkung, die letztlich für das Gesamtbefinden des Patienten wichtig ist.

## Die Elektro-Akupunktur, schmerzfrei, ohne Hautverletzung

Der Arzt *Reinhold Voll* aus Plochingen entwickelte vor mehr als dreißig Jahren die Elektro-Akupunktur. Der Name weist schon darauf hin, daß die Elektro-Akupunktur etwas mit Akupunktur zu tun hat. Voll entwickelte ein Meßverfahren, um den *energetischen Zustand* eines Akupunkturpunktes zu messen. Die Akupunktur kennt ja die beiden energetischen Zustände des *Energiemangels* und des *Energieüberschusses*. Und je nachdem verwendet man in der klassischen Akupunktur Nadeln, die die Energie wieder sammeln oder die überschüssige Energie verteilen sollen. Um den Energiezustand der einzelnen Punkte beurteilen zu können, braucht man sehr viel Erfahrung. Hier besitzt nun die Elektro-Akupunktur mehrere Vorteile gegenüber der klassischen Akupunktur.

Sie ist ein Meßverfahren und macht somit sonst unsichtbare Energien meßbar und zeigt diese auf einer Skala an.

Die klassische Akupunktur hat dort ihre Grenzen, wo Krankheiten zu einem unwiederbringlichen Verlust der Lebensenergie geführt haben und auch keine Energiereserven mehr angesprochen werden können. Hier kann die Elektro-Akupunktur den Energieverlust durch »Wiederaufladen« ausgleichen. Mit biologischen Stromstärken oder physiologischen Frequenzen wird dem Kranken über zwei Elektroden, welche er in der Hand hält, Energie zugeführt. Tatsächlich fühlen sich so behandelte und wiederaufgeladene Personen unmittelbar nach der Behandlung wohler und frischer. Ebenso

kann man an den einzelnen *Akupunkturpunkten* verfahren. Ein weiterer Vorteil dieser Methode ist es, daß die Behandlung genau dosiert die entsprechende Energiemenge zuführt oder wegnimmt.

Anstelle der Akupunkturnadeln verwendet der Elektro-Akupunkteur einen Stift mit einer abgerundeten Spitze von etwa 2 mm Durchmesser. Ebenso hat der Patient eine Elektrode in der Hand. Die Handelektrode ist an den Minuspol, der Akupunkturstift an den Pluspol des Gerätes angeschlossen.

Die Akupunkturpunkte lassen sich aufgrund eines veränderten Hautwiderstandes über den Akupunkturpunkten genau mit dem Stift elektrisch orten. Die Punkte liegen dann einige Millimeter darunter. So ist ein exaktes Treffen der Akupunkturpunkte bei dieser Methode gewährleistet.

Die Elektro-Akupunktur kennt außer den klassischen Akupunkturpunkten eine Reihe weiterer neu entdeckter Punkte. Sie kann also über die klassischen und neuen Akupunkturpunkte die den Punkten zugeordneten Organe indirekt beeinflussen. Gleichzeitig beachtet sie den Gesamtenergiezustand des Organismus und hilft einen Energiemangel oder -überschuß, z. B. bei entzündlichen Erkrankungen, auszugleichen.

Generell kann gesagt werden, daß es sich bei dem in der Elektro-Akupunktur verwendeten Strom um keine »Ersatzkraft« für die bioelektrische Lebenskraft handelt. Diese zugeführte Energie gibt vielmehr mitunter den notwendigen Anstoß, die über den ganzen Körper verteilte Polaritätsspannung wieder in ein gesundes Gleichgewicht zu bringen und damit die Selbstheilungsenergien im Körper zu mobilisieren.

So wird der 10-Hz-Strom auf dem Wege elektrisch-chemistischer Transformation zu einer Stützung der echten Bioenergie, welche der im Alter auftretenden »Inaktivitäts-Atrophie« (Gewebeabnutzung, Muskelschwund etc.) durch Neubelebung entgegentreten kann. Auf welche Weise? Nun, Billionen Zellen in uns werden wieder zum Kopulieren angeregt. Wir dürfen nicht vergessen: Der eine gewaltige Zeugungsstrom hat jede Zelle in uns, sozusagen libidinös, als ein Doppelgeschlechtswesen konfiguriert, das erst durch die ständige rhythmische Auto-Regulation voll lebensfähig ist. Die Elektro-Akupunktur gibt die Anregung zu Freude und energetischer Lust, welche die Zellen für den ausgeglichenen pH-Wert (siehe Seite 39) brauchen.

Jedes biologische Geschehen im Körper basiert auf drei Grundkräften:
1. Elektrizität
2. Magnetismus
3. Radioaktivität (atomare Kraft).

Das harmonische Zusammenspiel dieser Kräfte im menschlichen Organismus garantiert erst den richtigen Rhythmus des Herzens, die volle Funktionsfähigkeit der Organe, des Nerven- und Blutsystems.

Es ist kennzeichnend: Je geringer z.B. der Anteil der Bioelektrizität ist, desto stärker tritt die Anfälligkeit für Schwächezustände und Krankheiten auf.

## Die heilsame Wirkung der Elektro-Akupunktur

Viele Menschen fühlen sich heutzutage erschöpft und nicht mehr leistungsfähig, der Stress des Alltags überwältigt sie, die Umweltverschmutzung mit ihren Kohlenmonoxiden, Abgasen, bringt Körper und Seele aus dem Gleichgewicht.

Die Elektro-Akupunktur ist gerade heute deshalb so notwendig, weil sie die körpereigenen Energiereserven mobilisiert – bevor Beschwerden auftreten, die ja schließlich alle aus einem Mangel an Biokraft kommen.

Jeder Schmerz ist ein Durstschrei nach Energie. Bei Behandlung der Akupunktur-punkte haben Forscher festgestellt, daß eine Freisetzung des körpereigenen Schmerzmittels, Endorphin, bewirkt wird. Es handelt sich hierbei um ein Proteinmolekül mit einer starken schmerzlindernden Wirkung, das mit dem Drüsensystem in Zusammenhang steht. Die Untersuchungen haben gezeigt, daß die Akupunkturpunkte Stellen mit geringem Hautwiderstand sind. Dieser geringere Widerstand leitet die Elektrizität leichter in den Körper, als dies an anderen Hautstellen der Fall ist. Dank der Versuche mit der elektrographischen Fotografie konnte eruiert werden, daß sich über dem Energiepunkt ein zarter Lichthof wölbt, der aus geladenen Teilchen besteht, den sogenannten Ionen.

Erfahrene Ärzte ziehen es vor, die Punkte jeweils mit positiver (+) oder negativer (–) Elektrizität zu behandeln. Hierfür gebraucht man die Ausdrücke »tonisieren« und »sedieren«, das heißt aufladen oder dämpfen, also steigern oder mindern.

Durch Tausende und aber Tausende von Untersuchungen bzw. Messungen wurde nun festgestellt, daß fast alle Menschen heute zu wenig Energie besitzen und fast alle mehr oder weniger »positiv« überladen sind. Die positiven Teilchen der Luft, die (+)Ionen, sind heute besonders in den Städten leider in der Überzahl, sind doch die Luftverhältnisse durch Abgase, Kohlenmonoxide etc. im stärksten Ausmaß positiviert. Reine Luft, also negative Ionen, finden wir nur noch in tiefen Wäldern oder am Meer und im Hochgebirge, da, wo die Industrie mit ihrem Dunst nicht alles verunreinigt hat. Jeder braucht natürlich auch den positiven Anteil der Elektrizität, aber einen leichten »Touch«, also ein kleines Übergewicht von negativen Ionen, sollte der Körper haben, weil sich dadurch wirkliches Wohlbefinden ausdrückt. Hier ein anschauliches Bild: Wenn jemand Migräne hat, starke Kopfschmerzen, Unlust, Ziehen in den Knochen, wie es z. B. bei Wetterumschwüngen, Föhn etc. vorkommen kann, dann herrscht stets ein Übergewicht an schweren Positiv-Ionen im Körper vor. Sobald schönes Wetter ist, siegen die superleichten negativen Ionen. Der Mensch ist freier, er fühlt sich beschwingter, fühlt sich leichter.

In Wirklichkeit besteht die ganze Kunst, sich gesund zu erhalten, darin, daß man das Verhältnis der Ionen in seinem Körper regulieren kann. Wie vielen Menschen könnte es besser gehen, wenn sie gleich zu Anfang einer Beschwerde zur Elektro-Akupunktur greifen würden, um sich zu helfen. Jemand hat zum Beispiel starke Kopfschmerzen, Migräne, fühlt sich unlustig und zerschlagen. Sobald er den Akupunkturpunkt LG 1 und KS 9 (die »Mutter des Herzens«, den Punkt unter dem Mittelfinger) mit dem Elektrostrom auflädt, wird er sehr bald schon ins Gleichgewicht der Kräfte kommen und meist von dem unlustigen oder niederdrückenden Gefühl befreit sein. Es gilt also immer bei den ersten Anzeichen eines Unwohlgefühls sich selbst wieder ins Gleichmaß zu bringen, statt jahrelang zu leiden, Tabletten zu nehmen und erst als letzte Ausflucht zur Akupunktur zu greifen. Wenn aber Schmerzen aufgetreten sind, die Sie mit der Elektro-Akupunktur nicht bald beseitigen können, sollten Sie zur Klärung der Ursachen einen Therapeuten aufsuchen.

## Grundvoraussetzungen für eine wirksame Therapie

Die meisten Patienten haben heute nicht nur eine, sondern gleich mehrere Krankheiten, viele davon chronischer Natur. Nun kann aber die Akupunktur, da sie schließlich kein Wundermittel ist, den Gesamtenergiemangel nicht dauernd beheben, wenn die Grundvoraussetzungen, wie richtige Diät, harmo-

nisches Denken und Fühlen, nicht gegeben sind.

Der Akupunktur-Anwender sollte daher eine biologisch-dynamische Nahrung zu sich nehmen, das heißt unter natürlichen Bedingungen gezüchtete Gemüse, Früchte und Getreidesorten. Da Fleisch von gesundem Schlachtvieh heute fast nicht mehr zu erhalten ist, sollte man, wenn man kein reiner Vegetarier sein will, sich mehr von Fischen ernähren. Das in den Fischen enthaltene Öl macht zudem die Blutadern durchlässiger.

Das bioelektrische Fließgleichgewicht in uns verlangt dringend nach Harmonie und Übereinstimmung mit uns selbst und der Umgebung, das heißt, unser Privatleben sollte gefühlsbetont, frei und offen sein. Nur innere Harmonie bringt uns zu jener tiefen inneren Entspannung, die die Meridiane, unsere Energiebahnen, in uns offen halten kann. Nur der, dem Entspannung und Ruhe wichtiger sind als schädlicher Ehrgeiz, erfüllt die Voraussetzung, durch die Elektro-Akupunktur zu jenem wunderbaren Gleichgewicht seiner Kräfte zu gelangen, das man Gesundheit nennt. Die Elektro-Akupunktur soll aber auf keinen Fall den Arzt ersetzen.

## Wann ist Elektro-Akupunktur ratsam und wann nicht?

1. Gerade die Elektro-Akupunktur kann energetisch bei vielen Krankheiten Linderung schaffen, bei manchen bringt sie die einzige Hilfe. Dazu gehören vor allen Dingen die chronischen, oft jahrzehntealten Krankheiten, bei denen nur eine unbefriedigende Behandlung aus schulmedizinischer Sicht möglich ist, oder psychosomatische Krankheiten (Organerkrankungen, wie etwa Magengeschwüre, die durch seelische Vorgänge hervorgerufen werden). Die Akupunktur ist auch erfolgreich bei der Behandlung von Nikotinsucht, Übergewicht (wenn

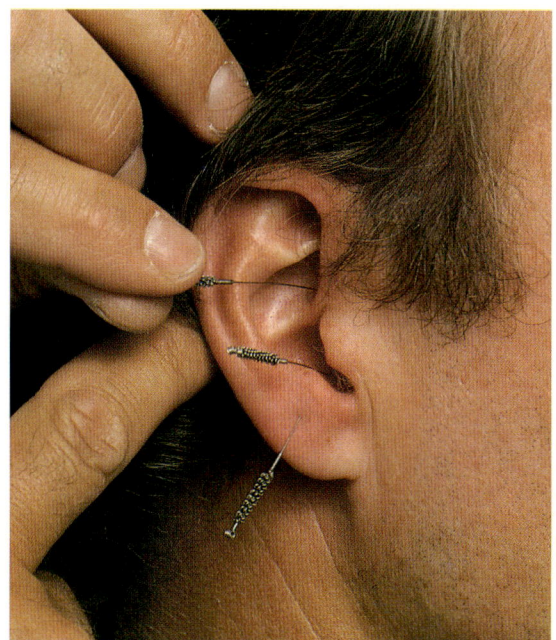

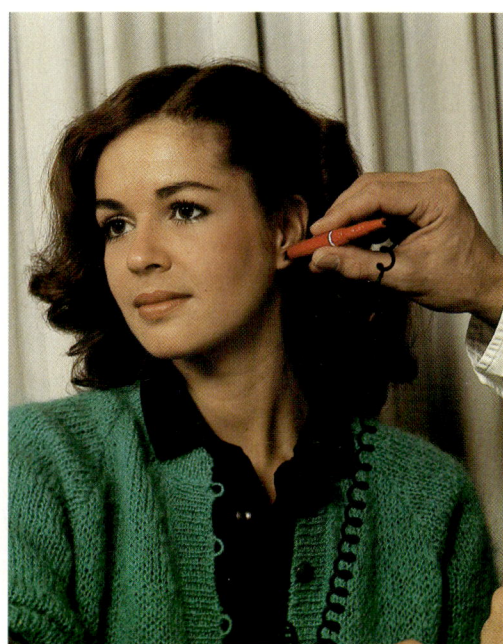

Bei der klassischen Akupunktur, deren Ursprung bis 5000 Jahre ins alte China zurückreicht, werden feinste Nadeln aus Gold, Silber, Platin oder Stahl in bestimmte Akupunkturpunkte unter die Haut eingestochen. Energieaufladung wie bei der EAW ist nicht meßbar. Hier Ohrnadelung (s. S. 45).

Bei der Behandlung mit dem Elektro-Akupunktur-Gerät werden die Akupunkturpunkte mittels einer Sonde mit Strom behandelt. Die in der Natur und im menschlichen Körper herrschende Frequenz von 10 Hertz bietet die besten Voraussetzungen (siehe auch Seite 49 f.).

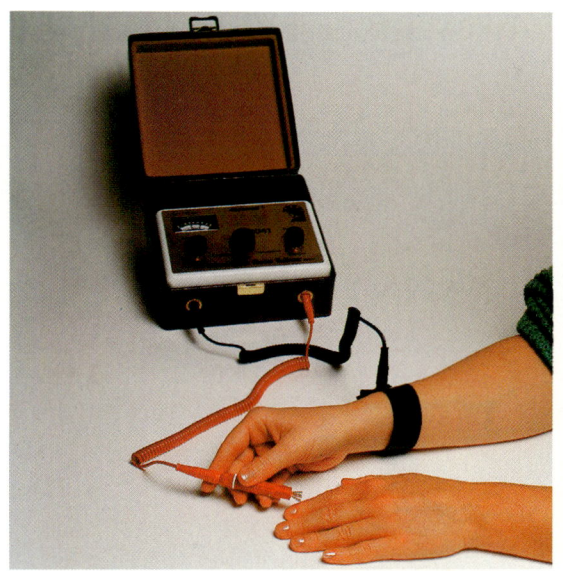

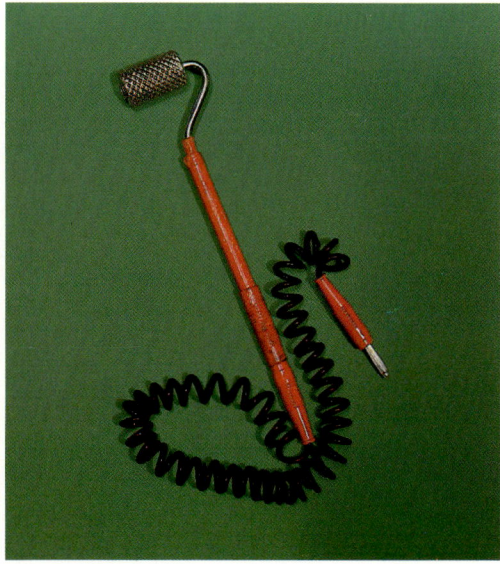

Selbstbehandlung der Hand mit dem Elektro-Akupunktur-Kombinationsgerät. Während um das rechte Handgelenk die Circular-Elektrode liegt, werden die entsprechenden Akupunkturpunkte an der linken Hand mit einer Mehrfachsonde ausfindig gemacht und mit 10-Hz-Strom behandelt (s. S. 51 ff.).

Neben Stiftsonden für punktuelle Behandlung hat sich neuerdings der Roll-Energator sehr bewährt. Er dient zur Flächenbehandlung für die Wirbelsäule, für Hals- und Schulterpartien wie auch für kosmetische Gesichts- und Halsbehandlung (s. S. 130 ff. und Tafel neben S. 128).

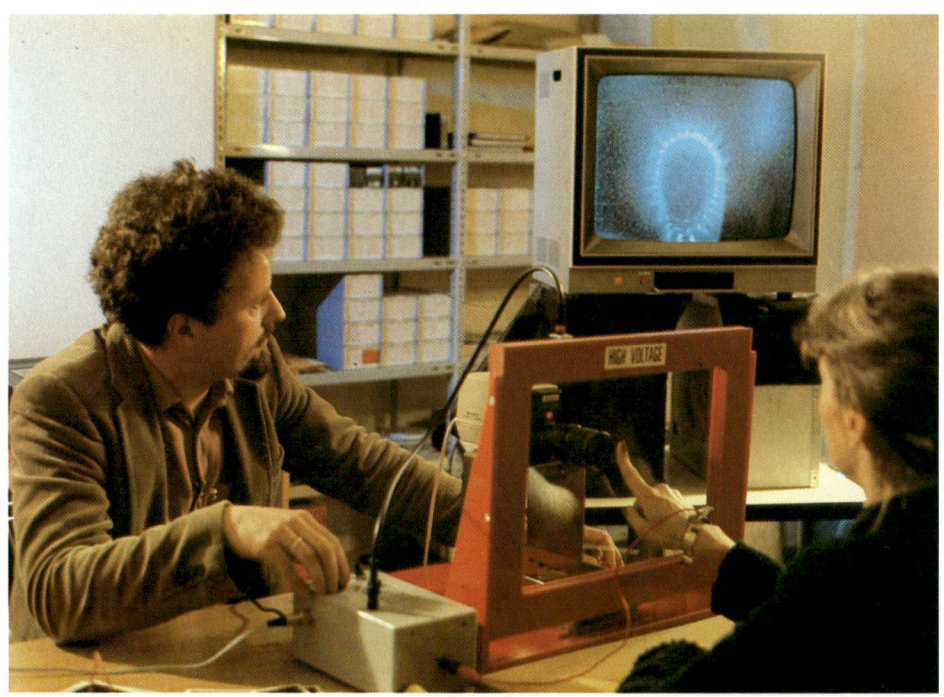

Dem russischen Forscher Semjon D. Kirlian gelang die Erfindung, die Ausstrahlungen des menschlichen Körpers, also seine Aura oder Korona, mittels einer im
Hochfrequenzbereich liegenden fotogra-
fischen Technik sichtbar zu machen.
Bild oben: *Ein neueres Verfahren ermöglicht sogar die direkte Beobachtung der
Aura auf einem Bildschirm.*

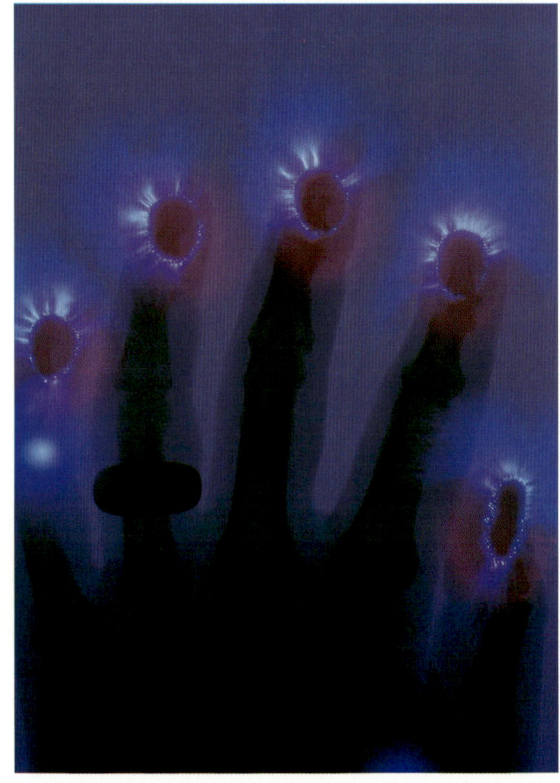

Bild rechts: *Fotografie mit der leuchtenden Aura von Fingerkuppen. Erfahrene
Diagnostiker können je nach Muster, Farbe, Unschärfe, Schatten und Größe des
Strahlenkranzes Erkrankungen im Früh-
stadium feststellen. Dieses Bild entstand
durch eine Hintereinanderschaltung von
Kirlian-Fotografie und Röntgenauf-
nahme.*

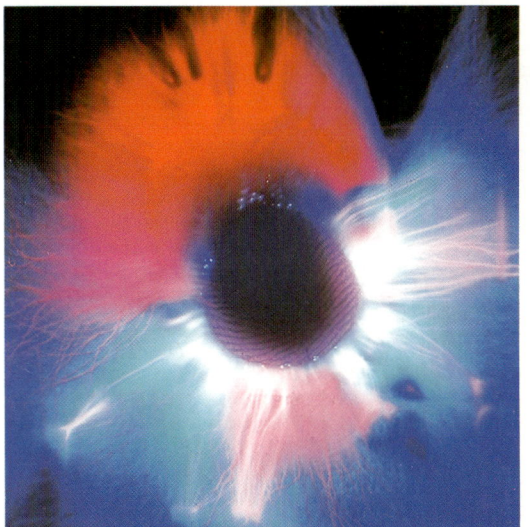

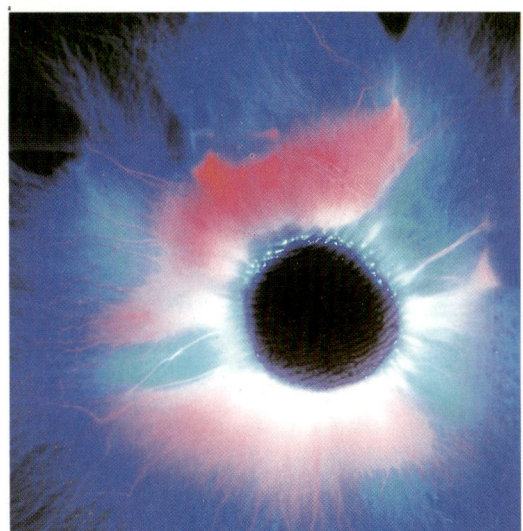

Die Kirlian-Fotografie ermöglicht es, Krankheiten zu diagnostizieren und den Behandlungsverlauf zu verfolgen:
Bild 1: *Zeigefinger-Aufnahme eines von Diabetes und Stoffwechselstörungen betroffenen Patienten. Die starke rote Strahlung weist auf erhebliches Energiedefizit im Bereich der Akupunkturpunkte Di 12 und Nv 13 hin.*

Bild 2: *Es erfolgte an einem Tag eine dreimalige Behandlung mit Elektro-Akupunktur an den Punkten Di 12 und Nv 13. Danach zeigte sich auf der zweiten Aufnahme eine erhebliche Abschwächung der roten Strahlung bei gleichzeitiger Zunahme der mittel- und hochenergetischen blaugrünen und blauen Strahlungen.*

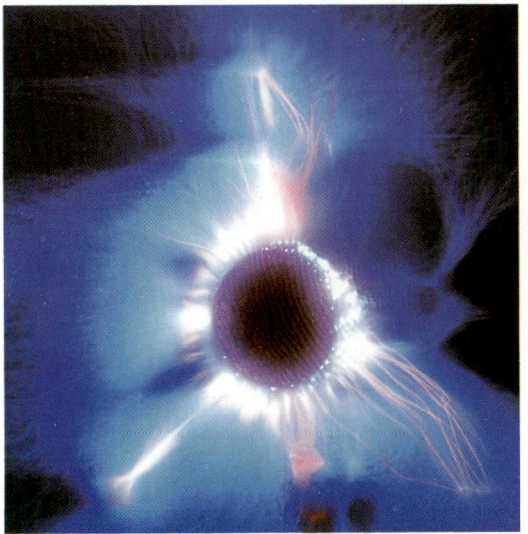

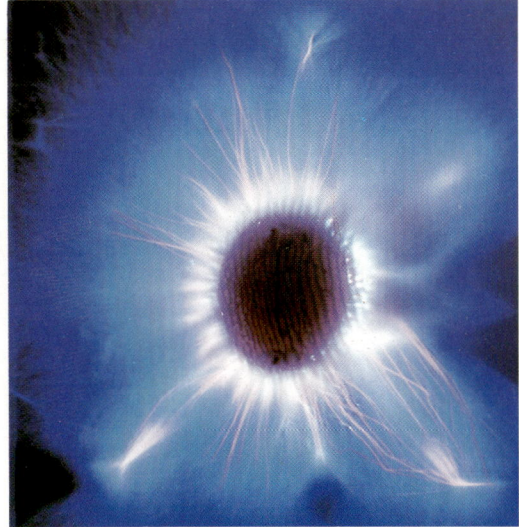

Bild 3: *Am zweiten Abend nach insgesamt sechs Behandlungen war das energetische Defizit beseitigt.*
Bild 4: *Drei weitere Behandlungen am dritten Tag bauten*

*die Aura wieder voll auf, so daß, bis auf kleinere nervöse Störungen in der Korona, das energetische Gleichgewicht wiederhergestellt war (Aufnahmen: Ing. Willi Franz).*

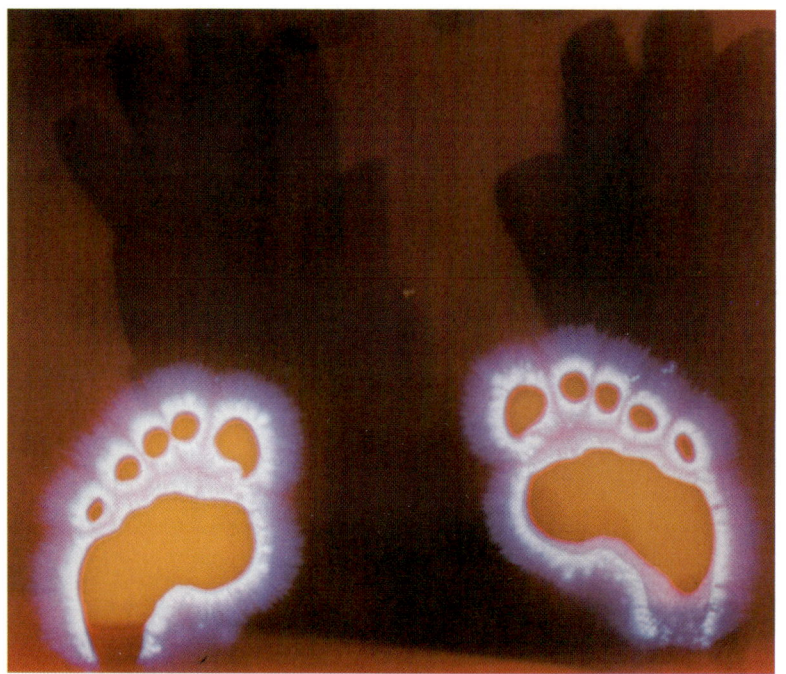

Diese beiden Kirlian-Fotografien von Fingerkuppen und Füßen eines Patienten vor und nach der Behandlung mit Elektro-Akupunktur liefern den Beweis für eine erfolgreiche Therapie.
Bild oben: *Der Patient ist vor der Behandlung bioenergetisch geradezu ausgezehrt. Die Protuberanzen an den Kuppen der Finger fehlen völlig.*
Bild unten: *Diese Aufnahme zeigt, daß nach Verstärkung des Energieflusses durch die Elektro-Akupunktur-Behandlung mittels des 10-Hertz-Stroms das normale Schwingungsverhalten wiederhergestellt ist. Die gut erkennbare Korona an den Fingerkuppen belegt, daß die Störung bei der entsprechenden Organgruppe behoben werden konnte.*
*(Aufnahmen: Dr. Frédéric Ch. Joss).*

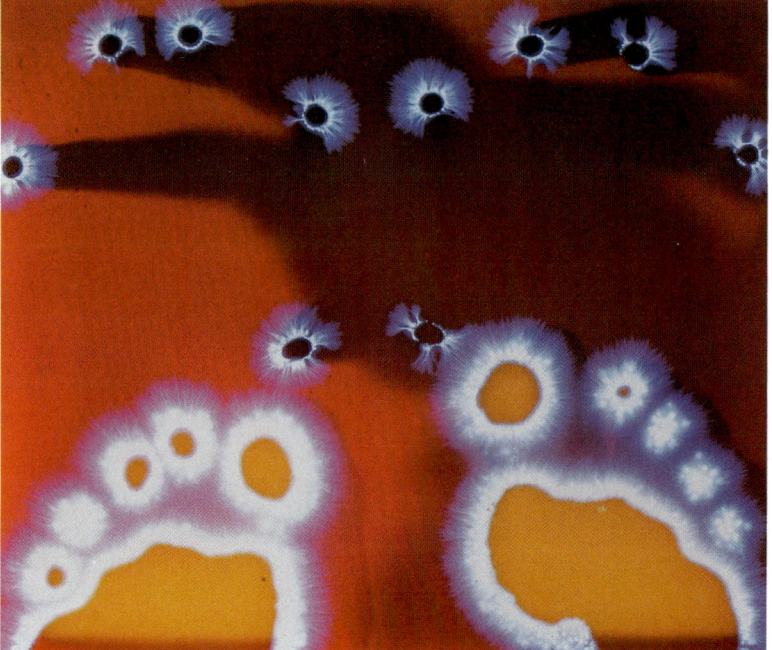

nicht krankhafter Natur) und von Gedächtnisschwäche.

2. Nicht ratsam ist eine Selbstbehandlung mit der Elektro-Akupunktur, wenn Beschwerden ganz neu auftreten und das Krankheitsbild noch nicht diagnostiziert wurde.

Ich habe darauf verzichtet, die Symptomatik einer Krankheit hier ausführlich im Bildteil des Buches wiederzugeben, doch auf jeden Fall ist dem Laien von einer Selbstakupunktur abzuraten, wenn er nicht von einem Arzt oder Heilpraktiker eine aufklärende Diagnose und Beratung erhalten hat.

Nicht selbst zu behandeln sind:

> Bösartige Geschwülste,
> Schwangerschaft,
> Infektionen durch Bakterien, Viren oder Pilze,
> Nieren- und Gallensteine,
> operativ zu behandelnde Krankheiten.

Allerdings können viele der Indikationen durch Elektro-Akupunktur gebessert werden, oder zumindest kann eine Linderung der oft starken Schmerzen erfolgen. Vor allem ist die EA eine außerordentliche Hilfe, etwa wenn nachts der Arzt nicht zu erreichen ist und man von einer medizinischen Versorgungsstelle weit entfernt wohnt. Wichtig jedoch ist, daß die radikale Bekämpfung mit Medikamenten völlig unnötig wird.

## Das Elektro-Akupunktur-System »Charles Waldemar«

*Prof. U. R. Knop* schrieb: »Der Bioenergetiker und Forscher Charles Waldemar, Prof. C. G. Dahn-Forschungspreisträger, war der erste, der konsequent eine praktikable und schnell wirksame Elektro-Akupunktur entwickelte. Er setzte bei seinem System grundsätzlich den zuleitenden negativen Strom mit fest eingestellter Pulsung ein. Hierdurch wurde es möglich, die Potentialschwelle der Haut zu ›unterlaufen‹ und somit auch tiefer liegende Punkte problemlos zu erfassen und zu stimulieren. Es kommt hier nicht zu einem Stromlauf auf der Hautoberfläche, sondern hier fließt der Strom auch durch die Körperflüssigkeiten. Darüber hinaus treten keine Elektrolyt-Verschiebungen auf, wie man es von der Iontophorese her kennt.

Für den Interessierten sei eingefügt, daß bei Frequenzen zwischen 5 und 20 Hz die Ströme mehr über den ›kapazitiven‹ als über den ›galvanischen‹ Widerstand laufen. Somit ist der verbesserte Therapie-Effekt sofort einleuchtend.

Die Untersuchung von Schulte-Ufer und Prof. H. Wolff im Institut für naturgemäße Heilweisen, in dem ich selbst tätig war, umfaßte rund 1200 Patienten. Die Erfahrungen von mir erstrecken sich von 1978 bis 1985. Die Erfolge der E. A.-Waldemar lagen bei den beobachteten Fällen bei 65%.

Im System ›Charles Waldemar‹ haben wir wahrlich eine ›multipatente‹ Methode – durchdacht bis ins Detail, das hat heute schon fast Seltenheitswert. Also:

*Bei dieser Methode geht es nicht um Auf- oder Abladen, um ›Kochbuch-Akupunktur‹ oder um Tonisieren oder Sedieren, sondern erstmals um das Wichtigste: Nämlich die Anregung der natürlichen Selbstheilungskräfte des menschlichen Organismus!«*

## Elektro-Akupunktur mit 10-Hertz-Strom

Nachfolgend sei erklärt, was mich bewogen hat, die von mir entwickelten Geräte mit 10-Hertz-Strom zu konstruieren: Die Gehirnwellen kann man in Hz (Hertz = Schwingungen pro Sekunde) messen und in Alpha-, Beta-, Theta- und Delta-Wellen einteilen. Im normalen Tagesbewußtsein herrscht allgemein die Beta-Welle vor. Mit 14 Hz oder Zyklen pro Sekunde sind wir strahlungsgemäß eingefangen in die psychologischen Werte von Frustration, Ungeduld, Verlangen, Unzufriedenheit, Nervosität oder auch nostalgischer Schwermut. Bei Angst, ungewisser Furcht, Depression geht der Mensch unmittelbar in den Bereich des Theta-Zyklus, der bei etwa 4 bis 8 Hz liegt. Wenn wir schlafen, einen ruhigen tiefen Schlaf, der uns wirklich Entspannung bringt, dann sind wir eingespannt in die Delta-Welle. Hier dominiert nur ein ganz geringer Zyklus von ½ bis maximal 6 Hz. Um auf die Hz-Frequenz 8 bis 13 zurückzukommen, so hat sich nach Tausenden von Messungen herausgestellt, daß gerade 10 Hz für den Körper die gesündeste Frequenz darstellt, ist sie doch sozusagen der Natur-Basis adäquat. Die Erde selbst schwingt in 10 Hz, ebenso die Bäume und unser Organismus.

*So lag es für mich nahe, meine Elektro-Akupunktur-Geräte alle auf 10 Hz zu fixieren.* Es traten allerdings schon Fachleute an mich heran, die mich veranlassen wollten, das Gerät doch von 5 bis 50 Hz zu bestimmen, aber ich gebe dann stets zur Antwort: »Sehen Sie, das ist wie beim Alkohol, ein, zwei Glas, vielleicht noch ein drittes sind bekömmlich, aber die ganze Flasche und mehr, das tut wirklich nicht gut.« Warum soll man den Körper Wirkungen aussetzen, die mit einer Überschreitung verschiedener Hertz-Grenzen auftreten können? 10 Hz stellen mit ihren Alpha-Wellen das Bekömmlichste für den Menschen dar, was es gibt. Wenn der Wellenbereich ansteigt, dann befinden wir uns bereits im Beta-Bereich, von 14 bis 17 Hz. Alle Ungeduld, alle Gemütsspannungen, heftige Denkeskapaden, grüblerische Tiefe, Schwermut oder auch eiskalte scharfe Logik, alles das ist im Beta-Bereich wirksam. Befinden wir uns im Beta-Wellenbereich, dann werden wir nachts den Schlaf vergeblich herbeiwünschen. Wir wälzen uns ruhelos auf der Liegestatt hin und her. Eine fliegende Hitze geht in unserem Körper um, bis wir zuletzt gleichgültig, apathisch oder angsterfüllt, später übermüdet und matt einschlafen, oft von Alpträumen geplagt.

Das Wichtigste: der 10-Hz-Strom des EA-Gerätes ist kein Zwangsdiktat für den menschlichen Körper, sondern ein beruhigender und stärkender Ausgleich aller Körperfunktionen. Wenn heute die Wissenschaft vermehrt von der sogenannten Resonatorgüte der Zellkerne – DNS (Desoxyribonukleinsäure, die Trägersubstanz für Erbinformationen) spricht, so ist hier entscheidend für viele wichtige Funktionen das Membranpotential jeder Körperzelle, dessen Spannungsdifferenz zwischen Innen- und Außenfläche sich als elektrische Feldkraft äußert. Diese Spannung ist im Mittel 70 mV (Millivolt). Wenn man bedenkt, daß die Membrandicke 10 millionstel Millimeter einer Feldstärke von 70 000 Volt pro Zentimeter entspricht, so ist das eine nicht zu unterschätzende Hochspannung. Die Zellmembrane als elektrisch »gesteuerter Reaktionsraum«, so kann man es wohl bezeichnen, ermöglicht das Eindringen und den Transport des elektrisch minuspoligen Stromes vom EA-Gerät.

Dieser 10-Hz-Strom meines Gerätes ist für die meist pluspolig überladenen Menschen unserer Tage eine Lebenshilfe, wie mir von zahlreichen Ärzten und Heilpraktikern bestätigt wurde (ca. 12 000 Fachleute wenden das EA-Gerät an).

# Die Elektro-Akupunktur als ideale Selbsthilfe

Zahllose Dank- und Anerkennungsschreiben von Benutzern meiner Elektro-Akupunktur-Geräte bestätigen, welch hilfreiche Wirkung sogar bei aussichtslosen Beschwerden und Krankheiten erzielt werden kann. Die völlig gefahrlose Verwendung der von mir konstruierten Geräte bildet eine ideale Selbsthilfe für alle Menschen, die ihren gestörten Energiehaushalt für Psyche und Physis wieder ins Gleichgewicht bringen wollen.

Die Elektro-Akupunktur Waldemar (EAW) wurde primär für Menschen geschaffen, die

1. nicht die Möglichkeit haben, zum Akupunkteur in die Sprechstunde zu gehen und dort behandelt zu werden,

2. für diejenigen, die das tiefe Einstechen und Drehen der Metallnadeln in den Haut-

punkten nicht angenehm finden. Außerdem ist die Haut ein Schutzmantel und sollte nicht verletzt werden.

Die Selbstbehandlung eines Patienten ist in der Naturheilkunde ein uralter Brauch, der auch von der modernen Schulmedizin unterstützt wird. Zuckerkranke müssen nach Anleitung ihres Arztes selbst die richtige Menge Insulin spritzen, medizinische Geräte handhaben, für Keimfreiheit sorgen etc. Andere Patienten haben komplizierte Nierengeräte richtig zu schalten und lebenswichtige Wirkungen zu kontrollieren. Blutdruckmesser, Herzschrittmacher, Sauerstoffapparate und subtile Reizstromgeräte werden der persönlichen Obhut und Verwendung des einzelnen anvertraut.

Warum also soll die Elektro-Akupunktur ohne Nadelstiche nicht ein individuelles Anliegen aller verantwortungsbewußten Menschen werden, die ohne Verzicht auf die Schulmedizin ein besseres Lebensgefühl haben wollen? Für die Selbstbehandlung möchte ich ferner noch postulieren, daß zahlreiche Ärzte den Patienten das Gerät empfohlen haben, wie aus Arztempfehlungen, eingesandten Rezepten und Berichten hervorgeht. Für Menschen, die weit entfernt vom nächsten Arzt wohnen oder sich überhaupt in abgelegenen Gegenden aufhalten, wie auch für Bootseigner auf den Meeren, ist, wie mir immer wieder bestätigt wird, die Elektro-Akupunktur eine geradezu segensreiche Hilfe.

In medias res: Beginnen Sie selbst!

## Hinweise für die Akupunktur-Selbstbehandlung

1. Behandeln Sie sich nicht, wenn Sie aufgeregt oder erhitzt sind oder wenn Sie gerade gegessen haben. Der Magen darf nicht überfüllt sein, wenn Sie das Gerät anwenden.

2. Sorgen Sie dafür, daß Sie im Raum ungestört sind. Stellen Sie das Telefon ab oder in einen anderen Raum, wo Sie es nicht hören können.

3. Atmen Sie einige Male am offenen Fenster tief aus und ein, setzen oder legen Sie sich dann in bequemer Haltung hin. Beengende Kleidungsstücke, wie etwa festsitzende Gürtel oder Hosenträger, lockern Sie oder legen sie am besten ab. Ihr Behandlungszimmer sollte nicht zu kalt und nicht zu warm sein, etwa 18 bis 23°C sind je nach individuellem Empfinden angebracht.

4. Achten Sie auf Störfaktoren in Ihrer Umgebung! Legen Sie vor der Behandlung sämtliche Metallgegenstände, Uhren, Ringe u.ä. ab. Die Metallarmbänder der Uhren werden ja hauptsächlich an der linken Hand (Herzseite) getragen und bilden mit ihrem geschlossenen Kreis einen Faradayschen Käfig. Wichtige Akupunkturpunkte werden auf diese Weise oft außer Kraft gesetzt oder auch, besonders wenn man Quarzuhren trägt, schädlich beeinflußt.

Die Potential-Gefälle der Hautoberflächen-Leitbahnen werden gestört und erleiden sozusagen einen künstlichen Kurzschluß. Quarzuhren, am Metallarmband getragen, strahlen derart stark, daß sie die Nadel eines einfachen Wanderkompasses bei etwa 8 bis 20 cm Entfernung vom Handgelenk noch drehen können.

Die Übersättigung mit Plus-Ionen (positiven) wird oft von »strahlenden Elektrogeräten« wie Fernseher oder Lampen verursacht, welche die elektrische Funktionsfähigkeit der Zellen verändern können.

Kunststoffteppiche strahlen oft so stark, daß die Spannung im Körper 8000 Volt erreicht; nun sind aber 4000 Volt die Größe, die der Körper noch einigermaßen gut vertragen kann.

Viele Frauen leben geradezu »gefährlich«. Elektrische Schreibmaschinen, Computer mit Sichtschirm, Neonbeleuchtung, Klimatisation, Wäsche und Strümpfe aus Nylon, Kunststoff-Büstenhalter, all das verändert die Bioenergetik des Körpers und kann die Autoregulation aus dem Gleichgewicht bringen, d.h. das Fließgleichgewicht der Bioelektrizität wird empfindlich gestört. Wie gesund war es, als früher die Frauen noch Seidenstrümpfe trugen, die heute von den Nylonstrumpfhosen abgelöst sind. Empfehlenswert ist es auf jeden Fall, sich Strumpfhosen aus Seide anzuschaffen, die in Spezialgeschäften angeboten werden.

Der Akupunktur-Selbstbehandler sollte möglichst Unterwäsche und Kleidung aus Baumwolle oder Wolle tragen.

Es gibt Kunststoff- und auch Metallbrillengestelle, die – verbunden mit den Gläsern – statisch hoch aktiv (+) auf Auge und Kopf einwirken. Ein einfacher Tip, wie man solche Brillen »entstört«: Man braucht nur ein kleines Loch am Ende der beiden Bügel zu bohren, was jeder Optiker kann, und Ihre Brille ist »entstört«. Der gefangene, drükkende Ionenlauf kann nun »entweichen«.

5. Sehr empfehlenswert ist es, die Strahlenbelastung geopathogener Zonen und Reizstreifen dadurch zu bannen, daß Sie eine

Strahlenschutzdecke unter Ihr Bett bzw. auch unter Ihren Sitzplatz legen. So hat sich z. B. die geerdete »Antaqua«-Strahlenschutzdecke seit vielen Jahren tausendfach bewährt; sie leitet die Mikroströme, die besonders nachts auf den ruhenden Körper einwirken, durch die Erdphase im Schukostecker ab. Der Stecker hat keine elektrischen Kontaktstifte, sondern lediglich die Erdungsmöglichkeit. Die Decke ist also nur so gut, wie auch die Erdung funktioniert. Deshalb sollte man von einem Elektriker vorhandene Steckdosen noch einmal auf ihre Erdleitfähigkeit prüfen lassen, denn manchmal sind hier Mängel festzustellen.

Es ist wichtig, für die Behandlung einen nicht positiv gestörten Liege- oder Sitzplatz zu wählen. Nur so können eine spürbare Besserung und heilende Wirkung durch die Elektro-Akupunktur erreicht werden.

Ich möchte hierzu folgenden Fall schildern: Eine Dame hatte Rückenschmerzen, die sich auch nach mehrfacher Behandlung mit dem Elektro-Akupunktur-Gerät nicht wesentlich besserten. Als sie dann meinen Vitasensor (siehe Seite 62), die elektrisch verstärkbare Antenne, zur Hand nahm und ihren Behandlungsplatz, einen großen Plüschsessel, untersuchte, war sie erstaunt, daß die Antenne scharfe Rechtskreise zog. Also war der Platz total positiv (+) überladen. Jetzt erinnerte sie sich, daß genau unter ihrem Zimmer an dieser Stelle ein Öltank im Keller stand. Sie nahm jetzt die Behandlung im Nebenzimmer vor und siehe da: es klappte. Die Harmonisierung des bioelektrischen Systems in ihrem Körper konnte durch den gesunden 10-Hertz-Strom des Gerätes wiederhergestellt werden, wenn sie nicht dem ständigen Bombardement der schädlichen positiven (+) Strahlen ausgesetzt war.

6. Drehen Sie den Strom niemals übermäßig stark an. Schwache Reize sind für den Körper annehmbar, mittlere hingegen gut, während starke geradezu den Gegeneffekt hervorrufen, indem der Körper sie ablehnt. Brechen Sie die Behandlung sofort ab, wenn Sie an der betreffenden Stelle einen stärker werdenden Schmerz empfinden. Dann haben Sie entweder nicht den richtigen Punkt gefunden oder aber Sie haben ein ernsthaftes Leiden, das von einem Fachmann untersucht werden muß. Wenn eine Körperstelle einen schmerzenden Energieverlust anzeigt, so müßte die Behandlung mit dem Akupunkturgerät sehr schnell wohltuend wirken, weil sich die nach Energie dürstenden Stellen sozusagen wieder aufladen und in das Fließgleichgewicht bringen.

7. Zweimal eine Behandlung am Tag dürfte meist genügen. Wichtig ist die Regelmäßigkeit der Zeiteinteilung. Da der sanfte 10-Hertz-Strom mit negativem »Output« für den Körper völlig ungefährlich ist, was durch Tausende von Messungen nachgewiesen wurde, ist eine tägliche Behandlung von zehn Minuten angebracht. Bei unerwartetem Auftreten irgendeiner Beschwerde können Sie noch einmal zehn Minuten ansetzen, z. B. wegen fehlenden Schlafes.

## Ursachen für ausbleibende Behandlungserfolge

Folgende Ansicht, die ich kühn finde, aber vollständig bejahe, stammt von dem bekannten Akupunkteur Dr. Nyoiti *Sakurazawa* in Tokio: Er steht auf dem Standpunkt, daß es nicht der Fehler der Akupunktur sei, wenn der Patient nach der Behandlung keine Besserung verspüre oder gar einen Rückfall habe, sondern daß von vornherein etwas am Patienten nicht stimme.

Nach meiner Erkenntnis gibt es drei Kardinalpunkte, wenn die EA-Behandlung nicht anschlägt:

1. Der Patient ist falsch polarisiert. Wenn er zu negativ oder umgekehrt zu positiv gestimmt ist, kann es sein, daß die Behandlung deshalb nicht an den richtigen Punkten erfolgte, weil diese »außer Ordnung sind« – eben durch die falsche Polarisierung. Es ist deshalb notwendig, *vor* jeder Behandlung sich mit dem Vitasensor (siehe Seite 62) zu untersuchen, ob das Nabel-Chakra genügend Ausschläge nach oben und unten (durchschnittlich 10 cm hoch, 10 cm nach unten) gibt oder nicht. Wenn dieses Zentrum sozusagen »stumm ist«, d. h. der Vitasensor reglos bleibt, dann ist das Negative im Körper total schwach. Im Gegensatz dazu kann man am Hals-Chakra ein stark erhöhtes Tendieren des Vitasensors feststellen, wenn die positive Energie überhandgenommen hat. In diesem Falle sind die Regulierungsmechanismen durch eine entsprechende Aufladung einzusetzen.

*Der Akupunkturpunkt M 42 auf dem Magen-Meridian gilt als »Blockadebrecher« für den gehemmten Energiefluß*

2. Oder aber die ganze Energie ist in die Füße abgerutscht, und es muß der *M 42* auf dem Fußspann behandelt werden, damit die Energie wieder aufsteigen kann.

3. Der dritte äußere Umstand, der einer Heilung entgegenwirken kann, beruht auf falscher Ernährung. Ein Hauptfehler ist, daß die meisten Menschen zuviel essen. Der Grund liegt darin, daß sie trotz reichlicher Portionen auf dem Teller sich doch irgendwie unbefriedigt fühlen und daran zweifeln, die richtige Quantität und Qualität der Speisen aufgenommen zu haben. Tatsächlich fehlen den denaturierten Speisen gerade jene wichtigen Bestandteile, die der Körper unbedingt braucht. Er nimmt deshalb zuviel Nahrung auf, die im Grunde überflüssig ist und daher schädlich wirkt.

## Wichtige Ratschläge

● Entpolarisieren Sie die Nahrung!
Wir alle essen die Nahrung meist viel zu grob, d. h. sie wird nicht genügend gekaut, und daher kann sie auch vom Organismus nicht genügend verwertet werden. Nur durch gutes Kauen, das die Nahrung sozusagen »schluckreif« macht, wird sie vollkommen entpolarisiert. Sie muß eingespeichelt sein, jeder Teil der Nahrung muß mit seinem eigenen »bioenergetischen Fluß« durchtränkt werden. Schlingen Sie Nahrung hinunter, die nicht genügend entpolarisiert ist, bieten Sie dem Magen einen potentiellen Störfaktor an, der sich vor allem in schlechter Verdauung bemerkbar macht. Sie dürfen nicht vergessen: Jedem Nahrungsmittel eignet von vornherein eine ganz bestimmte individuelle Dominante, ein eigenes Fluid, eben eine eigene Polarisierung; das Fremdstoffliche muß in ihr eingebettet werden, bis

es zu einer Art »eigenem« wird, d. h. entpolarisiert.

● Meiden Sie das übliche Kochsalz!
Sein ständiger Genuß kann verheerende Folgen für Ihre eigene Polarität im Körper haben. Verwenden Sie statt dieses schädlichen Salzes, das leider auch in vielen Konserven und abgepackten Nahrungsmitteln als »Kraftsauger« enthalten ist, das gesündere Meersalz.

● Vorsicht mit Zucker!
Zahlreiche Konserven und Fertiggerichte enthalten auch zuviel Zucker. Weißer Zucker, Rohr- und Rübenzucker in raffiniertem Zustand sollte von Ihnen sorgfältig gemieden werden. Süßen Sie am besten mit Honig!

● Verwenden Sie nur gesundes Brot und Mehl!
Weißmehl und alle denaturierten Kohlehydrate sind große Feinde Ihrer Bioenergie. Nur unverfeinertes Vollkorn oder Vollmehl sollten Sie verzehren, es kann gewichtsmäßig 80 Prozent Ihrer Nahrung ausmachen.

● Kalk kann lebenswichtig sein!
Ältere Menschen leiden oft an einem verhängnisvollen *Kalkschwund*, der den Alterungsprozeß sehr beschleunigt. Sobald bestimmte Kalkmengen zur Behandlung des Kalkschwundes in den Knochen gegeben werden, werden auch andere Funktionsstörungen günstig beeinflußt. Mit ca. 1 g Kalk pro Tag wird schon eine Senkung des Cholesterinspiegels beobachtet; trotz dieser großen Kalkmenge besteht absolut keine Gefahr, etwa die Arterienverkalkung zu begünstigen. Vielmehr wird der Kalk dann in den Knochen zurückgehalten, und die Weichteile bleiben vor Umlagerung des Kalkes bewahrt.

## Die EAW-Geräte und ihre Anwendung

(EAW bedeutet: Elektro-Akupunktur-System »Charles Waldemar«)

Die aufgeführten Elektroden-Geräte sind patentiert und auf höchstem technischen Standard. Die Energieversorgung erfolgt mittels Batterien, die spätestens alle neun Monate auszutauschen sind.
Jedes Gerät ist mit einer Circular-Elektrode (FCE) ausgerüstet, die zur Ableitung um die Hand (bzw. beim Fuß-Reflexonator um den Fuß) gelegt wird. Bei Behandlung der linken Körperseite wird die FCE um die rechte Hand gelegt, bei der Behandlung der rechten Seite um die linke Hand.
Für die Behandlung der Akupunkturpunkte bzw. Chakras werden die an dem Gerät angeschlossenen Mehrfachsonden verwendet.
Sollte tatsächlich einmal ein falscher Meridianpunkt gewählt oder überhaupt zuviel Strom gegeben werden, so kann die körpereigene Frequenz von 10 Hertz, dazu minuspolig, niemals schaden, sondern wird durch das naturgegebene Regulationsreglement an der anderen Körperseite wieder freigesetzt, dafür ist der Organismus determiniert.
Es hat sich herausgestellt, daß sich durch die Behandlung mit den Mehrfachsonden bestimmte Schwächen eines Organs verbessern oder sogar beheben lassen, weil das Reunionsnetz (Querverbindungen von Meridianpunkten) im Kraftfeld des Bioplasmas mit Tiefenwirkung harmonisiert wird.

### Die verschiedenen Geräte

Das *Heimgerät* (Abb. Seite 56) integriert alle Vorteile der EAW und wird wegen der besonders einfachen Handhabung gern von Fachleuten ihren Patienten empfohlen. Die Selbstbehandlung mit diesem Gerät ist seit zwölf Jahren hunderttausendfach erprobt.

Das *Taschengerät* (Abb. unten) im praktischen Kunstlederkoffer ist in seiner platzsparenden Ausführung ein ideales Gerät für Heim, Reise und Urlaub.

Das *Tischgerät mit Meridian-Pointfinder* (Abb. Seite 57) ermöglicht das rasche Auffinden der gesuchten Akupunkturpunkte. Stößt man bei der Suche mit der Mehrfach-Elektrode auf einen Meridianpunkt, so erfolgt im Gerät eine akustische und visuelle Anzeige. Durch einen Umschaltvorgang beim Gerät kann mit derselben Elektrode

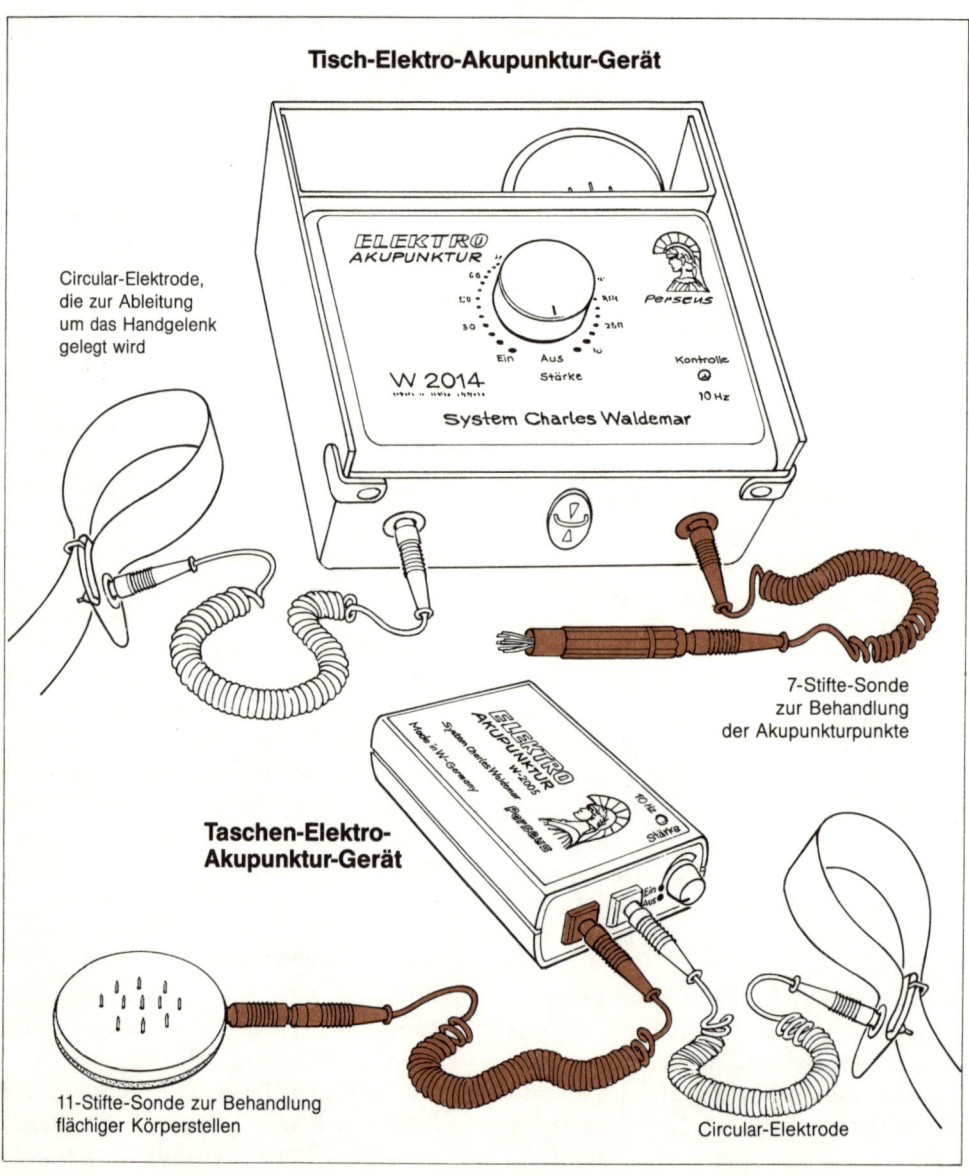

**Tisch-Elektro-Akupunktur-Gerät**

Circular-Elektrode, die zur Ableitung um das Handgelenk gelegt wird

ELEKTRO AKUPUNKTUR

Perseus

W 2014

Ein   Aus
Stärke

Kontrolle
10 Hz

System Charles Waldemar

7-Stifte-Sonde zur Behandlung der Akupunkturpunkte

**Taschen-Elektro-Akupunktur-Gerät**

11-Stifte-Sonde zur Behandlung flächiger Körperstellen

Circular-Elektrode

dann gleich mit der Behandlung begonnen werden.

Der *Fuß-Reflexonator* (Abb. unten) ist mit 38 Neusilberstiften ausgestattet, die sich auf Druck versenken lassen und sich so beim Aufsetzen des Fußes der jeweiligen Fußsohlenform anpassen. Die pluspolig geladene Fußsohle empfängt so in ihren Reflexzonen vom Fuß-Reflexonator die gesunde 10-Hertz-Minus (−)-Energie, die auch auf entfernte Organe und Zonen des menschlichen Körpers einwirkt.

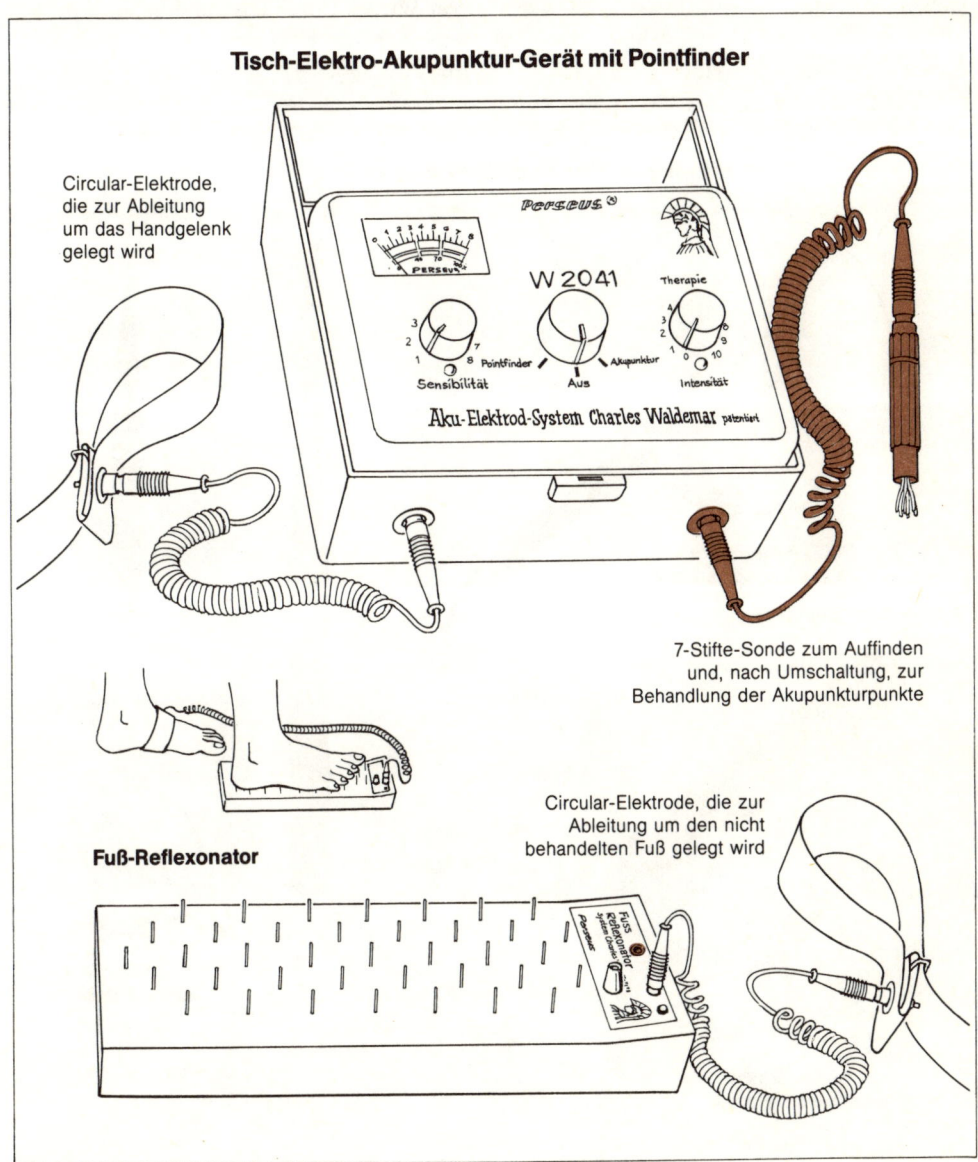

### Tisch-Elektro-Akupunktur-Gerät mit Pointfinder

Circular-Elektrode, die zur Ableitung um das Handgelenk gelegt wird

**Perseus**

W 2041

Therapie

Pointfinder — Akupunktur

Sensibilität — Aus — Intensität

Aku-Elektrod-System Charles Waldemar patentiert

7-Stifte-Sonde zum Auffinden und, nach Umschaltung, zur Behandlung der Akupunkturpunkte

Circular-Elektrode, die zur Ableitung um den nicht behandelten Fuß gelegt wird

**Fuß-Reflexonator**

## Die Mehrfach-Elektroden

Folgende patentierte Mehrfach-Elektroden kommen in Verbindung mit den vorher aufgeführten EAW-Geräten zur Anwendung (Abb. unten):
*Die 11-Stifte Sonde* für flächige Körperstellen.
*Die 7-Stifte-Sonde* für Gesichts-, Finger-, Zehen- und Organpunkte.

*Die 3-Stifte-Sonde* für die Ohrbehandlung (Aurikolo). Achtung! Die Behandlung des Innenohrs ist dem Fachmann vorbehalten!

*Der Roll-Energator* (ein Rollzylinder mit vergoldeten Pyramiden) für die Behandlung von Wirbelsäule, Hals- und Schulterpartien wie auch für Kosmetikzwecke (Antifalten-Behandlung).

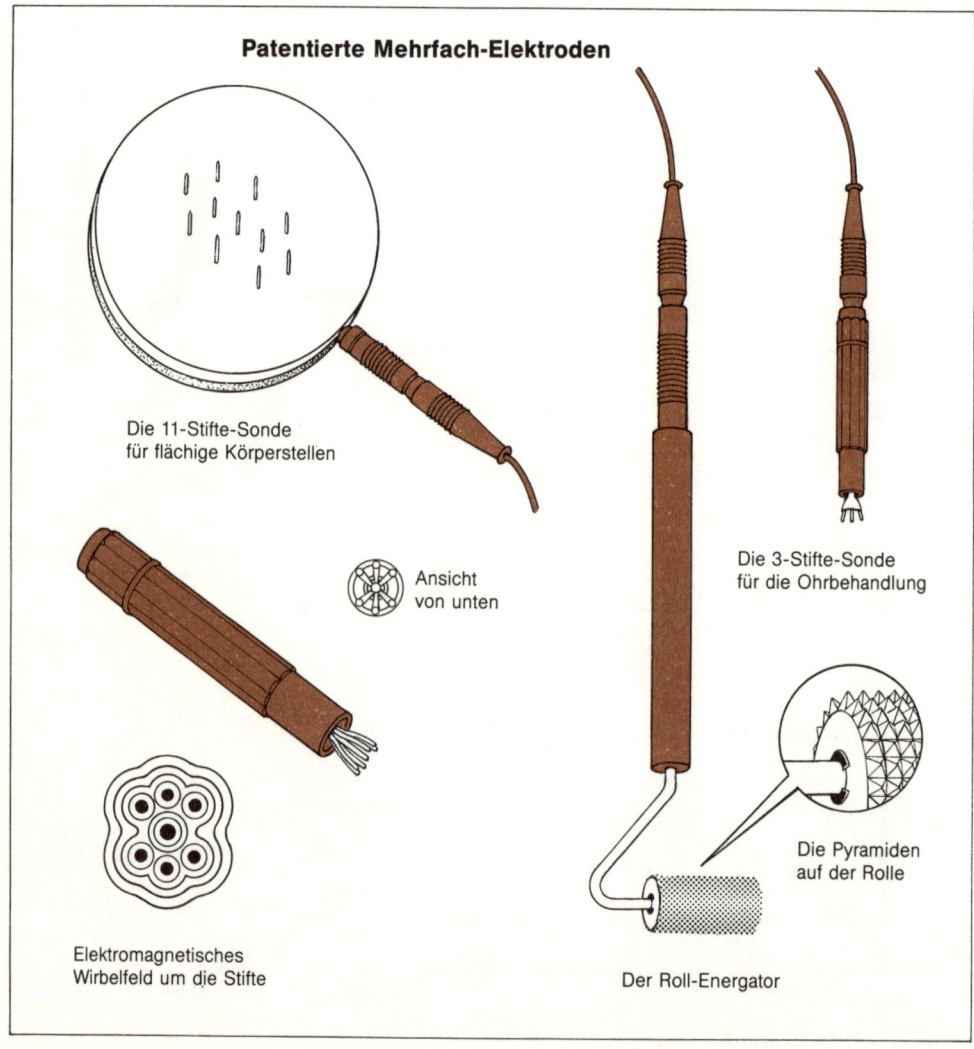

**Patentierte Mehrfach-Elektroden**

Die 11-Stifte-Sonde
für flächige Körperstellen

Ansicht
von unten

Elektromagnetisches
Wirbelfeld um die Stifte

Die 3-Stifte-Sonde
für die Ohrbehandlung

Die Pyramiden
auf der Rolle

Der Roll-Energator

## Stromstärke

Die Stromstärke regulieren Sie stets so, daß ein feines pulsierendes Kribbeln spürbar wird. Die Empfindung muß immer angenehm sein.

## Behandlungsdauer

Die kulminative Behandlungsdauer sollte von anfangs drei auf maximal zehn Minuten gesteigert werden. Pro Sitzung behandeln Sie fünf bis zehn Punkte stets beidseitig, denn alle Punkte sind spiegelgleich. Stets müssen die körpersymmetrischen Meridianpaare unmittelbar nacheinander stimuliert werden. Bei einseitigen Leiden achten Sie darauf, daß zuerst die gesunde Seite behandelt wird; beginnen Sie mit den untersten Punkten, z. B. an den Füßen.

## Auffinden der Akupunkturpunkte und Behandlung

Zur Lokalisierung der Hautpunkte bzw. der Meridiane brauchen Sie kein zusätzliches Suchgerät.

1. Sie stellen die Stromstärke auf einen Skalenwert zwischen 2 und 3 (je nach Empfindsamkeit), gleiten dann mit der jeweils geeigneten Mehrfachsonde über die entsprechende Stelle, bis Sie ein leichtes Kribbeln auf der Haut verspüren.

2. Sobald nun einer der Stifte besonders gut mit der Haut kontaktiert und der Effekt des sogenannten Einziehens auftritt (als ob der Strom tief in die Haut eingezogen wird), haben Sie die zu behandelnde Stelle gefunden.

3. Sie nehmen die Stärke zurück auf den Skalenwert 1, drücken die Sonde fest an und beginnen mit der Behandlung.

4. Sie regulieren jetzt die Stromstärke gemäß der jeweils angegebenen Anwendung.

Die 11-Stifte-Mehrfachsonde ist stets derart aufzusetzen, daß die Richtung der fünf mittleren Stifte dem Knochenlauf bzw. bei den flächigen Körperpartien der Fuß-Kopf-Achse folgt!

## Narbenentstörung

Narben sind heimliche »Zeitbomben«, man weiß nie, wann und ob sie überhaupt explodieren, aber sie haben eine unheimliche Störwirkung. Narben sind es, die die Meridiane mitunter derart unterbrechen können, daß ein regelrechter Stau entsteht, unter dem das ganze Bioenergie-System leidet. Der ungestörte Energiefluß allein ist der Garant der Homöostase, der ausgeglichenen Gesundheit.

Oft sind es nicht die großen Narben, die bei der Meridian-Passage hemmend wirken, sondern die kleinen und kleinsten, die sich als rechte Störenfriede manifestieren. Die Narbe, die fast immer völlig unbeachtet bleibt, ist die Ur-Narbe, der Nabel. Hier haben wir nicht nur ein sublimes Energie-Bewußtseinszentrum vor uns, das sogenannte Nabel-Chakra (Sonnengeflecht), sondern auch sozusagen das »Gehirn des Unterleibes«. Eine Anzahl wichtiger Steuerungspunkte liegen im Reflexkreis dieses Geflechtes, so daß es ratsam ist, bei jeder Narbenentstörung mit dem Nabel anzufangen.

Sie nehmen hierzu die vergoldete Roll-Elektrode, schließen sie statt einer Mehrfachsonde an das Gerät an, drehen schwachen Strom auf und fahren langsam senkrecht von unten nach oben im Radius von ca. 10 cm über dem Nabel hin und her. Setzen Sie den Roll-Energator ab und fangen Sie wieder an von unten 10 cm unter dem Nabel aufwärtsgehend bis 10 cm über ihn hinzugleiten.

Am Nabel darf der Roll-Energator also nie von oben nach unten gerollt werden, sondern nur von unten nach oben.

Auch bei der Behandlung anderer Narben sollte man unbedingt erst einmal die Meridian-Darstellungen genau ansehen, um festzustellen, ob die Narbe eventuell auf einem Meridian liegt oder in dessen Nähe. Bei einer Stelle am Kopf, am Herzen oder anderen empfindlichen Körperstellen wird immer nur ein schwacher Strom eingestellt. Die Gesamtdauer jeder Behandlung sollte 60 bis 120 Sekunden betragen. Wenn Sie mehrere Narben haben, dann können Sie ruhig dreimal so lange behandeln. In meinem »Akupunktur Bildatlas« gebe ich teils kürzere Behandlungszeiten an, aber inzwischen wurde mir immer wieder bestätigt, der Strom sei so wohltuend und vollkommen unschädlich, daß ihn auch Kinder vertragen, und damit dürfte einer längeren Behandlungszeit nichts im Wege stehen.

Viele chronische Beschwerden und Verhaltensstörungen sind durch die Narbenbehandlung oft blitzartig verschwunden. Man spricht hier von einem sogenannten Sekundenphänomen. Es ist auf jeden Fall gut, jede Narbe zusätzlich noch mit der 7-Stifte-Sonde, und zwar im Zentrum, zu behandeln, etwa 40 bis 50 Sekunden mit halbstarkem Strom, beim Nabel nur ungefähr 20 bis 30 Sekunden.

## Drei wichtige Hinweise:

● In schwierigen Fällen ist die Beratung durch einen Spezialisten angebracht!
● Streng ist darauf zu achten, daß bei chirurgischen Fällen nicht eine Operation versäumt wird!
● Bei der EAW-Behandlung braucht keinesfalls auf zusätzliche physiologische Maßnahmen, Medikamente oder operative Eingriffe verzichtet zu werden.

## Kirlian-Fotografie und Elektro-Akupunktur

Dem russischen Forscher *Semjon D. Kirlian* ist es mit der sogenannten Kirlian-Fotografie, die im Hochfrequenzbereich liegt, gelungen, die Ausstrahlungen des Körpers in seinem »Feld«, also in seiner Aura oder Korona, sichtbar zu machen. Er beschreibt die an der Staatsuniversität von Kasachstan in Alma-Ata gemachten Entdeckungen folgendermaßen: »Im Sehfeld werden vor dem Hintergrund der gewöhnlichen Hautstruktur Entladungskanäle mit verschiedenen Eigenschaften sichtbar: Punkte, Ringe und helle flackernde Lichter in Form leuchtender Trauben. Die Lichter haben verschiedene Farben, sie sind blau, lavendelfarben und gelblich. Sie können hell oder matt sein, gleichbleibend oder von wechselnder Intensität. Sie können aufleuchten, dauernd flackern, sich bewegen oder plötzlich verschwinden. Die Verteilung der Dichte ist nicht überall gleich: An den Fingerspitzen sind die leuchtenden Kanäle nur am Verlauf der normalen Hautlinien zu sehen. Die Hautstruktur verändert scheinbar die Wiedergabe des Leuchtens. An einigen Hautbezirken strahlen schlagartig blaue und goldene Punkte auf, wobei ein bestimmter Rhythmus der Protuberanzen typisch ist. Manche dieser Lichtbündel blitzen dauernd von einem Hautpunkt zum anderen, wo sie absorbiert werden. Die Farbe der Büschel kann milchblau, fahlviolett, grau oder orange sein. Solche blassen Lichtbüschel, die wahrscheinlich durch einen Stoff ungewissen Ursprungs verursacht werden, ändern sich ab und zu und nehmen dann ein ringförmiges Aussehen an.«[*]

Andere russische Forscher, welche die Kirlian-Fotografie gründlich untersuchten, ka-

---

[*] S. D. Kirlian, Photographie by Means of High-Frequency. Rubin, Galaxies of Life, New York 1973, S. 13

men zu dem Ergebnis, daß es sich hier um Phänomene eines biologischen Plasmakörpers handle, der allen lebenden Wesen, Pflanzen, Tieren und Menschen, angehöre und aus quasi neutralen ionisierten Teilchen von niedriger Geschwindigkeit bestehe. Die Russen nannten diesen Energiekörper Bioplasma und wiesen darauf hin, daß seine Schädigung oder Schwächung zu Krankheiten führe und daß er nicht nur mit dem Körper, sondern auch mit der Seele in unmittelbarer Verbindung stehe.

Es ist nicht zuviel gesagt, der Bioplasmakörper existiert, und die physischen Zellen geben die bewegliche und fluktuierende Energie wieder. Sie sind Batterien der Lebenskraft. Nur wenn wir die Existenz des Bioplasmakörpers und seines Wirkens berücksichtigen, können wir auch verstehen, wie weit die Umgebung mit ihren Strahleneffekten, guten oder schlechten Feldern, auf uns einwirken kann. Und auf der anderen Seite wieder, wie sehr gerade die 10-Hertz-Ströme (Alpha-Wellenbereich) der Elektro-Akupunktur diesen Bioplasmakörper stärken und aufladen können.

Besonders aufschlußreich ist es, wie bei Tausenden von Messungen immer wieder festgestellt wurde, daß der Mensch in seiner Bioenergie geschwächt ist, aber wieder auf einen normalen hundertprozentigen Vitalitätsstatus gebracht werden kann, eben durch Aufladung mit dem Elektro-Akupunktur-Gerät (EAG). *Dr. Joss* in Bern war es, der nach jahrelangen exakten Versuchsreihen eine farbige Wiedergabe der Kirlian-Fotografie inaugurierte, die nahezu als beispiellos gut angesehen werden muß. Hier offenbaren sich schon die schwächsten Energiestörungen im Bioplasma, die genau die geschwächten Organe oder Felder zeigen. So sieht man an den Fotos neben Seite 49, wie das schwache Feld eines Patienten, ohne rechte Energiestrahlung, aussieht und wie es sich *nach* der Behandlung in eine leuchtende, vitalisierte Korona verwandelt hat.

Der 10-Hertz-Strom des EAG hat die Eigenschaft, über die verschiedenen Akupunkturpunkte als Aufnahmeareale für Informationen seine Energie an bestimmte Organe, Gewebe und Flüssigkeiten des Körpers weiterzugeben. Anders ist es wohl kaum zu erklären, wenn sich beispielsweise die Stimulierung des Punktes K 9, vorn am Mittelfinger, auf den gesamten Kreislauf auswirkt und besonders günstig für das Herz ist, wird dieser Punkt doch »Meister des Herzens« genannt.

Über den LG 1 am Steißbein lassen sich so verschiedene Organe und Körperstrukturen erreichen wie Blase, Nieren, Rücken, Hals, Wirbel und Kopf. Ferner dient dieser Punkt zur Energieaufladung des ganzen Beckens, des sogenannten Kundalini-Traktes.

Hinzu kommt, daß durch die verschiedenen Feinverästelungen, also Querverbindungen innerhalb der Meridian-Netze, gerade Störfelder oder Blockierungen beseitigt oder günstig beeinflußt werden, die durch ein einfaches Stechen des einzelnen Punktes mit *einer* Nadel nie so umfassend verändert werden können. Durch die Mehrfachsonden gibt es ein Schwingungsfeld, z. B. um die sieben Stifte herum, das es ermöglicht, den Organismus an sehr verschiedenen Stellen zu kontaktieren und die Verbreitung der Energie, der heilenden Energie, vielfach zu steigern.

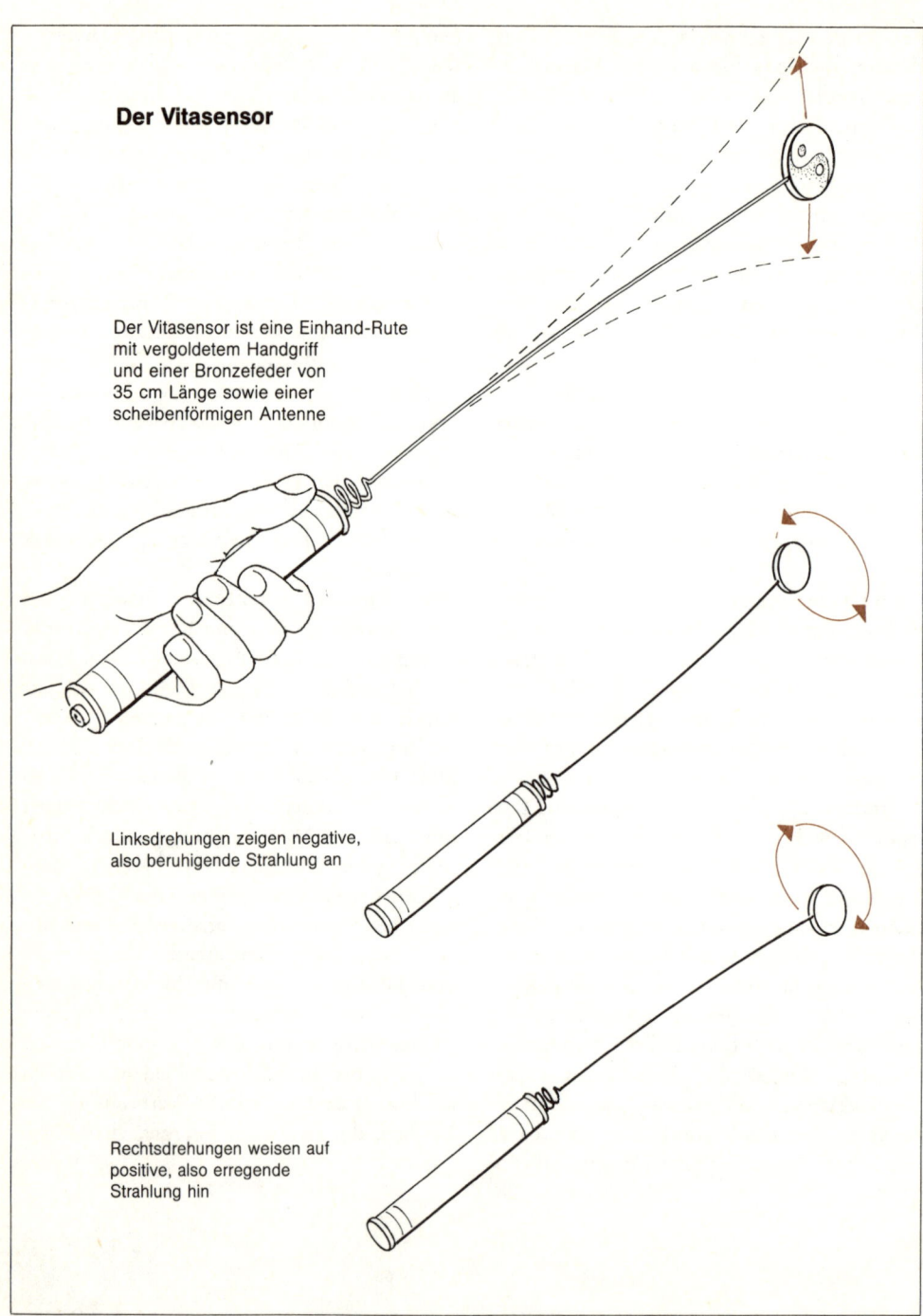

## Der Vitasensor

Der Vitasensor ist eine Einhand-Rute
mit vergoldetem Handgriff
und einer Bronzefeder von
35 cm Länge sowie einer
scheibenförmigen Antenne

Linksdrehungen zeigen negative,
also beruhigende Strahlung an

Rechtsdrehungen weisen auf
positive, also erregende
Strahlung hin

# Vitalitätsstatus und Vitasensor

## Der Vitalitätsstatus im menschlichen Körper

Der Mensch ist für ein Leben in der Natur bestimmt, für den lebendigen Kontakt mit der Mutter Erde. Schon Goethe hat gesagt: »Der Mensch gehört hinaus in Feld und Wald!« Die gesunde Strahlung der negativen Erde wird durch die positiven Fußsohlen aufgefangen, um jenes Polaritäts-Verhältnis positiver und negativer Ionen im Körper zu ermöglichen, welcher das Fließen der Bioelektrizität im Körper gleichmäßig sichert. Aber wir leben in Betongebäuden, leiden an der schlechten Luft mit Autoabgasen, Kohlenmonoxiden, sind den Strahlungen von Kunststoffen, von Wechselstromleitungen, vibrierenden elektrischen Geräten, dem Ölbrenner im Keller, in der Nähe arbeitenden Transformationsstationen, Überlandleitungen, ausgesetzt, so daß das luftelektrische Feld für uns geradezu »elektroverseucht« wird. Radioapparate, Kassettenrekorder, Fernseher, elektrische Zahnbürsten, Radiowecker, elektrische Birnen oder Neonröhren nah am Kopf, all das schwächt die natürliche Polarität unseres Körpers, so daß sie einfach umschlägt. Das heißt: Das von der Natur gewollte Gleichgewicht von negativen und positiven Ionen hat sich verschoben. Meist sind es schwere Positiv-Ionen, die den Körper bedrücken und die Immunität schwächen. Auch terrestrische Störungen, wie pathogene Zonen, Störfelder unter

der Schlafstelle oder am Arbeitsplatz, können die Polarität entscheidend verändern. So stellte Dr. med. *Hartmann*, Eberbach, nach jahrzehntelanger Forschung mit seinen UKW-Feldstärke-Meßgeräten fest, daß bei allen Schlafstellen von Krebspatienten eine für den Körper unverträgliche Mikrostrahlung vorherrschte, die – vom Boden senkrecht nach oben steigend – auch noch in den oberen Stockwerken der Häuser, sei es auch in der 7., 8. oder 9. Etage, nachweisbar ist. Die Krebsärzte untersuchen in solchen Fällen die Immunitätsverfassung des Patienten, um die normalen Funktions-Abwehrkräfte des Körpers zu stärken.

Nun ist es ganz einfach, nicht nur Wasseradern, Curry-Felder, Global-Netzgitter, also die geopathischen Störfelder, mit dem von mir entwickelten Vitasensor zu orten, sondern auch die bioenergetischen Verhältnisse des menschlichen Körpers, also seine Ladungskapazität der energetischen Informationszentren, der sogenannten Chakras. Und noch einfacher ist es, nach Feststellung eines bioenergetischen Ungleichgewichts im Körper, also bei einem ungesunden Polaritätsverhältnis, innerhalb von einer Minute, höchstens von einer und einer halben Minute die unausgeglichene Energie im Organismus mit meinem Akupunkturgerät wiederherzustellen. Gesundheit ist also ausgeglichene Energie. Schmerz ist der Durstschrei nach Energie.

Als bioenergetischem Strahlungsforscher gelang es mir, den überaus sensiblen, elektronisch verstärkbaren Vitasensor noch zu verbessern und mit einem möglichen Anschluß an das Elektro-Akupunktur-Gerät zu versehen (siehe Abb. Seite 62).

Der Vitasensor mit Antenne kann ein energetisches Ungleichgewicht leicht feststellen und dann läßt sich – das ist das verblüffend Einfache – mit dem Elektro-Akupunktur-Gerät der notwendige Ausgleich wieder herstellen.

## Der Vitasensor, eine Ergänzung zur Elektro-Akupunktur

Der Heilpraktiker Professor *Obermayer* (Rheuma-Hilfswerk Deutschland e. V.) sagt in seinem Buch »Rheuma – heilbar?« über den Vitasensor: »Die vergoldete Einhand-Wünschelrute wird von Mitarbeitern des Rheuma-Hilfswerk Deutschland e. V. bei der Suche nach geopathischen Störfeldern (Wasseradern, Curry-Strahlen, Global-Netzgittern) eingesetzt.« Professor Obermayer zitiert H. L. *König* von der Technischen Universität München, der über das Problem in seinem Buch »Unsichtbare Umwelt« schreibt: »Aufgrund der Größe und der Form der Wünschelrute ist es sicher nicht abwegig, dieses Gebilde als eine Art abgestimmte Hochfrequenz-Antenne zu betrachten.«

Professor U. R. *Knop* von der Forschungsgruppe »Gesundheitsmedizin«, Starnberg/Fronloh, sagt: »... der Vitasensor ist ein einmaliges Instrument zur Feststellung ursächlicher Momente: Die Polarisation der Kräfte kann ebenso in Sekundenschnelle geprüft werden wie auch die Qualität der Aura. Der Vitasensor ist das Instrument zum Erfassen der DNS-Resonation, also des Feldes schlechthin ... Ich möchte dieses Instrument nicht mehr missen!«

## Bau und Funktionsweise des Vitasensors

Die Beschaffenheit ist folgendermaßen: Die am Metallgriff sitzende Bronzefeder beginnt aus einer mehrfachen Spirale anzusteigen (siehe Abb. Seite 62).

Vorteile:

1. Optimale Steigerung der Sensibilität

2. Bei stärkerer Schwingungsfolge wird das Abbrechen am Griff durch eine Spirale verhindert.

Warum nehme ich nicht eine Stahl-, Silber-, Kupferfeder oder einen Beryllstab?
Einfach weil Bronze aus einer Legierung von Zinn und Kupfer besteht. Da das meiste Zinn des menschlichen Körpers in der Zungenspitze liegt und dadurch den Geschmackssinn mitbestimmt, ist der Bronzefederstab bevorzugt geeignet für ein Schwingungs-Testgerät, wie es nach Hunderten von Versuchen der Vitasensor darstellt. Der Vitasensor ist also eine Einhand-Rute mit einem Metallhandgriff, einer Bronzefeder von etwa 35 cm Länge mit einer polarisierten Antenne, insgesamt vergoldet. Die Sensibilität als Anzeigegerät bei Wasseradern, Curry-Feldern, Global-Netzgittern, also bei geopathischen Störfeldern, ist einzigartig. Besonders auch bei Feststellung der bioenergetischen Verhältnisse des menschlichen Körpers kann z. B. die Ladungskapazität der energetischen Regulationszentren, der sogenannten Chakras (siehe Seite 65), aufgespürt und bestimmt werden. Außerdem zeigen die Oszillationen, also die Drehungen, Schwingungen des Vitasensors intensive oder schwache Röntgen- und radioaktive Strahlungen von Geräten und Stoffen an, die positiven oder negativen Kräfte von Edelsteinen, Halbedelsteinen, Kristallen u. a.

Der Vitasensor ist eine vergoldete Einhand-Wünschelrute, die sowohl zur Auffindung geopathischer Störfelder (Wasseradern, Curry-Strahlen und Global-Netzgitter) geeignet ist, aber sich vor allem bei der Feststellung der bioenergetischen Verhältnisse im menschlichen Körper bewährt hat. Die Schwingungen und Drehungen des Vitasensors zeigen auch Röntgen- und radioaktive Strahlungen von Geräten und Stoffen an, ebenso wie Kräfte von Edelsteinen und Kristallen.

Bild rechts: *Die kritische Meinung, daß neuromuskuläre Reflexe die Bewegung der Wünschelrute verursachen, ist irrig. Vielmehr erhält diese ihre Funktionsfähigkeit von den Ausstrahlungen der Chakras, also den energetischen Zentren des Rutengängers. Bei dem gezeigten Versuch hat der Autor die Chakras seines Körpers mit Aluminiumfolie abgeschirmt. Dadurch verlor der Vitasensor jegliche Funktionsbereitschaft zur Anzeige des hier zur Messung benutzten Amethysts.*

Bild unten: *Ein vom Autor entwickeltes Taschengerät ermöglicht die elektronische Verstärkung des Vitasensors.*

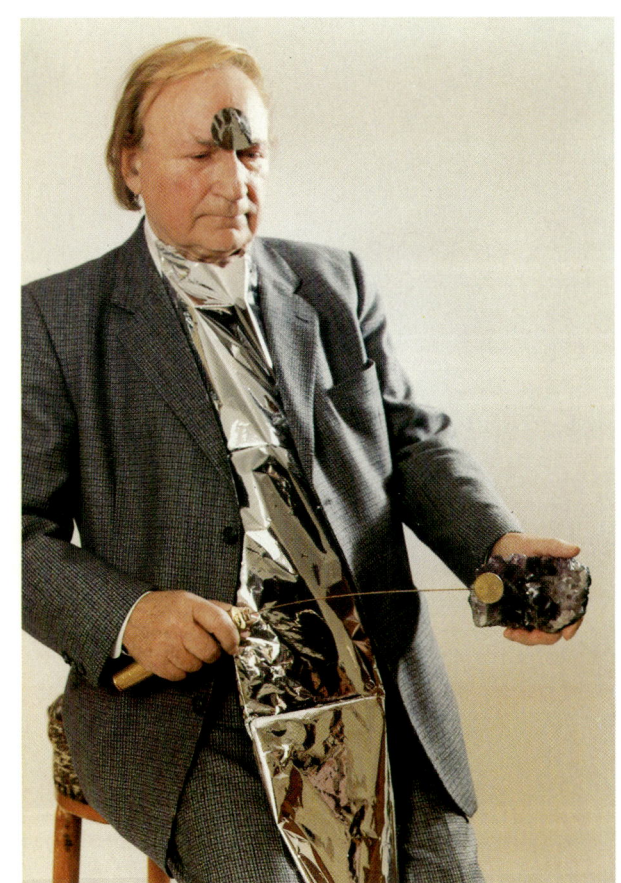

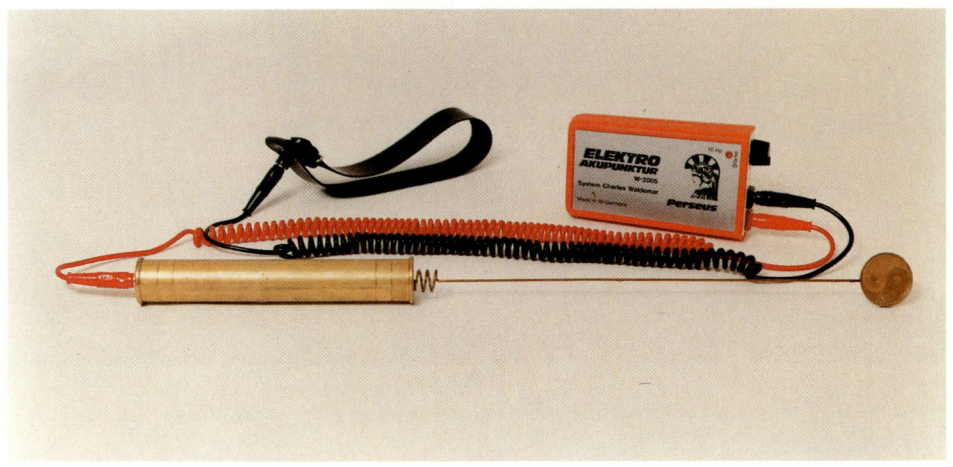

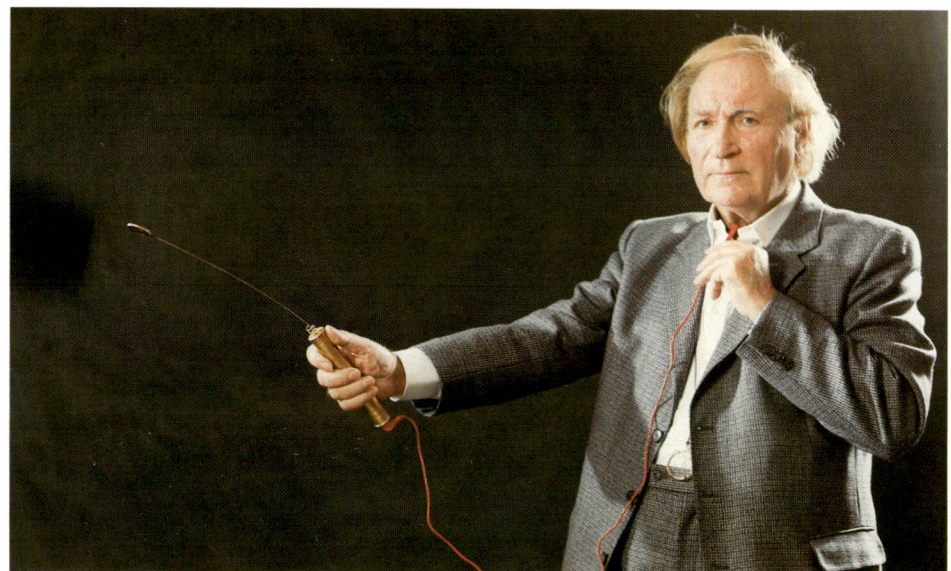

*Der Vitasensor eignet sich besonders zur Feststellung des bioenergetischen Gleichgewichts im menschlichen Körper. Dabei sind zwei Meßpunkte im Bereich der Chakras (siehe auch Seite 63 ff.) von besonderer Bedeutung: das Nabel-Chakra zur Messung der Minus-Polarität (Bild unten) und das Kehlkopf-Chakra zur Ermittlung der Plus-Polarität (Bild oben).*

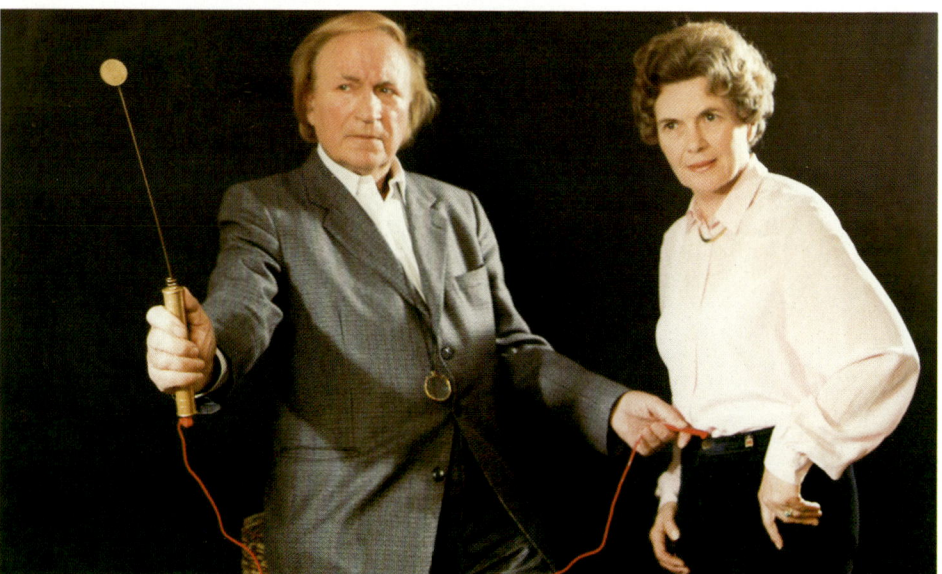

*Wird durch diese Messungen ein Mangel an Energie in einem Bereich festgestellt, so kann mit dem Elektro-Akupunktur-Gerät unter Verwendung der 11-Stifte-Sonde eine entsprechende Aufladung mit 10-Hertz-Strom erfolgen (siehe auch Seite 66).*

Wie reagiert der Vitasensor auf positive oder negative Schwingungen, die z. B. von Nahrungsmitteln ausgehen? Durch Links- oder Rechts-Drehungen – Links-Drehungen geben negative (−) Strahlungen an, Rechts-Drehungen positive (+). Negativ ist als »gut« zu verstehen, positiv als »weniger gut«.

## Energie-Messung und -Aufladung an den Chakras

Meine Entdeckung war, daß die Bioelektrizität des Körpers nicht nur über den ganzen Organismus polarisiert verteilt ist, sondern daß sie auch besondere Energieregler als Kondensatoren und Verteiler besitzt, und zwar die Chakras, die durch 10-Hertz-Elektrizität beeinflußbar sind.

Das Wort »Chakra« ist tantrischen Ursprungs. Es bedeutet »Rad, Kreis« und in sublimer Deutung »Blüte, Blume«. In tiefer Versenkung erlebt der Yogi das »wheeled-universe« (kreisendes Universum).

Hellseher und Mystiker aller Zeiten haben die Chakras, die auch im höheren Sinne Bewußtseinszentren sind, buchstäblich »erlebt«. So spricht die »Seherin von Prevorst« von einem Ring, »der von der Herzgrube ausgeht« und sagt: »Ich fühle unter diesem Ring noch fünf solche Ringe und über ihnen noch einen leeren« (Justine Los Cernet, die Seherin von Prevorst, Stuttgart). Sie sah also im ganzen sieben Ringe, was exakt den indischen und tibetanischen Angaben entspricht. Auch Jakob *Böhme*, der »fünfte Evangelist«, sah verschiedene Glanzpunkte und Ringe im Körper, und die bedeutende englische Hellseherin Phoebe Pane bekannte, daß sie ihre paranormalen Fähigkeiten der »whirling-action«, den »luminous focal points« verdanke, die sie jederzeit feststellen könne (ein mystischer Zustand kreisender Lichter), (Phoebe Pane, Man's Latent Powers, London 1928).

Ich selbst habe das Kreisen der Chakras erlebt und habe hinterher stets eine bedeutende Energieaufladung gespürt.

Die Chakras wirken gewissermaßen als bioplasmatische Relais-Akkumulatoren, polarisiert geben sie die im Transfer mit dem Kosmos gepolte Kraft jeweils an die ihm unterstehenden Yin-Yang-Meridiane weiter.

Die Bioenergie-Feststellung nach meiner Chakra-Meßmethode hat sich außerordentlich bewährt, denn für den Akupunktur-Anwender sind zwei Chakras von besonderer Bedeutung, wie Sie nachfolgend sehen werden.

### Messung der Minus-Polarität

Sie setzen den Suchkontaktor, den Sie mit dem Vitasensor verbunden haben, oder einfach Ihren linken Daumen mit abgespreizten Fingern auf das *Nabel-Chakra* (Manipura, ca. zwei cm unter dem Nabel) während Sie mit der ausgestreckten Rechten den Vitasensor halten.

An der Stärke, wie der Vitasensor nun bei ◯-waagerecht gehaltener Antenne auf und ab tendiert, erkennen Sie das Maß Ihrer Minus-Polarität. Je schwächer der Auf- und Abschlag ausfällt, desto schwächer ist Ihre Minus-Polarität. Mindestens 10 cm nach oben und 10 cm nach unten sollte der Vitasensor tendieren. Völliger Stillstand, d. h. regloses Verharren des Vitasensors, zeigt das Fehlen der Minus-Energie an.

### Messung der Plus-Polarität

Wieder mit der Linken halten Sie den Suchkontaktor bzw. Ihren Daumen gegen das *Kehlkopf-Chakra* (Vishuddha).

Beobachten Sie erneut das Auf- und Abtendieren des Vitasensors mit waagerecht gehaltener Antenne. Ein zu schwaches Tendieren oder vielleicht gar ein Stillstand zeigt eine zu schwache bzw. ein Fehlen der Plus-Energie an.

Und so können Sie fehlende Energie ergänzen: Am EAW-Gerät wird die Circular-Elektrode angeschlossen und an einer Hand befestigt. Dann schließen Sie das Kabel mit der 11-Stifte-Sonde an.

## Aufladen der Minus-Energie

Sie halten die 11-Stifte-Sonde (siehe Seite 58) mit halbstarkem Strom eingestellt unter dem Nabel am »Meer der Energie« KG 7–8 etwa 60 bis 90 Sekunden lang. Wenn Sie jetzt wieder Ihre Minus-Polarität messen, wie oben angegeben, werden Sie ein verstärktes Auf- und Abtendieren des Vitasensors feststellen. Sollte der Ausschlag des Vitasensors nicht mindestens eine Handbreit nach oben und eine Handbreit nach unten tendieren, dann müssen Sie die Aufladung am »Meer der Energie«, wie beschrieben, wiederholen.

## Aufladen der Plus-Energie

Sie halten die 11-Stifte-Sonde der EAW mit halbstarkem Strom 60 bis 90 Sekunden auf den Punkt KG 22 (obere Brust), der mit dem Kopf-Chakra in Verbindung steht. Dann stellen Sie das Auf- und Abtendieren des Vitasensors mit ◯-waagerecht gehaltener Antenne fest.

Sollte der Ausschlag der Antenne nicht mindestens eine Handbreit nach oben und unten tendieren, dann wiederholen Sie die Aufladung wie oben angegeben.

## Wirkung der Aufladung

Fast in 99 von 100 Fällen wird festgestellt werden, daß der Ausgleich der Bioenergie bewirkt ist. Beide Polaritäten sind jetzt etwa gleich stark. Das Gleichgewicht der Strahlungen in Ihrem Körper verhilft Ihnen dazu, der Absorptionskraft der Erde zu widerstehen!

Eine erste Messung und Aufladung sollten Sie am Morgen vornehmen.

Natürlich können im Laufe des Tages noch weitere kosmische oder terrestrische Störungen die Ursache sein, daß Sie wieder ins Ungleichgewicht geraten. Das elektrische Feld der Atmosphäre kann z. B. durch Gewitter gestört oder Ihre eigene Polarität kann durch plötzliche psychische Erschütterungen wie Wut, Empörung, Trauer, Depression etc., wieder ins Ungleichgewicht gebracht werden. Prüfen Sie erneut Ihre beiden verschiedenen Polaritäten auf die jeweilige vom Vitasensor angezeigte Energie.

## Messung zur Nacht

Eine weitere Messung sollte am Abend vor dem Zubettgehen vorgenommen werden. Viele Menschen schlafen schlecht oder werfen sich ruhelos lange Zeit im Bett hin und her, ehe sie zur Ruhe kommen, weil das eine Polfeld bei ihnen stärker ist als das andere. Prüfen Sie wieder Ihren Polaritätsstand im Nabel-Chakra sowie am Kehlkopf-Chakra und gleichen Sie notfalls die Energiebalance aus. Sie werden dann einen ruhigen und konstanten Schlaf finden.

# Die häufigsten Zivilisationskrankheiten und ihre Behandlung mit Elektro-Akupunktur

Wie erwähnt, haben die Chinesen schon vor Jahrtausenden festgestellt, daß der menschliche Körper aus einem System vielfältig gekoppelter Energieleitbahnen besteht, die sublime Punkte aufweisen. Durch diese Leitbahnen oder Meridiane muß das energetische Fließgleichgewicht harmonisch fluktuieren, wenn alle körperlichen, geistigen und psychischen Lebensvorgänge im Menschen voll aktiv sein sollen. Nur dann, wenn dieser »Kraftfluß« an keiner Stelle des Körpers blockiert wird, ist wirklich strahlende Gesundheit vorhanden. Andernfalls kommt es zu pathogenen Wirkungen.

Gerade die Elektro-Akupunktur mit 10 Hertz, wie ich sie konzipiert habe, kann hier dem gestörten menschlichen Organismus rechtzeitig den Ausgleich bringen. Zu bedenken ist, daß die Elektro-Akupunktur oft gegen den Zeitgeist ankämpfen muß, denn riesige Industriezweige leben heute gerade davon, daß der Gleichgewichtsfluß in Millionen und aber Millionen Menschen gestört oder blockiert ist. Wir dürfen nicht vergessen: Das in den Meridianen zirkulierende Ch'i, also die Urkraft, steht in engster Beziehung zu unserer Umwelt und wirkt ständig auf unser seelisches und körperliches Befinden ein.

Deshalb habe ich in diesem Buch, auf den Rat forschender Fachleute hin, *erprobte Behandlungen von differenzierten Indikationen wiedergegeben*, welche die jeweils blockierte Energie im Körper freisetzen.

## Alkoholismus

Alkohol ist ein Suchtgift, und Alkoholismus muß deshalb wie eine Sucht besonders behandelt werden. Die schädlichen Wirkungen des Alkohols sind bekannt genug, so daß sie hier nicht näher beschrieben werden müssen.

Es sei nur noch betont: Alkohol reichert die Leber mit Triglyceriden und andern Fettstoffen an. Vor allem wird die Tätigkeit des Herzens beeinträchtigt. Die gefäßerweiternde Wirkung, die man dem Alkohol zuspricht, ist eine Tatsache, aber sie wirkt auf die Haut und nicht etwa auf die Arterien. Wer sich viel bewegt, kann ruhig hier und da ein Gläschen Wein trinken, aber beileibe nicht mehr, denn sonst steigen die Blutfettwerte an.

Scharfe Sachen wie Wodka oder Branntwein, die mehr als das Siebenfache an Alkohol pro Volumen aufweisen, sollte man meiden.

Für schwangere Frauen ist Alkohol fast noch schädlicher als Nikotin. Die Sterblichkeit bei Neugeborenen ist unverhältnismäßig hoch und viele Kinder von alkoholabhängigen Müttern sind geschädigt – die Statistik spricht von über 45 Prozent – und bleiben geistig behindert (s. Seite 85).

*Behandlungspunkte:*
B 67, M 45, Di 1, M 45, M 36, Le 12, Le 13, So (Nase), A 22, A 98

## Angst (pavor), Erschöpfung, Körperschwäche

Nichts schwächt den Körper so sehr und mindert jeden sexuellen Trieb wie Angst. Der Psychoanalytiker und Naturwissenschaftler Wilhelm Reich (1897–1957) hat in seinem großen Werk »Die Funktion des Orgasmus« dargelegt: »Das vasovegetative Erregungssystem kann das eine Mal im Sinne der Sexualerregung funktionieren, das andere Mal hingegen, wenn diese durch Angst gebremst ist, total versagen.«

Für Reich war es sonnenklar: Die Überladung des vasovegetativen Systems mit nicht abgeführter Sexualerregung wird zum Kernmechanismus der Angst und damit auch der Neurose. Nach einer gewissen Erregungskurve bringt die Angst immer Erschöpfung und Körperschwäche.

Ehepartner wollen uns gerne so erziehen, wie sie sich uns wünschen. Jeder Zwang führt unweigerlich beim »Opfer« zu Angst. Es gibt natürlich noch viele andere Ängste, z. B. die, am Ersten nicht die Miete bezahlen zu können, den Freund oder wertvollen Schmuck zu verlieren, mit dem Auto einen Unfall zu bauen, Prüfungsängste und Beklemmungen in Notsituationen. Jede Angst verengt die Blutgefäße.

Die Kunst besteht darin, das Potential an »Angst-Energie« umzupolen, d. h. sie in ein echtes Kraftgefühl umzuwandeln.

Gerade die Elektro-Akupunktur kann uns helfen, ins »Gleichgewicht der Schwingung« zu kommen, wir sind nicht mehr einfach das Opfer von »reactiones«, sondern setzen selbst »actiones« ein. Das Gefühl, jetzt entscheidend zur Selbsthilfe gegriffen zu haben, wird die Angst schlagartig beenden bzw. umwandeln: Wir werden aktiv, der passive Duldungszwang ist beendet. Phobien sind hingegen vom Fachmann zu behandeln (s. Seite 86).

*Behandlungspunkte:*
M 38, Lu 1, Lu 2, B 39, B 38, KS 9, KS 6, Lu 3, Di 4, M 9, LG 15, LG 16

## Blutdruck, Hoher (Hypertonie)

Bluthochdruck ist in unserer Zeit geradezu eine Volkskrankheit geworden. Wie es eine sittliche Wohlstandsverwahrlosung gibt, so kann man auch von einer Wohlstandsverfettung und damit von Bluthochdruck sprechen. Fast jeder Erwachsene, der auf seine Gesundheit achtet, wird heutzutage zu Hause über ein Blutdruckmeßgerät verfügen.

Interessant ist, was mir Dr. Karl *Daxl*, der Chefarzt des Thomas-Wildey-Instituts, München, berichtete: Viele Therapeuten und besonders viele Eigenanwender irren sich hier oft. Wenn die Manschette am Oberarm zu fest geschnürt und dann nicht mindestens eine Minute mit dem Messen gewartet wird, kann es keine ganz richtigen Ergebnisse geben, weil das sehr gestaute Blut zu stark pulsiert. Die Messung des Blutdrucks muß auch zu unterschiedlichen Tageszeiten vorgenommen werden. Je nach Einfluß von bioklimatischen Verhältnissen sowie Aufregung, Ermüdung etc., können die Werte im Tagesablauf variieren. Auch zwischen den beiden Oberarm-Arterien können Druckunterschiede von 10–20 mm/Hg auftreten. Vor allem empfiehlt es sich, stets am selben Arm zu messen. Manche Patienten können bei einer ärztlichen Untersuchung vor lauter Aufregung einen höheren Blutdruck aufweisen, als dies vielleicht unter normalen Umständen der Fall wäre. Mehrfache Prüfungen der Meßwerte sind deshalb vorzunehmen.

Der Blutdruck eines Erwachsenen beträgt normal 120–140 mm/Hg systolisch und 80–90 mm/Hg diastolisch. Entgegen der alten volkstümlichen Zählregel, daß die Werte 100 plus Lebensjahre gerechnet werden –

beim 60jährigen also 160 – gilt heute beim Bluthochdruck die Grenze von 155–95 mm/Hg. Nur der Fachmann kann feststellen, ob es sich bei der Hochdruckform um renale Hypertonie, die meist durch Nierenleiden verursacht wird, oder um essentiellen (anlagebedingten) Hochdruck handelt; Standardzeichen ist ein gerötetes Gesicht (s. S. 89).

*Behandlungspunkte:*
N 1, N 2, N 3, Le 3, N 8, G 38, MP 6, M 36, H 5, Lu 7, KS 6, Di 4, 3E 5, Di 11, Di 15, B 23, B 19, B 18, LG 15, 3 Sonderpunkte hinter dem Ohr So 105

## Blutdruck, Niedriger (Hypotonie)

Bereits Kinder im Alter von neun bis vierzehn Jahren leiden oft an orthostatischer Fehlregulation (Orthostase = aufrechte Körperhaltung). Hier ist meist ein zu niedriger Blutdruck (Hypotonie) die Ursache. Sobald der systolische Blutdruckwert unter 100 mm/Hg liegt, muß unbedingt dagegen therapiert werden. Über die genauen Grenzwerte des normalen systolischen Blutdrucks streiten sich die Gelehrten noch, doch allgemein postuliert man folgende Werte: Bei Erwachsenen sollte der normale systolische Blutdruck 120–140 mm/Hg (Hg = Quecksilber) betragen.
Besonders Frauen leiden oft unter zu niedrigem Blutdruck. Ärzte empfehlen kalte Duschen, Wassertreten und Meersalz-Bäder. Vor allem Bewegung ist die beste Medizin. Herz und Kreislauf gilt es zu trainieren, z. B. durch Leichtathletik, Tanzen und Turnen. Mitunter wirkt ein Gläschen Sekt oder eine Tasse Kaffee anregend (s. S. 92).

*Behandlungspunkte:*
H 1, Lu 9, H 9, KS 9, M 32, M 36, MP 6, M 45, N 7, N 8

## Bronchialasthma

Bei Bronchialasthma kann sich gerade Elektro-Akupunktur sehr gut bewähren. Da es aber die verschiedensten Arten von Bronchialkrankheiten gibt, ist die Hinzuziehung eines Fachmannes anzuraten. Klimatische Einflüsse wie Umweltreize oder Bestandteile der Nahrung können ebenso oft Beschwerdeursache sein wie Blütenpollen, Farben, Staub, Schimmelpilze etc. Vor allem spielen seelische Einflüsse eine sehr bedeutende Rolle. Ein Asthmaanfall ist oft die Antwort auf unliebsame Situationen; er soll bei einem Konflikt Entlastung bringen. Bei akuten Anfällen hilft meist sehr schnell die Behandlung folgender Punkte:
B 39, B 12, KG 18, N 27, M 13, Lu 2, H 7, Lu 9 (s. S. 93).

## Fettsucht

Viele Menschen in Amerika und Europa leiden unter Überernährung. Die Übergewichtigen sind in der Mehrzahl, während in der Dritten Welt Hungerepidemien fast an der Tagesordnung sind.
Nun gibt es tatsächlich kranke Dicke, die unbedingt einen Therapeuten aufsuchen sollten. Aber die »natürliche« Fettsucht hat grundsätzlich zwei Ursachen:

1. Falsche und zu reichliche Ernährung,
2. Zu wenig Bewegung.

Eier-, Käse- und Fleischesser nehmen meist zuviel Eiweiß auf. Forscher stellten fest, daß nach etwa einem Jahrzehnt eiweißreicher Ernährung ein tatsächlicher Knochenschwund durch Entmineralisierung eintreten kann – bis hin zu porösen Knochen und Osteoporose.
Bei einem Versuch an zweitausend Studenten der Universität Berkeley wurde einwandfrei getestet: Die erhöhte Eiweißzu-

fuhr von 0 auf 90 g Stickstoff pro Tag führt zu einer achtfachen Steigerung des Kalziumverlustes. Heute sind schon viele Kinder zu dick. Diese Wohlstandserscheinung ist gefährlich. Bereits in jüngeren Lebensjahren kann bei Männern und Frauen Arteriosklerose eintreten. Wer schon in mittleren Jahren zu dick ist, kann früher an Schlaganfall oder Herzinfarkt sterben. Leider sind die meisten eiweißreichen Nahrungsmittel auch reich an Fett; und bei fettreichen Speisen ergeben sich zehnmal höhere Werte der Gallensäure, und die Spiegel von Hormonen sowie karzinogenen Substanzen sind tausendmal höher. Der amerikanische Ernährungsforscher Nathan *Pritikin* setzt sich für gesunden Kohlehydrate-Verbrauch ein und für weniger Eiweiß. Er schreibt in seinem Buch »Die Pritikin-Diät« auf Seite 66: »Es ist bemerkenswert, daß manche Tiere bei reduzierter Eiweißzufuhr anscheinend eine größere Resistenz gegen gewisse Arten von Brust- und Blutkrebs entwickeln. Wenn man das Eiweiß im Futter von Nagetieren von 26% auf 4% senkt, leben Ratten und Mäuse bedeutend länger und gesünder.«
Jede Diät sollte übrigens nie ohne begleitende ärztliche Kontrolle durchgeführt werden (The Pritikin Program for Diet and Exercise, Dunlap New York).
Natürlich ist der Rat »FdH« (»Friß die Hälfte«) am besten, aber nicht leicht zu befolgen. Jedenfalls ist das regelmäßige Kurzfasten an ein bis zwei Tagen in der Woche ein guter Weg, um den Körper zu entlasten. Natürlich geht das nicht ohne Umstellung der Kostgewohnheiten. Essen Sie viel Gemüse und Salate, und schränken Sie die Zufuhr von Eiweiß ein. Eine direkte Schlankheitskur sollte nur in Übereinstimmung mit dem Arzt durchgeführt werden, da leicht Mangelerscheinungen und als deren Folgen Herz- und Kreislaufbeschwerden eintreten können.

Mit der Elektro-Akupunktur läßt sich das Übergewicht außerordentlich gut herabsetzen. Sie beginnen unten am Fuß mit dem MP 5, das ist der Meisterpunkt bindegewebiger Schwäche und auch bei allen Durchblutungsstörungen, Krampfaderschmerzen, Hämorrhoiden, Lymphstauungen. Gehen Sie zum M 42 über, dem großen Blockadepunkt. Gestaute Bioelektrizität wird von den Füßen frei gemacht und steigt den Magen-Meridian wieder aufwärts (s. Seite 95).

*Behandlungspunkte sind ferner:*
MP 5, M 42, Le 12, Di 4, LG 26, So 20

## Frigidität

Millionen Frauen ersehnen vergeblich die Lustlösung, den absoluten Orgasmus, der allein die weibliche Seele von den letzten Hemmungen befreien kann. Sie erleben nie mit Körper und Seele das Einzigartigste und Köstlichste, das die körperlich-seelische Liebe zu schenken vermag. Denn nur der vollkommene »Erguß« regt alle Drüsen des Körpers an und belebt alle Zellen, wie es die besten Medikamente der Welt nicht vermögen. Viele Frauen gestehen es nicht ein, daß sie an jener »Sexualkatastrophe« leiden, die man kurzweg als »unbefriedigten Geschlechtstrieb« bezeichnen kann. Vom Fluch der inneren Einsamkeit, der die Seelen frieren und die Körper verkümmern läßt, sind heute Frauen mehr betroffen als Männer.
Es ist schon eine eigenartige Sache mit der »Libido«, jener sexuellen Energie, die einzig und allein an dem Lustprinzip arbeitet. Die ursprüngliche »Funktion«, das »id« (das »Es«, ein Teil der menschlichen Natur, das vom bewußten »Ich« gänzlich unabhängig ist und das Freud hauptsächlich beim Kind studierte), will auf jeden Fall totale Lustbefriedigung. Der triebhafte Wunsch nach

Lustbefriedigung steigt aus dem Urgrund der menschlichen Natur auf, dem Ursprünglichen, dem Instinkt.

Frauen begehen nun oft den verhängnisvollen Fehler, das Erwachen ihrer Geschlechtskraft, also den Drang ihrer kleinen »Libido«, mit echter Sympathie und Liebe gleichzusetzen. In Wirklichkeit war es vielleicht keine Liebe, die sie in die Arme eines Mannes führte, sondern nur ihre entfesselte sexuelle Energie. Wenn sie sich dann plötzlich ihres »Fehltriebs« bewußt wird, kann sie für den Partner nur noch kalte Geringschätzung, sogar eine Art Abneigung und Haß empfinden. Nun sind aber, so eigenartig es klingen mag, Haß und Abneigung beim Sexualverkehr dominierende Triebkomponente, die sich im rein leiblichen Geschehen doch wieder positiv auswirken. Anders ausgedrückt: Eine Frau kann innerlich von ihrem Partner enttäuscht sein, ja sogar eine seelisch-geistige Abwehrneigung gegen ihn haben und dennoch im Sexualverkehr durch ihn beglückt werden. Das Triebleben ist derart stark, daß das Sexualgeschehen wie in einer »isolierten Lust« selbständig reagiert. Doch bleibt manche Frau bei dem »Akt« an sich trotz eines Orgasmus unbefriedigt, die höchste vollkommenste Lustlösung erlebt sie nicht, ihre Hingabe wird zum banalen Gewohnheitsakt.

Viele Männer begehen dadurch eine »Todsünde gegen das Fleisch«, daß sie die Frau in hochgradige Erregung versetzen und sie dann beiseite schieben, ohne daß sie die geschlechtliche Befriedigung erlangt hat.

Oft vermag nicht einmal das geschickteste Make-up das bleiche Gesicht solcher Frauen aufzufrischen, ihre Züge bekommen etwas Hartes und Starres, nicht selten verdrängen Unmut und Launenhaftigkeit jede heitere und fröhliche Stimmung. Als weitere Folgen können Hysterie oder körperliche und seelische Krankheiten aller Art auftreten.

Es gibt auch Formen der Frigidität, wobei die Frau einfach nicht genügend Elan und Aufschwung zur sexuellen Partnerschaft findet, sie ist gehemmt, weil ihre Energiezentren nicht genügend arbeiten. Überhaupt ist ja das bioelektrische Geschehen im Körper, das sich durch ein vollendetes Fließgleichgewicht der Biokraft ausdrückt, notwendig zu einer vollkommenen Freude und Daseinslust (s. Seite 96).

*Behandlungspunkte:*
MP 9, M 30, KG 6, Di 4, LG 4, B 39

## »Unfruchtbare« Frauen können doch noch Kinder bekommen

Die Natur der Keimdrüsenhormone und ihre Wirksamkeit bei Unfruchtbarkeit sind immer noch Gegenstand medizinischer Diskussionen. Auf jeden Fall ist das Gebot gegeben, daß sich niemand selbst mit Geschlechtshormonen behandeln darf. In dem Maße, wie etwa Östrogen bei Männern zur Verweiblichung führt, zur Vergrößerung der Brust und dem totalen Verlust der Potenz, so kann bei Frauen zuviel Östrogen zu Überempfindlichkeit der Brüste und zu starken Gebärmutterblutungen führen. Die Gefahr bei dem männlichen Geschlechtshormon Androgen besteht wiederum darin, daß bei Frauen eine tiefere Stimme, Bartwuchs und andere vermännlichende Wirkungen eintreten können. Die ärztliche Behandlung muß ganz individuell vorgenommen werden und kann Wochen, Monate und sogar länger dauern.

Wie groß war mein Erstaunen, als mir in Lugano ein Therapeut berichtete, daß er unfruchtbare Patientinnen mit meinen Geräten sozusagen im »Handumdrehen« wieder fruchtbar machen könne.

»Die Sache ist ganz einfach«, berichtete er, »ich untersuche die Damen, die angeblich keine Kinder bekommen können, mit dem Vitasensor und stelle dann fast immer fest, daß sie falsch gepolt sind. Im Beckentrakt sind sie total positiv, wo sie von Natur aus doch negativ sein sollten. Klar, daß sie da keine Kinder bekommen können, nicht wahr? Ich behandle sie liegend mit Ihrem Elektro-Akupunktur-Gerät und lade zunächst das ›Meer der Energie‹ KG 6 auf, dann den ›Sakralpunkt‹ LG 1 am Steißbein, den Hauptsexualpunkt KG 1 zwischen Anus und Vulva. Das alles habe ich mit der 7-Stifte-Sonde gemacht, jeden Punkt etwa zwei Minuten mit halbstarkem Strom. Jetzt schließe ich die Roll-Elektrode an und gleite mit ihr über die Genitalien, die Schamlippen zart hin und her. Wenn ich nun die Polarität mit dem Vitasensor untersuche, ist die natürliche Polarität wiederhergestellt, der Beckentrakt ist nun minuspolig. Jetzt ist die Möglichkeit der Empfängnis gegeben.« Nach diesem »Referendum« zeigte er mir verschiedene Babyfotos, die ihm begeisterte Patientinnen geschickt oder überbracht hatten.

Für Selbstanwenderinnen: Die Prüfung und Wiederherstellung der natürlichen Polarität dürfte meist zum gewünschten Erfolg führen.

## Harnsäureüberschuß

Bei vielen Menschen nimmt die Übersäuerung heute in einem beängstigenden Maße zu. Durch die Harnsäure kommt es zu einer chronischen Übersäuerung. Die Ernährung spielt hier eine wichtige Rolle: Fleisch und Fisch, aber auch Käse und Eier führen zu einem Säureüberschuß. Der pH-Wert kann durch Rohkost und Salate, viele Gemüse und besonders durch Pellkartoffeln, die überwiegend basisch sind, ausgeglichen werden. Es nützt nichts, etwa Salat nur als Beila-

ge zu essen, nein, hier müßte alles »Rohe« zur Basis der Ernährung werden.

Die Berliner Ärzte Prof. H. J. *Dulce* und sein Sohn Dr. M. C. *Dulce* haben ausführliche Studien über den Zusammenhang von Ernährung und Übersäuerung veröffentlicht. Sie warnen eindringlich vor der Überernährung mit Eiweiß, das sie als Hauptursache der schweren Phasen destruktiver Krankheiten darstellen, in unmittelbarem Zusammenhang mit fast allen Zivilisationskrankheiten.

Herr W. R., 2302 Flintbeck/Kiel, bedeutender Backmittelhersteller, schrieb mir: »Seit über drei Jahren habe ich das Elektro-Akupunkturgerät Charles Waldemar und benutze es für mich, meine Familie und Freunde. Bei Kopfschmerzen, Migräne, Hexenschuß sowie Schmerzen allgemeiner Art, immer hat das Gerät geholfen. Am überzeugendsten war der Einsatz des Gerätes bei *Harnsäureüberschuß*. Tabletten, die über Jahre genommen werden mußten, um Gichtanfälle zu verhindern, konnten abgesetzt werden. Selbst auf Reisen ist Ihr Gerät mein ständiger Begleiter, vor allen Dingen mit dem EA-Atlas, der es ermöglicht, auch als Nichtmediziner eine einwandfreie Behandlung durchzuführen« (s. Seite 99).

*Behandlungspunkte:*
B 34, B 19

## Hüftgelenkbeschwerden (Coxitis)

Der frühere Weltmeister im Radrennen, der Schweizer Paul Egli, hatte mit 16 Jahren eine schwere, entzündliche Hüftgelenkerkrankung. Die Ärzte prognostizierten eine Operation, als rettende Alternative sahen sie vielleicht noch die vollständige Versteifung der Hüfte an. Aber in dem großen, kräftigen Jungen schrie alles nach Betätigung und Leben.

»Lieber will ich sterben, als verkrüppelt sein«, sagte er sich, kaufte eine Ziege und ein Fahrrad. Nachdem er morgens zwei Gläser rohe Ziegenmilch getrunken hatte, begann er auf dem Fahrrad zu trainieren. Zuerst verspürte er höllische Schmerzen, er biß aber die Zähne zusammen und konnte bald unter Tränen täglich 100 km zurücklegen, ehe er als Lehrling in eine mechanische Werkstätte ging. Das Radfahren bewirkte tatsächlich Wunder, die Schmerzen verschwanden allmählich. Die starke Blutzirkulation heilte die Entzündung – seine Freude am Radfahren nahm derart zu, daß er Radrennfahrer wurde. Nach einigen Jahren bereits gewann er in allen Erdteilen Siegestrophäen, wurde reich, geehrt und errang schließlich den Weltmeistertitel. Egli erbrachte den Beweis, wie man eine schwere Behinderung durch Selbsthilfe überwinden kann und daß der Körper ein systematisches Training mit Organkräftigung und Verjüngung beantwortet. Ohne die tägliche Bewegung des Radfahrens wäre seine kranke Hüfte sicher zu einem Dauerleiden geworden.

Die EAW-Behandlung hat sich in vielen Fällen bei Hüftbeschwerden sehr erfolgreich gezeigt. So schrieb Dr. med. *R. Recknagel*, München, in einem Erfahrungsbericht: »66jähriger Mann mit erheblichen degenerativen Veränderungen der Wirbelsäule, besonders im Lendenwirbelbereich. Erheblich geh- und stehbehindert, depressiv verstimmt. Nach etwa fünf EAW-Anwendungen, kombiniert mit lokaler Impletol-Injektion, fast völlige Wiederherstellung der normalen Beweglichkeit. Geht nun vier bis fünf Stunden in der Stadt spazieren, ohne die geringsten Beschwerden. Patient gibt an, er habe sich in seinem ganzen Leben noch nie so wohl gefühlt.«

Ferner berichtet Dr. *Recknagel:* »67jährige Frau, die seit Jahren unter erheblichen Beschwerden in der Lendengegend leidet, konnte in der letzten Zeit teilweise nicht mehr aus dem Bett. Die sonst sehr erfolgreichen Therapieformen brachten nur einen sehr bescheidenen Erfolg. Nach dreimaliger EAW-Behandlung konnte jedoch eine völlige Beschwerdefreiheit erreicht werden. Dabei ein guter Schlaf und wesentlich gehobenes Lebensgefühl« (s. Seite 102).

*Behandlungspunkte:*
G 42, G 39, M 36, G 30, A 57

## Impotenz

Viele Formen von Impotenz sind »hausgemacht«. Vor der fordernden, meist dominierend auftretenden Ehefrau oder Gefährtin empfinden viele Männer eine geradezu körperlich wirksame »Angst«. Sie hängt sprachgeschichtlich mit dem Wort »Enge« zusammen; so spricht man von einer zusammenschnürenden oder auch »bedrückenden« Angst. Angst schwächt nicht nur spürbar die Widerstandskraft gegen Infektionen, sondern hat mit der Zeit eine erschlaffende Wirkung. Angst ist sehr oft verbunden mit Ärger – sich etwa zurückgesetzt behandelt zu fühlen, nicht genügend Achtung entgegengebracht zu bekommen, überhaupt ungerecht behandelt zu werden. Tausend kleine Sticheleien im Alltag, die der »unterdrückte« Mann im Beruf, etwa von einem ungerechten Vorgesetzten, Kollegen etc., und last not least von der Frau erfährt, können bei einem sensiblen und konstitutionell entsprechend Disponierten zum Magen- oder Zwölffingerdarmgeschwür führen, bestimmt aber zur Impotenz.

Vor der Partnerin empfindet der Mann dann so etwas wie den »Flucht-Impuls«; die Angst, vor dem Sexualakt zu versagen, steigert seine Schilddrüsen- und Nebennierentätigkeit. Hormone wie das aus der

Schilddrüse vermehrt ausgeschiedene Thyroxin nebst den Katecholaminen aus den Nebennieren veranlassen mitunter eine erhebliche Beschleunigung des Herzschlages mit deutlichem Anstieg des Blutdruckes.

Der Therapeut sollte in solchem Falle nicht nur mit dem Patienten, sondern auch mit dessen Frau oder Gefährtin sprechen.

Allein in Deutschland hat jeder dritte Mann mit seiner Sexualität Probleme. Bei vielen »geht es nicht«, und bei den meisten ist Versagen an der Tages- bzw. Nachtordnung.

Nicht nur in asiatischen Ländern, nein, auch bei uns werden Dämonen, Geister und Götter beschworen, schwarze Messen abgehalten, Räucherkerzen gebrannt, Kräuter gemischt, Krafttees gebraut, Blut frisch geschlachteter Tiere, Alraunenwurzeln, Ginseng, Nashornpulver eingenommen, um der ersehnten Erektion zur möglichst dauerhaften Vollerhebung zu verhelfen. Auch im hochindustriellen Europa und in den USA wird dem Trieb auf mancherlei magische Art »gehuldigt«.

Zwanghafte Verleugnung des Sex in früheren Zeiten ist einer zwanghaften Beschäftigung mit dem Sex gewichen, und das geht, darüber sollte man sich im klaren sein, mehr oder weniger zu Lasten des Mannes.

Bei einer Überbewertung von sexuellen Antrieben bzw. Ablenkungen kann es auch zur Entsexualisierung des Betroffenen kommen. Der Drang und der Zwang, der von der sexuell fordernden Frau ausgeht, bringt das Problem der negativen Psychogenbeeinflussung in einem solchen Maß, daß die Lustkomponente des Triebverhaltens erlischt und damit auch unbewußt die Libido-Zuwendung.

Es ist ein Aberglaube, daß die anatomische Größe des Penis entscheidend ist bei der Befriedigung der Partnerin. Viele Männer sind beunruhigt, daß sie vielleicht ein zu kleines Glied hätten, um voll aktionsfähig

wirken zu können, doch das ist völlig unbedeutend. Die Natur hat es weise eingerichtet, daß der Introitus vaginae und die Vagina eine elastisch wirksame Anpassungsfähigkeit besitzen, die besonders durch die umgebenden Muskelgruppen getätigt wird. Psychische Momente spielen bei der begehrenden Frau eine entscheidende Rolle. Der Mann überträgt gewissermaßen seine maskuline Strahlkraft. Mit Sicherheit ist die überzeugende Demonstration des »kleinen Unterschieds« bedeutsamer als irgendwelche anatomischen Maße des Penis. Die normale Länge des erigierten Membrum verile variiert durchschnittlich vom Symphysenansatz bis zur Spitze der Glans zwischen 11 und 15 cm.

Psychophysische Imponderabilien spielen bei der Häufigkeit des Koitus eine entscheidende Rolle, natürlich kommt es auch auf das Alter und den Gesundheitszustand sowie auf die Länge der »gegenseitigen« Gewöhnung an. Sokrates stellte die Norm auf, in der Ehe alle zehn Tage – also 35- bis 40mal im Jahr, Mohammed einmal in der Woche – also 52mal im Jahr, während Luther zweimal in der Woche als Regulat nannte – das sind 104mal im Jahr. Balzac hat den schönen Satz gesagt: »Es kommt nicht so sehr auf den Liebesakt selbst an, als auf das zärtliche Miteinander am Tag und in der Nacht.« Gerade heute beginnt nach längerer Zeit der Überbetonung des Sexualismus wieder das subtile Füreinander, die Zärtlichkeit in den Vordergrund zu rücken. Der Koitus scheint nicht mehr die eminente Bedeutung zu haben.

Nach den differenzierten Untersuchungen der amerikanischen Sexualforscher Masters und Johnson (1967) sind ungefähr 20% der Männer bereits mit 60 Jahren impotent. Bei 75- bis 90jährigen sind nach Kinsey immerhin noch 25% der Männer sexuell aktiv.

Die Spermienproduktion an sich scheint

überhaupt nicht aufzuhören, so daß die potenzia coeundi auch noch weit über das neunzigste Lebensjahr hinaus erhalten bleibt, da die Samenzellen auch dann noch produziert werden können. Das effektive Potenzproblem ist das Nachlassen der Libido, die letztlich den dynamischen Trieb zu einer Spannung des Sexualdranges darstellt. Wichtig ist, daß die Libido immer konform geht mit dem seelischen Antrieb (Freud), sie ist eine »Energie der Sexual- und Liebestriebe« und mit der allgemeinpsychischen Triebkraft verbunden. Tritt der Fall von Impotenz ein, also die Unfähigkeit zur Erektion und Ejakulation, gibt es hier eine fast nicht überschaubare Fülle von Ursachen.

Potenz oder Impotenz treten nur bei einem bestimmten Partner in Erscheinung, sie sind an Ort und Zeit gebunden. Man unterscheidet die primäre und die sekundäre Impotenz. Primäre Impotenz tritt augenblicklich beim bloßen Versuch einer Sexualübung ein. Die sekundäre Impotenz tritt meistens erst im späteren Verlauf des Sexuallebens auf.

Natürlich sind die Kombinationsmöglichkeiten in einer Vielfalt von Erscheinungen zu berücksichtigen, die eine leichte oder später sehr starke Hemmung hervorrufen können. Zu wenig ist m. E. bis heute berücksichtigt worden, daß die Sexualität vom ungehemmten elektrischen Fließen der Energie in allen Meridianen des Mannes abhängt. Diese Energie (letzthin Ch'i in China genannt) ist es auch, die die Libido mit Triebkräften versorgt, die ihrerseits wieder entscheidend auf das Sexualempfinden zu wirken vermag. Der Schlüssel zu einer ausgeglichenen Vitalkraft und damit auch zur Potenz ist allein der bioenergetische Umlaufzustand in den Meridianen. Ist z. B. der Leber-Meridian zu einem gewissen Teil leer oder der Milz-Pankreas-Meridian nicht genügend gefüllt (das sind nur Beispiele), kann die Libido an sich schon so geschwächt sein,

daß sie physische Reaktionen ungern oder gar nicht bewirkt, also schon gar kein Liebesverlangen im Manne auslöst und damit auch keinen Zustand von Erektion.

Die Feststellung der bioenergetischen Verhältnisse in den einzelnen Meridianen war früher denkbar schwierig. Außerordentlich gründliche Diagnoseabläufe wurden verlangt, um festzustellen, ob ein Meridian nach Yang oder Yin gepolt war, einen Energieüberschuß oder -mangel besaß. Nun haben mir inzwischen zahlreiche Ärzte bestätigt, daß die bioenergetische Gesamtkonzeption eines Menschen durch Elektro-Akupunktur-Waldemar entscheidend gebessert wird, wenn einige besonders wichtige Punkte aufgeladen werden.

Die Impotenz hat also viele Ursachen: Oft kann ja ein sehr starker, vitaler Mann zu Hause bei seiner Frau völlig leistungsunfähig sein, aber sobald er mit einer anderen Frau zusammen ist, klappt alles ganz vorzüglich. Entweder hat er die eigene Frau als eine Art »Heilige« ersehnt, endlich bekommen und traut sich nun in seinem Unterbewußtsein nicht, sie anzurühren, oder die Impotenz kann im Gegensatz zwischen Eros und Sexualität ermittelt werden. *Rolo May* hatte einen Patienten, der ihm gestand, daß er ein Mädchen sehr ersehne, aber sobald er mit ihr ins Bett steige, würde sich sein Penis »zurückziehen«. Bedrängt, seine Vorstellungen zu äußern, die er vor dem Zubettgehen hatte und die damit verbundenen Gefühle, erinnerte er sich: Die Vagina der Frau erschien ihm wie eine Falle, er sollte durch den Geschlechtsakt gebunden werden. Dann hätte sie eine ungeheure Macht in den Händen, ihn in Zukunft zu erpressen; und während diese Gedanken ihn durchpulsten, sank seine Erektionslust auf den Nullpunkt. Er war impotent.

Eine andere, aber heute viel zu wenig beachtete Ursache der Impotenz ist darin zu suchen: Die bioklimatische Energie und Jahreszeit stimmt nicht mit der bioenergetischen des Mannes zusammen. Die bioenergetische Energie kann zu schwach oder zu stark wirken, um so das vitale Gleichgewicht des Sexualempfindens zu stören, sie wird zu einer pathogen-bioklimatischen Energie. Es wird viel zu selten davon ausgegangen, daß zahlreiche Krankheiten die Folgen eines Triumphes des Klimas über die Organ-Energie des Menschen sind (Nei King). Sobald die organischen Funktionskreise nicht mehr im harmonischen Rhythmus schwingen, ist die Grundenergie nicht in der Lage, das Fließgleichgewicht im Körper zu gewährleisten. Die vegetative Tonuslage, aber auch die vegetative Spannkraft im Menschen wird durcheinandergebracht und sehr geschwächt, bekannt sind z.B. die Schlechtwetter-Depressionen. Viele Menschen leiden bei tagelangem Regen oder Wolkenbezug unter einer gedämpften, mitunter stark gestörten Stimmungslage, sie selbst sind dann unlustig und in ihrem Handeln passiv, klagen über Schmerzen hie und da, gewisse Leiden und Beschwerden nehmen dann progressiv zu.

Goethe und Einstein waren in den Wintermonaten oft »mißvergnügt«. Von Goethe erzählt Eckermann, daß er den Sommer geradezu herbeisehnte, am 25. Dezember war er schlagartig besserer Laune. »Sehen Sie, jetzt geht es wieder aufwärts im Jahr; jetzt siegt die Sonne, das Licht«, sagte er dann. Die allgemeine Lusttendenz zum Koitus im Frühjahr ist ja bekannt. Nicht nur die Tiere paaren sich dann gerne, auch die Menschen haben mehr »intensive« Gefühle.

Sexlust entsteht letztlich aus einem seelischen Antrieb (Freud), aber die Aktivierung des männlichen Sexualvollzuges ist absolut nicht vom Willen abhängig, im Gegenteil, je mehr der Wille vorherrscht, unbedingt eine Erektion zu bekommen, desto weniger wird

sie eintreten. Man kann von verschiedenen Arten von Impotenz sprechen:

Impotentia coeundi = Beiwohnungsunfähigkeit, funktionelle Ursache
Impotentia erectiones = Störung der Erektion
Impotentia ejaculationes = Erektion mit ausbleibender Ejakulation
Impotentia emotiones = Störung im emotionellen Erleben, z.B. der Furcht vor der Furcht.

Eine dieser Störungen genügt schon, um den Liebesakt von seiten des Mannes zu verhindern. Alle vier zusammen ergeben eine obligatorische Impotenz bzw. die absolute Impotenz. In diesem Buch wollen wir uns aber nicht mit den psychologisch vielfältigen, sublimen Prozessen aufhalten, die zur Impotenz führen, sondern den Weg zeigen, wie durch bioelektrische Energie die irritierten Spannungen abzulösen und zu überwinden sind, um den Gesamtprozeß der Energien im Körper zu aktivieren.

In den USA haben statistische Erhebungen ergeben, daß 83 % (!) der Frauen mehr Wert auf Zärtlichkeit (Streicheleinheiten) legen als auf Sex. Man kann also zu seiner Partnerin nicht zärtlich und aufmerksam genug sein. So kommt größtenteils beim tiefen seelischen Einverständnis der Sex von selbst.

Wie schon besprochen, siegt die Vorstellung stets über den Willen. Emile Coué hat mit seinen berühmten Suggestionsformeln das Postulat begründet: »Ce n'est pas la volonté qui nous fait agir, mais l'imagination.« – »Es ist nicht der Wille, der uns zum Handeln treibt, sondern die Vorstellung.« So gelang ihm die autosuggestive Formel: »Es geht mir von Tag zu Tag in jeder Hinsicht besser und besser!«

Nach seinem Satz: »Das Unterbewußtsein ist beeinflußbar und leitbar«, handelte er stets im täglichen Leben. Schon als junger

Mann leitete er eine Apotheke. Eines Tages kam ein wahrer Hüne, ein Kraftprotz, zu ihm und teilte ängstlich flüsternd mit, daß es bei ihm im Intimbereich leider große Schwächen gäbe. Kurz und gut, er wollte ein Potenzmittel. Um das Jahr 1890 herum führten die Apotheken noch wenig solche Mittel. Aber Coué wußte sich und dem jungen Hünen zu helfen. Er nahm eine Dose mit Veilchenpastillen, überklebte sie und schrieb darauf: Vorsicht, Gift, in kleinsten Portionen zu nehmen!

Der Kunde zog zufrieden ab, kam aber schon nach acht Tagen wieder und bedankte sich stürmisch: »Ein phantastisches Mittel, es hat mir sofort enorm geholfen.«

Die folgenden Punkte wurden von einem Spezialisten genannt, der mir sagte, diese Punkte wirkten immer! (S. S. 103–109).

*Schwache Impotenz:*
B 14, 16, 22, 23, 26, 27
N 7, 1, 2, 10, 11, 12, LG 1, 4, KG 4
KS 9, 3E 7, G 31, Le 8, Di 10, M 36,
MP 6, 8, 11

*Starke Impotenz zusätzlich:*
KG 1, 4, M 30

*Totale Impotenz:*
B 14, 16, 22, 23, 26, 27, 30, 35, 39, 47, 52, 64
N 1, 2, 4, 6, 10, 11, 12, 13, 27
KS 7, 9, G 3, Le 4
M 27, 30, 36, MP 6, 8, 9,
LG 3, 2, 4, 16, 19
KG 4, 6, 15, Le 8, Di 10, 3E 7
A 78, 79

## Klimaanlagenbeschwerden

Das Institut für Balneologie und Klimatologie der Universität München hat Untersuchungen an zwei vergleichbaren Arbeitsstätten durchgeführt, von denen eine klimati-

siert, die andere nicht klimatisiert war. Was viele Beschäftigte in vollklimatisierten Räumen empfinden, nämlich Störungen ihres Wohlbefindens durch Kopfschmerzen, Müdigkeit, Zerschlagenheit bis zu leichten Herzschmerzen, konnte durch den Universitätstest bestätigt werden.

»Rasche Erschöpfbarkeit« und »Kreislaufstörungen« wurden von den Angestellten der vollklimatisierten Bremer Universitätsbibliothek doppelt so häufig beklagt wie von der »unklimatisierten« Arbeitsgruppe der Universitätsbibliothek Hannover. Die Bremer klagten auch öfter über Erkältungskrankheiten, entzündete Augen, Schnupfen und Gliederschmerzen.

Die Wissenschaftler meinten, daß die Infraschallbelastung die Hauptursache der Beschwerden sei und auch die beständige, gleichmäßige Luftbewegung.

Nach meinen Meßergebnissen wird aber ein klimatisierter Raum stark einseitig pluspolig ionisiert. Die frischen Sauerstoffionen sind vermittels des Transports, meist durch Kunststoffrohre, total umgepolt worden und rufen föhnfeldähnliche Erscheinungen hervor (siehe auch Kapitel »Stress«, Seite 81).

## Kreislaufstörungen

Kreislaufstörungen sind heute durch das zivilisatorische Leben geradezu bedingt. Die Hetze, die Umweltverschmutzung, der Lärm, all das kann Fehlregulationen des vegetativen Nervensystems hervorrufen. Die Störungen können an sich harmlos sein, mitunter aber auch lebensbedrohlich: in jedem Fall sollte ein Facharzt konsultiert werden. Die Symptome von Einschlafen der Glieder, kalten oder kribbeligen Armen und Beinen können mit der Elektro-Akupunktur sehr gut behandelt werden. Ernstere Erscheinungen wie Pulsklopfen in den Schläfen, beengendes Gefühl in der Brust, Thrombose, Angina Pectoris, Herzinfarkt oder Schlaganfall werden durch Kreislaufstörungen schwerer Art hervorgerufen. Zur Vorbeugung bei Durchblutungsstörungen, Blutunterdruck oder auch zu hohem Blutdruck ist neben der Elektro-Akupunktur-Behandlung ein richtiges Programm vonnöten, sei es Vollatmung, Diät, Alkohol- und Nikotinentzug etc., das am besten mit einem Therapeuten abgesprochen werden sollte. Auf jeden Fall ist die aktive Mitarbeit des Patienten hier unerläßlich (s. Seite 111/112).

*Bei Kreislaufstörungen behandeln Sie:*
M 36, B 17, KS 9, H 5, Di 4

## Migräne

Der berühmte englische Arzt Dr. *J. Haig* hat bereits Anfang des Jahrhunderts darauf hingewiesen, daß Migräne sehr oft durch einen Überschuß von Harnsäure im Blut verursacht ist. Die gesteigerte Harnsäure führt er auf den zu großen Verbrauch an Fleisch, Kaffee, Tee zurück. Als er seine Ernährungsweise änderte und hauptsächlich vegetarische Kost zu sich nahm, verschwanden bereits nach vier Wochen alle Anfälle von Migräne. Bei einer großen Anzahl von Patienten konnte er nach Nahrungsumstellung konstatieren, daß sie nach Aufgabe des Fleischgenusses eine unverkennbare Wandlung erlebten (Doppelsperre). Anfälle von Kopfschmerz nahmen sowohl an Häufigkeit als auch an Heftigkeit ab.
Neben der Ernährung sind es besonders bioklimatische Einflüsse wie Wetterveränderungen, Föhn, übermäßige Kälte oder Wärme, welche die Beschwerden verursachen. Sehr oft aber ist die eigentliche Ursache in einer plötzlichen Änderung des Ionenhaushaltes in der Luft wie auch im Körper zu

suchen. Unser bioelektrischer Umlauf hat sich plötzlich depolarisiert d. h. wir sind vielleicht in größerem Maße jetzt minus-feldig geworden oder umgekehrt plus-feldig. Auch Rückenwirbelverlagerungen können zu Kopfschmerz oder Migräne führen, deshalb ist es gut, einen Fachmann zu Rate zu ziehen. Hier bewährt sich auf jeden Fall die Behandlung der Punkte KG 6 wie auch H 3 (»Meister der Freude«) und Di 4. Mitunter verschwinden die Beschwerden auch schlagartig, wenn der Punkt N 1 in der Mitte der Fußsohle behandelt wird, indem man entweder die 7-Stifte-Sonde etwas oberhalb der Fußsohle ansetzt oder indem man, was ratsam ist, beide Füße nacheinander auf den Fuß-Reflexonator setzt und den 10-Hertz-Strom aufwärts steigen läßt, um die gesamten Körperorgane zu kräftigen (s. S. 117).

*Behandlungspunkte:*
B 67, N 1, G 43, Di 4, KG 6, H 3

## Nikotinsucht

Nikotin und Teerstoffe werden von den Gesundheitsbehörden verdammt. Aber von Kohlenmonoxid (CO) wird weniger gesprochen. In Wirklichkeit haben wir es hier mit einer Kondensierung krankmachender Chemikalien im Zigarettenrauch zu tun, dessen Wirkung Lunge und Herz angreift. Viele Raucher meinen, mit Filter die gefährdenden Stoffe abfangen zu können, aber CO kann durch keinen Filter vom Körper ferngehalten werden. Die roten Blutkörperchen haben die fatale Eigenschaft, sich mit dem Hämoglobin zusammenzuschließen zu dem sogenannten Kohlenoxidhämoglobin, das die notwendigen Sauerstoffanteile im Körper arg reduziert. Das ist der Anfang eines verhängnisvollen Kreislaufes, denn jetzt haben Beta-Lipoproteide (aus Cholesterin, Fett und Eiweiß) die Möglichkeit, das Wachstum der äußerst bedrohlichen Plaques in den Arterien zu fördern.

Ein weiterer Umstand, der beim Rauchen nicht genügend berücksichtigt wird, ist der, daß schon das Anzünden einer Zigarette, einer Zigarre oder einer Pfeife sofort den Sauerstoff unmittelbar im Atembereich verbrennt. Das Feuer saugt den Sauerstoff an sich und setzt die Atemqualität schlagartig herab. Das Ergebnis ist konstanter Sauerstoffmangel, der sich auf Herz und Gefäße auswirkt und Krankheiten wie Schlaganfall, Angina Pectoris, Hypertension und vor allem auch Arteriosklerose hervorrufen kann. Nikotin erhöht die Klebrigkeit der Blutplättchen. Wenn ein verfrühter Alterungsprozeß einsetzt und oft noch latente Krankheiten, besonders Bronchialkatarrh, sich beim Raucher intensivieren, wird die Bereitschaft der mit Sauerstoff unterversorgten Zellen erhöht, an Krebs zu erkranken. Wenig bekannt ist auch, daß z. B. Fett die Zunahme der Risikofaktoren beim Rauchen begünstigt. Mit dem EAW lassen sich beste Erfolge gegen die Nikotinsucht belegen.

Hunderttausende von Frauen leiden bereits an Lungenkrebs, eine Folge des stark ansteigenden Zigarettenkonsums beim weiblichen Geschlecht. Eine »abstruse Toleranz« ging schon so weit, in den Schulen für Raucherzimmer zu sorgen, in dem bereits Zwölf- und Dreizehnjährige nach Herzenslust qualmen können. Davon ist man gottlob wieder abgekommen. Aber die Gesundheitsschäden, die durch Rauchen entstehen, sind enorm. Der genannte Lungenkrebs, auch Bluthochdruck, vor allem das »Raucherbein«, sind schmerzhafte Folgen der Lust am bitteren Glimmstengel. Viel wird von den schädlichen Stoffen wie Teer etc. gesprochen, aber an das Wichtigste denkt man wenig: Mit dem Anzünden der Zigarette wird der Sauerstoff unmittelbar vor dem Mund ausgelöscht. Mit jedem Zug an der Zigarette entziehen wir unserem Körper also das notwendigste Agens, um uns dafür buchstäblich mit Gift vollzupumpen.

Der Tabakrauch enthält organspezifische Karzinogene wie Benzol, Hydrazin, Formaldehyd, Vinylderivate, Acrylamid, 2-Nitropropan und Nitrosodimethylamin.

Bekanntlich sind ein Viertel aller Herzinfarkte auf das Nikotin zurückzuführen. Neue Erkenntnisse ergeben, wie *D. Hoffmann* bei der Tagung der »Arbeitsgemeinschaft der Großforschungseinrichtungen« in Heidelberg (Juli 1986) ausführte, daß besonders die von Anabasin abgeleiteten Nitrosamine sehr starke Krebserreger sind und in hohen Konzentrationen im Tabak vorkommen. Insbesondere im Schnupftabak, der in den USA und Skandinavien lauthals als »harmlose Alternative« zur Zigarette propagiert wird. Eindeutig sind aber die Resultate von Forschungen in Frankreich und den USA, daß Schnupftabake im Nasen-Rachen-Raum Krebs erzeugen können. Jeder Raucher, ganz gleich ob er zu Zigaretten, Zigarren oder zur Pfeife greift oder ob er schnupft, wird von hohen Konzentrationen karzinogener Nitrosamine belastet. Hinzu kommen noch die gefährlichen Komponenten wie Tumorpromotoren, Cokarzinogene und Tumorinitiatoren (nach dem Bericht der American Health Foundation, Valhalla, NY 10595, USA).

Die Elektro-Akupunktur ist in hervorragendem Maße geeignet, der Nikotinsucht den »Garaus« zu machen, Berichten von Ärzten zufolge mit glänzendem Ergebnis.

Natürlich gibt es keine hundertprozentige Erfolgsgarantie, aber die Quote liegt doch sehr hoch, bei 70 bis 80 Prozent, mitunter sogar bis zu 90 Prozent. Nikotinsucht eignet sich zur Selbstbehandlung allerdings nur in beschränktem Maß, denn die wichtige Aurikolo-Behandlung (Ohrpunkte) sollte vom Fachmann vorgenommen werden. Aber auch Selbstanwender können zu gewissen Erfolgen kommen bzw. zu einer Dämpfung ihrer Nikotin-Neigung; sie rauchen dann am Tag bedeutend weniger (s. S. 118).

*Die bewährten Punkte sind folgende:*
M 11, H 1, KG 17, Lu 7, Lu 9.
Da die feinsten Nervenenden der Lunge in der Concha (Mittelohrvertiefung) enden, ist hier der Punkt A 101 einer der wichtigsten, der aber nicht von Laien behandelt werden sollte. Für die Ohr-Akupunktur wurde extra die 3-Stifte-Sonde konzipiert.

## Prostatabeschwerden (Prostatitis)

Zu wenig Bewegung, vor allem sitzende Lebensweise, Darmträgheit und Übergewicht können zur Vergrößerung der Prostata (Vorsteherdrüse) führen. Beim Mann hat die Prostata die normale Größe einer Kastanie, liegt unterhalb der Blase und umschließt zangenartig die Harnröhre. In den allermeisten Fällen ist die Vergrößerung der Prostata harmlos und stellt ein absolut gutartiges Drüsenwachstum dar, das höchst selten zu Krebs ausartet. Wenn sich zu häufiges Wasserlassen einstellt, wie auch Abschwächung des Harnstrahls, empfehlen Ärzte oft die Zuführung männlicher Hormone, Wechselbäder oder Reibesitzbäder.
Sehr wirksam ist es, durch Bewegung die Zirkulation wieder voll in Gang zu bringen, was im Anfangsstadium das Leiden bald heilen kann. Die Ernährung sollte salzarm und vollwertig sein.
Da es sich jedenfalls um einen ernsten Mangel an Energie im Unterleib (Kundalini-Trakt) handelt, sollte

1. täglich die Körper-Polarität geprüft werden und
2. die schwächere Polarität (meist ist es die

Minus-Kraft) wieder stabilisiert werden – nach der angegebenen Chakra-Meßmethode.

Besonders wichtig ist die Behandlung des KG 1, des zentralen Yin-Punktes, der im Zentrum des Perineum zwischen Anus und Scrotum oder der hinteren Vulva kommisur liegt.
Von diesem Punkt der Punkte werden nicht nur die energiespendenden Elemente des gesamten KG-Meridians reflektorisch zu Organen, Körperteilen und -geweben angeregt, sondern primär die Funktion im Genitalbereich (s. Seite 119/120).

*Behandlungspunkte:*
MP 3, LG 1, LG 3, B 28, KG 4, KS 7, Di 17

## Schnupfen (Rhinitis)

Ein Schnupfen kann noch so harmlos sein, oft sogar im Sommer entstanden, doch man sollte ihn auf jeden Fall richtig auskurieren. Nehmen Sie die 7-Stifte-Sonde und behandeln Sie den M 45 etwa 40 Sekunden lang. Dann gehen Sie das Konzeptionsgefäß hoch zum KG 18 und behandeln hier etwa 40 Sekunden mit halbstarkem Strom. Weitere Punkte sind B 3, M 3 und M 5 (je 20 Sekunden, s. Zeichnung Seite 124). Der Schnupfen sollte durch die Akupunkturbehandlung innerhalb von acht Tagen völlig verschwunden sein; dafür liegen sehr gute Erfolgsmeldungen vor. Ist er aber nach dieser Zeit nicht total beseitigt, dann besteht die Gefahr, daß die Stirnhöhlen vereitern. Auf jeden Fall ist dann der Besuch eines Fachmannes angeraten. Heimtückisch an der Stirnhöhlenvereiterung ist, daß sie als Folge eines Schnupfens auftritt und anfangs oft als harmlose Erkältung angesehen wird. Vorbeugung ist da auf jeden Fall wichtig.

Als ich vor einigen Jahren in Moskau bei der großen Medizinmesse Nauka war, bekam ich eines Tages am Stand Besuch von einem großen, sehr korpulenten Herrn mit zwei Begleitern. Er schien eine starke Rhinitis zu haben: die Augen waren sehr gerötet, ständig betupfte er mit dem Taschentuch seine Nase. Er erkundigte sich nach den Elektro-Akupunktur-Geräten mit den patentierten Mehrfachsonden, und kurz entschlossen sagte ich ihm über eine Dolmetscherin, die bei mir am Stand war, er solle sich doch selbst praktisch von der Güte meines Systems überzeugen. Ich zeigte ihm die betreffenden Rhinitispunkte, drückte ihm das Gerät in die Hand und dazu die 7-Stifte-Sonde, zeigte ihm, wie er die Ableitungselektrode in die andere Hand nehmen solle und bat ihn, sich nun selbst zu behandeln. Nach ungefähr zehn Minuten ging er recht zufrieden wieder weg. Die Messe dauerte acht Tage. Etwa vier Tage vergingen, und ich hatte gar nicht mehr an den Mann gedacht, als er mit mehr als 25 Leuten zu mir kam. Er stellte sich als Prof. Solnikow von der obersten Gesundheitsbehörde der Sowjetunion vor und zeigte sich sehr begeistert: »Mein Schnupfen ist weg«, rief er geradezu euphorisch und fragte mich dann, ob ich nicht einen ausführlichen Vortrag an der Universität in seinem klinischen Forschungszentrum für Reflextherapie halten könne, er würde genügend Ärzte zusammentrommeln, die sich für ein solches Referat interessierten. Ich sagte natürlich sofort zu, hielt am anderen Tag ein annähernd dreistündiges Referat mit vielen Fragen und Antworten und erörterte besonders sehr differenzierte Punkte-Möglichkeiten. Nach einiger Zeit wurde ich auch privat von Prof. Solnikow eingeladen. Ich bekam einen sehr anerkennenden Brief von ihm.

*Behandlungspunkte:*
M 45, Di 4, M 5, M 3, B 3, B 7

## Stress

Der kanadische Forscher *Selye* prägte den Begriff Stress und wies nach: Der Rhythmus von täglich sich wiederholenden Belastungen führt über die Reizung des Drüsensystems zu Krankheiten. So sind Blutdruckerhöhungen, Magengeschwüre, Migräne, Nervosität, Rheuma, Arthritis häufig die Folgen von Stress. Die Erregung der Nebenniere (Alarmzustand) wirkt besonders auch auf die Hypophyse (Hirnanhangdrüse), wo die ganze Kette der humoralen (die Körperflüssigkeiten betreffenden) Regulationen ausgelöst wird, so daß ein leib-seelisches Erschöpfungsstadium droht.

Energetisch gesehen geschieht bei Stress noch folgendes: Die psychisch-somatische Reizeinwirkung entleert mit der Zeit die oberen Meridiane, vor allem den Magen-, Blasen- und Dreifachen-Erwärmer-Meridian. Der oft wachsende Ansturm nicht zu bewältigender Gefühle mit der gleichzeitig stärker spürbaren Schwerkraft der Erde läßt die Energie in die Füße absinken (schleppender Gang).

Da an sich schon jede seelische Erregung zu einer Erhöhung des vegetativen Nerventonus führt, wird die Pluspolarität stärker, was sich sofort durch die Chakra-Meßmethode feststellen läßt (s. Seite 126).

*Zur Stärkung der Hypophyse ist sofort der N 1 zu behandeln, ferner folgende Punkte:* M 36, LG 1, B 49, 3E 3, 3E 5, H 5, H 3, KG 6

## Verkrampfungen

»Es ist der Geist, der sich den Körper formt!« Diese Maxime Schillers ist buchstäblich wahr, denn auch die Gedanken, die ein Mensch hat, können sich in seinem Leib verwirklichen. So ist es erwiesen, daß Engstirnigkeit, Eigensinn, Halsstarrigkeit, Veranntheit in fixe Ideen die Ursache von Verkrampfungen und Muskelversteifungen sind und langsam, aber sicher in Arthritis, Muskelrheumatismus, Sehnenscheidenentzündung etc. übergehen können.

Auch Menschen mit gesteigerten Machtkomplexen und besonders ängstliche Menschen leiden oft an Hämorrhoiden, Verstopfung sowie an Hals-, Nasen- und Ohrenbeschwerden.

Analysieren Sie selbst kritisch Ihr Inneres, wenn Sie es können (es gehört schon eine gewisse Größe dazu, über den eigenen Schatten zu springen). Wenn Sie bemerken, daß Sie auf psychischer Ebene verkrampft sind, durch irgendwelche krassen Vorurteile oder Eigensinn, dann behandeln Sie die *Arthritis-Punkte* wie auch die des *Muskelrheumatismus.* Die auftretende physische Reaktion auf die Behandlung geht meist Hand in Hand mit einer psychischen, so daß Sie eine Befreiung verspüren. Sollte jedoch eine Verschlimmerung eintreten, weil ein Symptomreiz manchmal den entgegengesetzten verstärkt, dann ist unbedingt sofort ein Therapeut aufzusuchen.

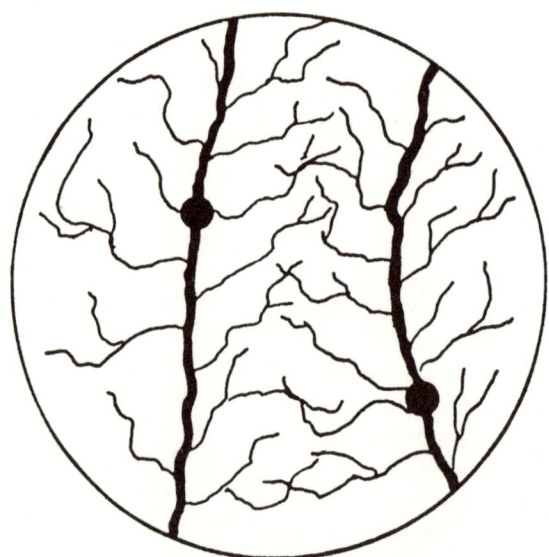

Meridiane mit Fein-Verästelungen
(Schema-Darstellung)

Bei der Behandlung mit Elektro-Akupunktur geben die Mehrfach-Elektroden die Gewähr, daß die Akupunkturpunkte in jedem Fall getroffen werden

# Akupunktur-Atlas

# Erklärungen zum Akupunktur-Atlas

Jede Meridian-Art ist – bis auf den Lenkergefäß- und den Konzeptionsge-
fäß-Meridian – auf der rechten und auf der linken Körperhälfte vertreten.
In den Zeichnungen sind die betreffenden Meridiane zur besseren Über-
sichtlichkeit nur jeweils in eine Körperhälfte eingezeichnet.
Die Meridiane sind auf den Zeichnungen mit Buchstaben gekennzeichnet.
Dabei bedeuten:

| | | | |
|---|---|---|---|
| H | Herz-Meridian | Le | Leber-Meridian |
| Dü | Dünndarm-Meridian | Lu | Lungen-Meridian |
| B | Blasen-Meridian | Di | Dickdarm-Meridian |
| N | Nieren-Meridian | M | Magen-Meridian |
| KS | Kreislauf-Sexualitäts-Meridian | MP | Milz-Pankreas-Meridian |
| 3E | Dreifach-Erwärmer-Meridian | LG | Lenkergefäß-Meridian |
| G | Gallenblasen-Meridian | KG | Konzeptionsgefäß-Meridian |

Die einzelnen Akupunktur-Punkte sind im Verlauf eines Meridians mit
Ziffern numeriert. Daneben werden einige besondere Punkte mit Buchstaben gekennzeichnet. Es bedeuten:

| | | | |
|---|---|---|---|
| So/E | Sonder-/Extra-Punkte | Mu | Muskel-Punkte |
| A | Aurikulo-Punkte | Ly | Lymph-Punkte |

Die zu behandelnden Punkte sind fett gezeichnet. Dazu wird am Rand
neben der Bezeichnung des Punktes auch die vorgeschriebene Behandlungsdauer in Sekunden (sec) und die Stärke des Stromes angegeben. Bei der
Stromstärke bedeuten:

◑ schwach     ◐ mittelstark     ● stark

Die Behandlung der Punkte soll jeweils längs der Meridiane von unten nach
oben vorgenommen werden.

# Alkoholismus

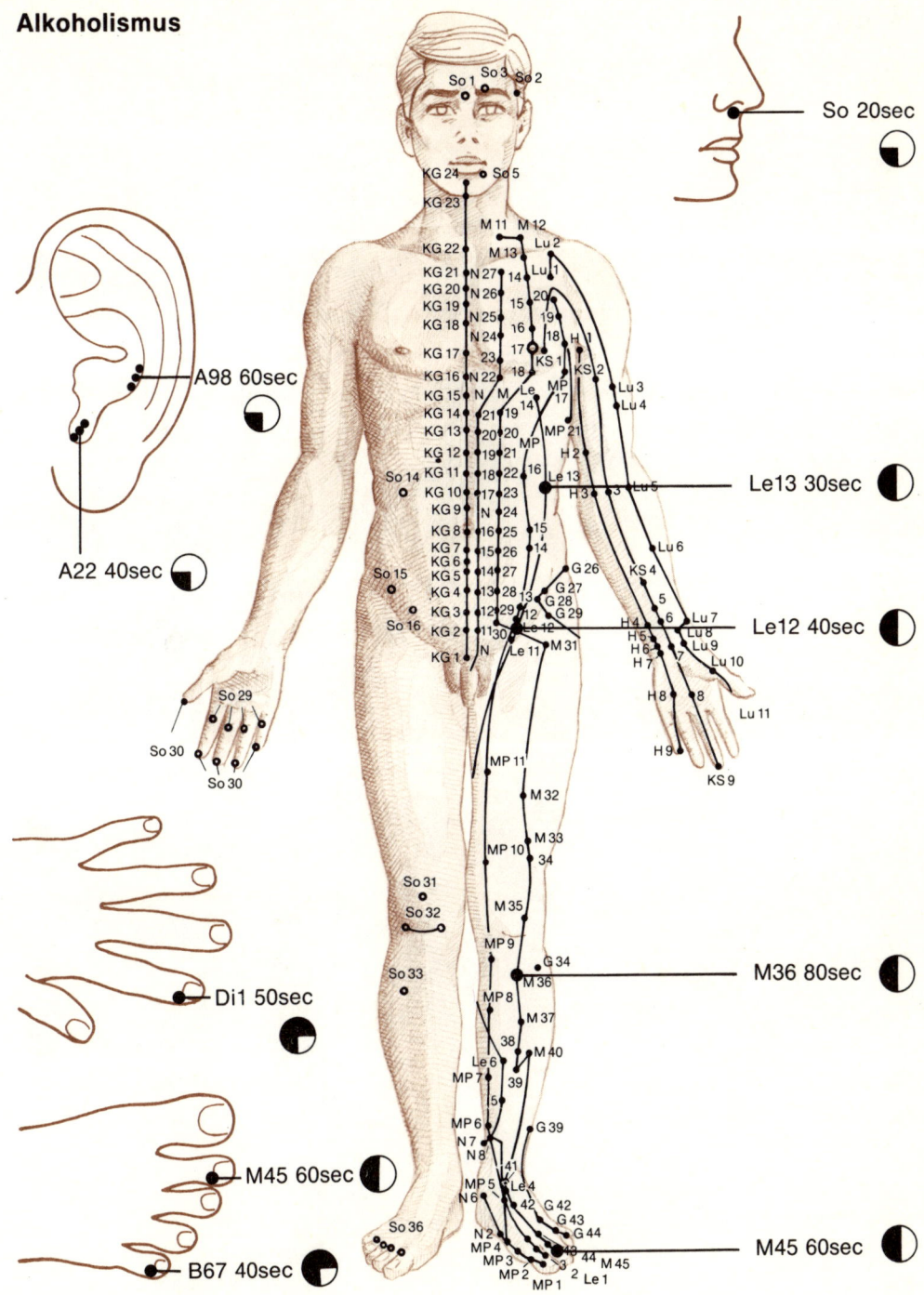

So 20sec

A98 60sec

A22 40sec

So 20sec

Le13 30sec

Le12 40sec

M36 80sec

M45 60sec

Di1 50sec

M45 60sec

B67 40sec

# Angst

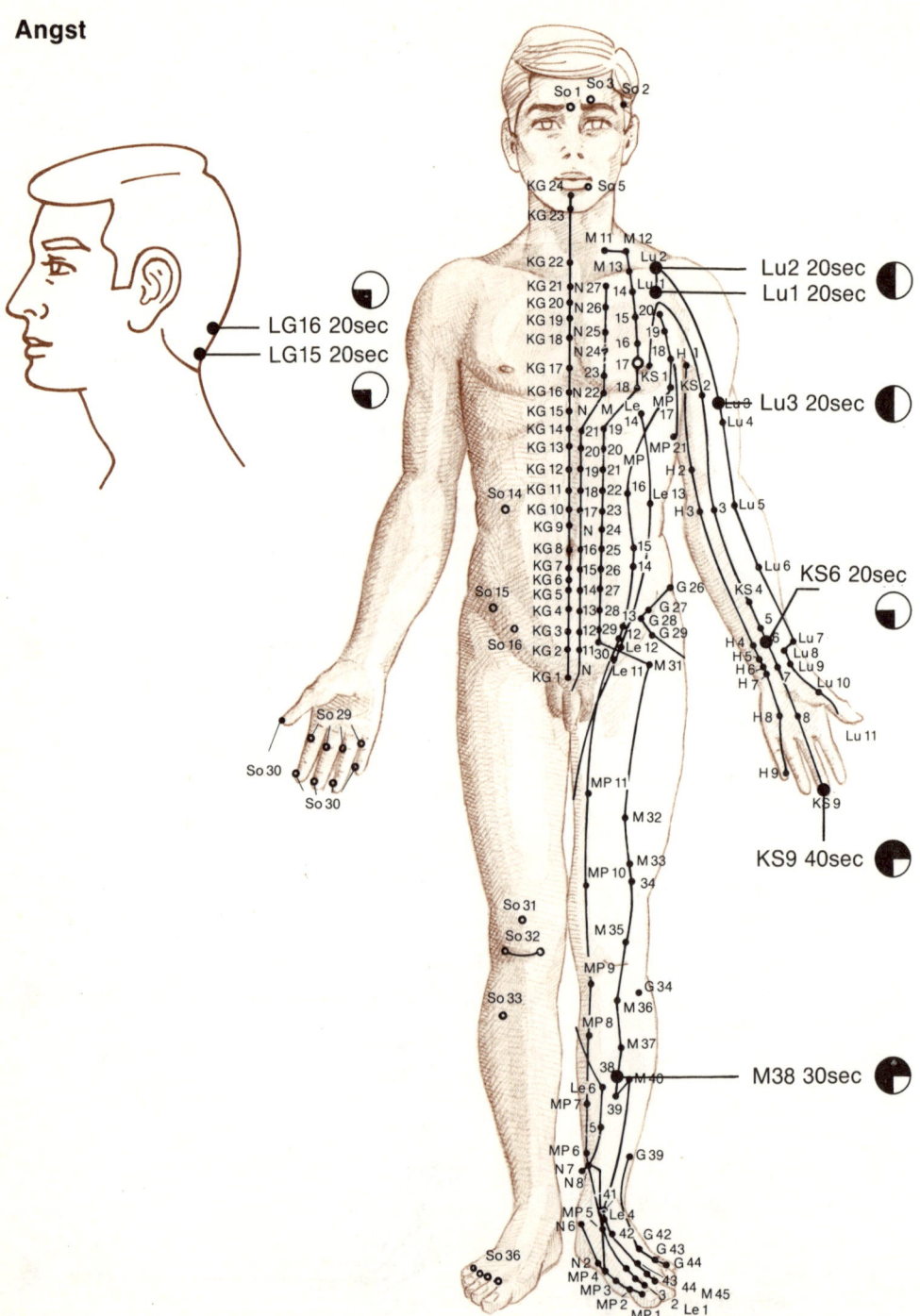

So 1  So 3  So 2
So 2

KG 24  So 5
KG 23

M 11  M 12
KG 22        M 13        Lu 2    **Lu2 20sec**
KG 21  N 27  14      Lu 1    **Lu1 20sec**
KG 20  N 26      15  20
KG 19  N 25      16  19
KG 18  N 24      17  18  H 1
KG 17      23    18  KS 1
KG 16  N 22  18  Le  KS 2    **Lu 3 20sec**
KG 15  N  M  14  MP  Lu 3
KG 14    21  19    17  Lu 4
KG 13    20 20  MP  MP 21
KG 12    19 21  MP  H 2
KG 11  18 22  16  Le 13
So 14  KG 10  17 23  H 3  3  Lu 5
KG 9  N  24
KG 8  16 25      15        Lu 6  **KS6 20sec**
KG 7  15 26      14        KS 4
KG 6  14 27              5
So 15  KG 5  13 28  13  G 26        Lu 7
KG 4    12 29  G 27  KS 5  Lu 8
So 16  KG 3  12 29  G 28  H 4  6  Lu 9
KG 2  11 30  Le 12  G 29  H 5  Lu 10
KG 1  N  11 30  Le 11  M 31  H 6  7
                    H 7
            So 29        H 8  8
So 30                    H 9        Lu 11
    So 30                    KS 9

            MP 11              **KS9 40sec**
                M 32
        MP 10  M 33
            34
So 31      M 35
So 32
        MP 9
So 33          G 34
        MP 8  M 36
            M 37
            38  M 40      **M38 30sec**
        Le 6
    MP 7  39
        5          G 39
    MP 6  N 7
        N 8
    MP 5  Le 4  41
    N 6      42  G 42
So 36      N 2      G 43
    MP 4      43  G 44
    MP 3      3  44  M 45
    MP 2  MP 1  2  Le 1

**LG16 20sec**
**LG15 20sec**

86

# Arme, schmerzende

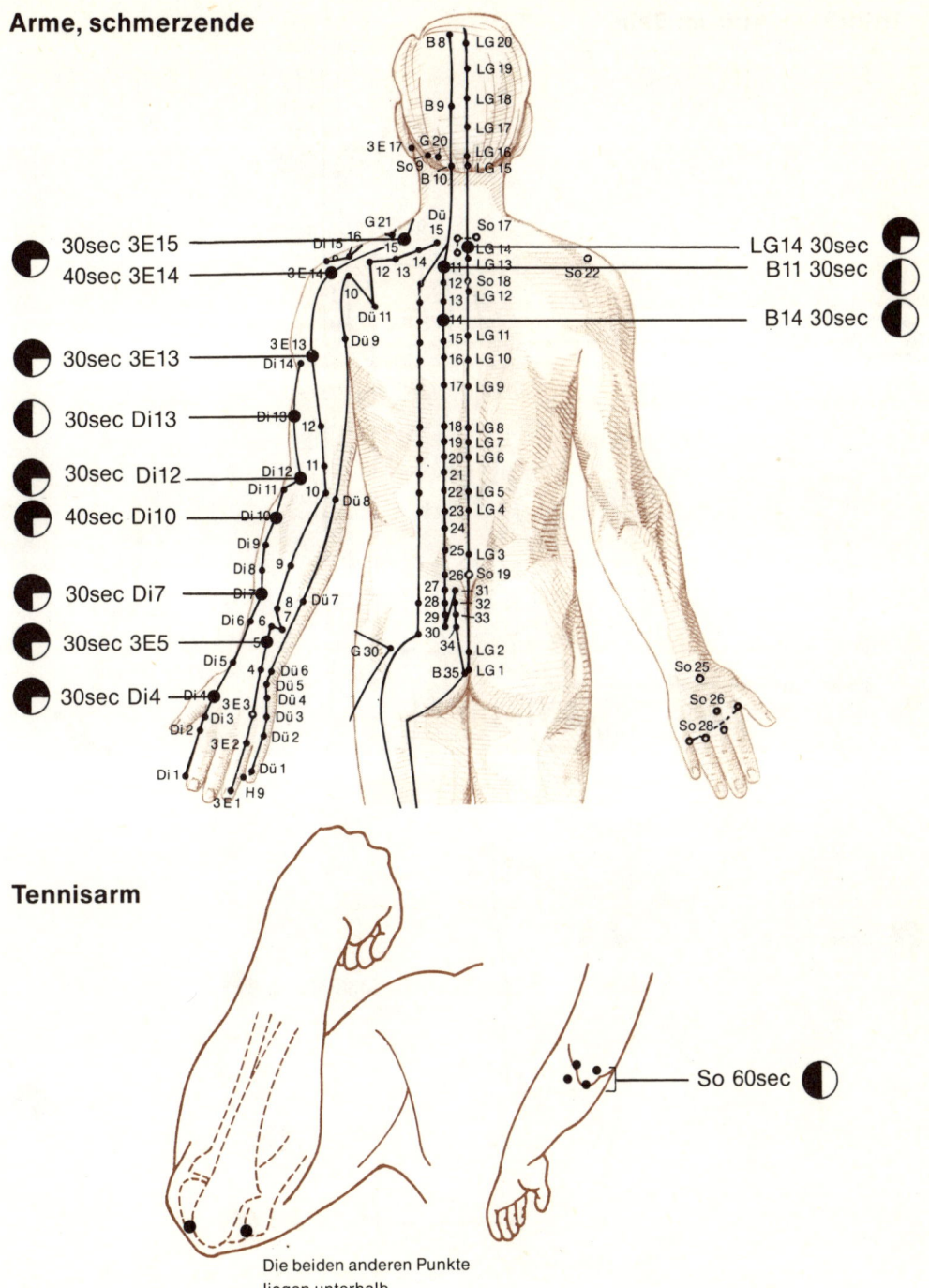

30sec 3E15

40sec 3E14

30sec 3E13

30sec Di13

30sec Di12

40sec Di10

30sec Di7

30sec 3E5

30sec Di4

LG14 30sec

B11 30sec

B14 30sec

# Tennisarm

So 60sec

Die beiden anderen Punkte
liegen unterhalb

# Arthritis im Arm, im Bein

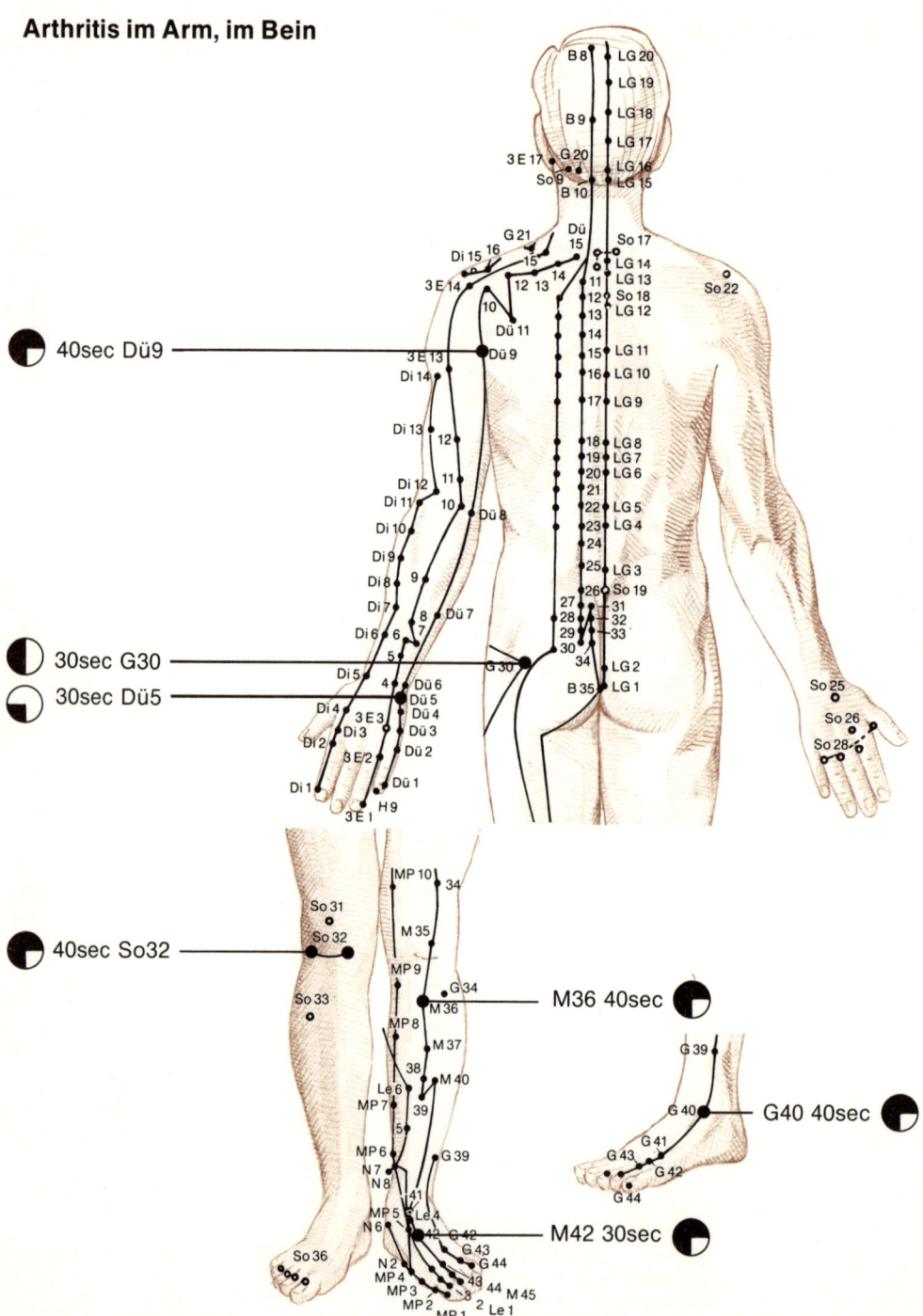

40sec Dü9

30sec G30

30sec Dü5

40sec So32

M36 40sec

G40 40sec

M42 30sec

# Blutdruck, hoher
# (Hypertonie)

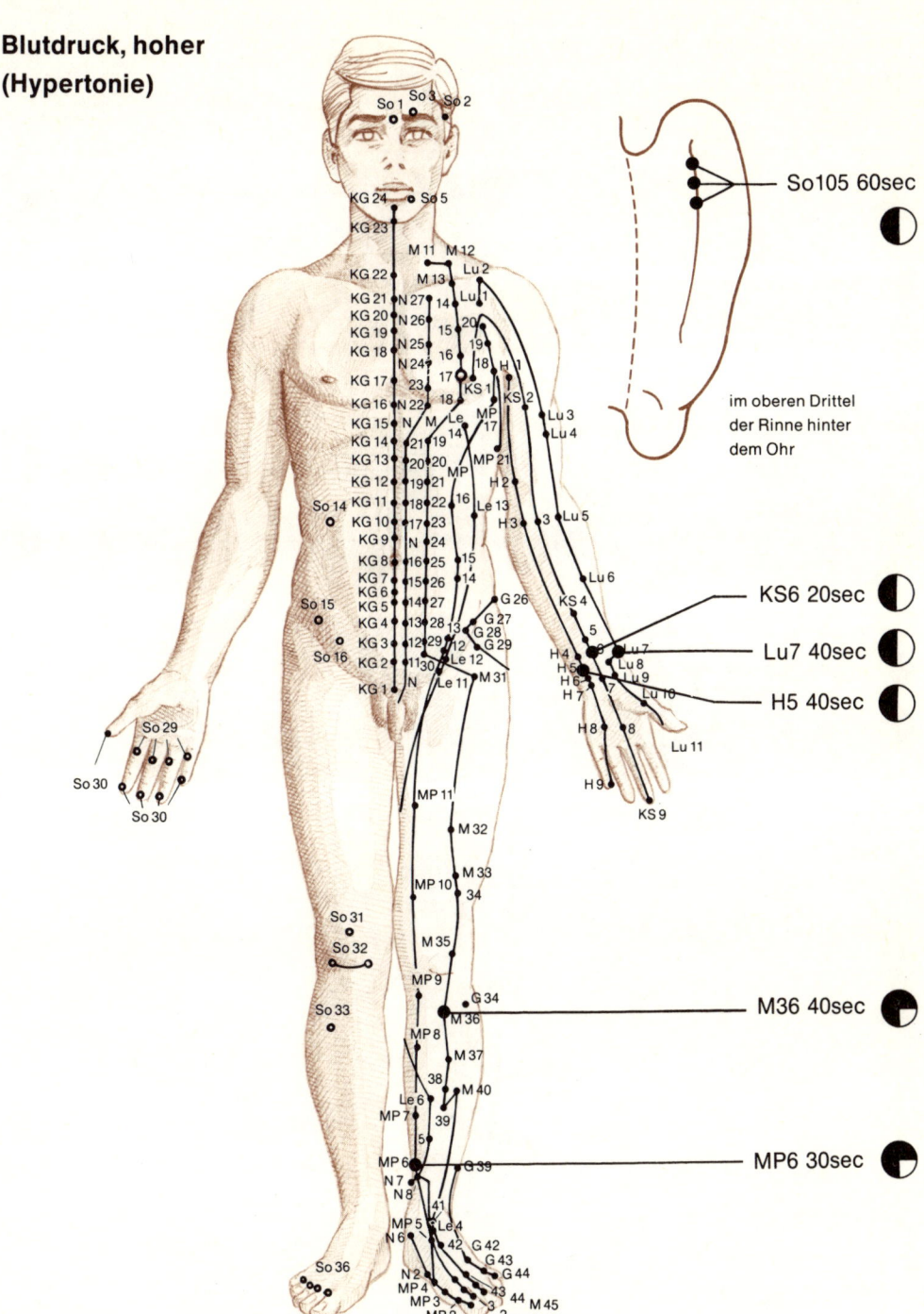

So105 60sec

im oberen Drittel
der Rinne hinter
dem Ohr

KS6 20sec

Lu7 40sec

H5 40sec

M36 40sec

MP6 30sec

# Blutdruck, hoher
## (Hypertonie)

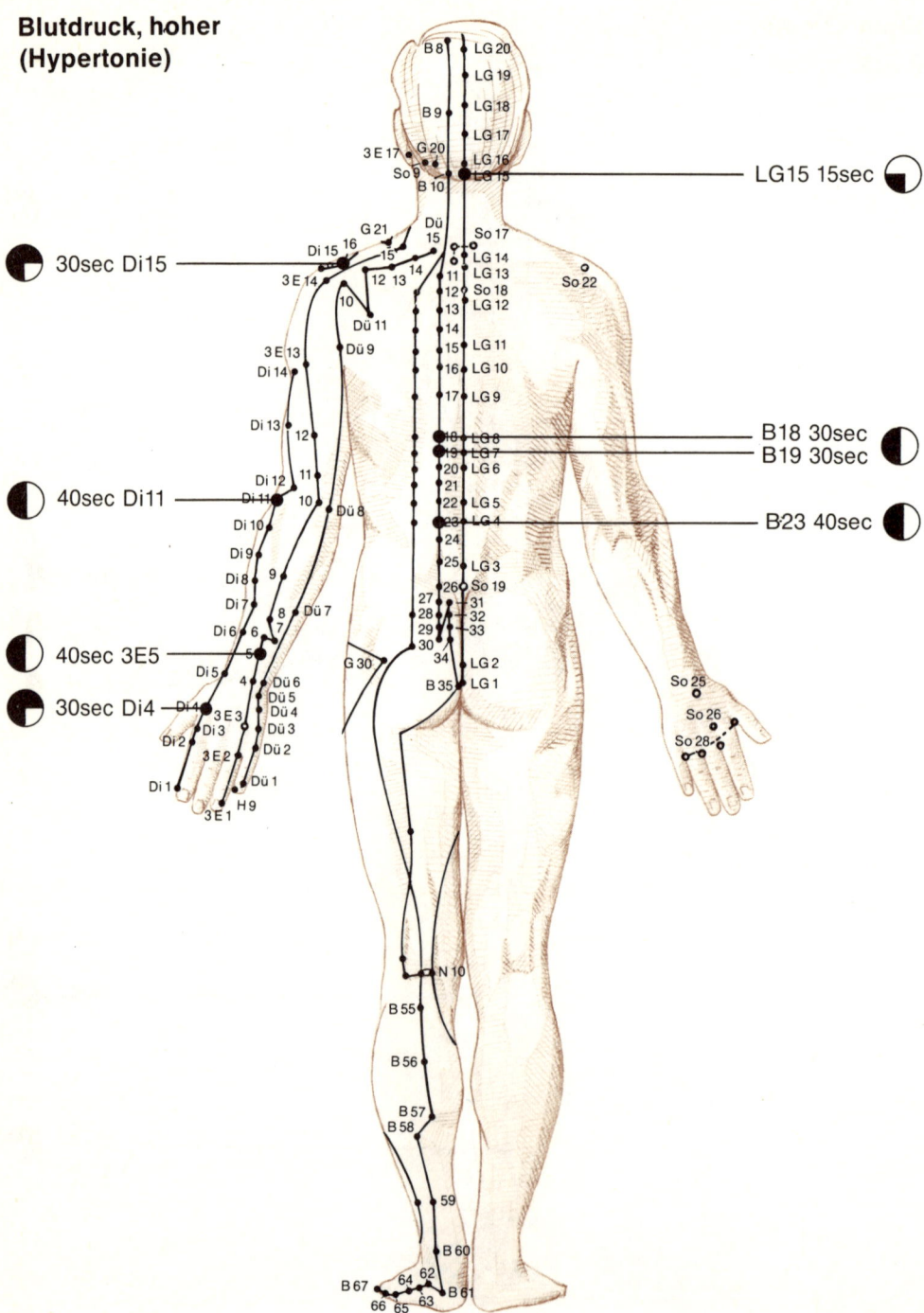

B8

LG 20
LG 19
LG 18
LG 17
LG 16
LG 15 — **LG15 15sec**

B9

3E 17
G20
So 9
B10

Dü 15
So 17
**30sec Di15** — Di 15 16
G 21
15
12 13
LG 14
11 LG 13
12 So 18
13 LG 12
14
10
Dü 11
15 LG 11
3E 14
16 LG 10
3E 13
Dü 9
17 LG 9
Di 14

Di 13
12
18 LG 8 — **B18 30sec**
19 LG 7 — **B19 30sec**
Di 12
11
20 LG 6
**40sec Di11** — Di 11
10
Dü 8
21
Di 10
22 LG 5
Di 9
23 LG 4 — **B23 40sec**
9
24
Di 8
25 LG 3
Di 7
26 So 19
8
Dü 7
27 31
Di 6
6
7
28 32
**40sec 3E5** — Di 5
5
29 33
30
4
Di 4
34 LG 2
**30sec Di4** — Di 4
Dü 6
B 35 LG 1
3E 3
Dü 5
Di 3
Dü 4
Di 2
Dü 3
So 25
3E 2
So 26
Di 1
Dü 2
So 28
Dü 1
3E 1
H 9
G 30

So 22

N 10

B 55

B 56

B 57
B 58

59

B 60
62
B 67
64
B 61
66 65 63

# Blutdruck, hoher (Hypertonie)

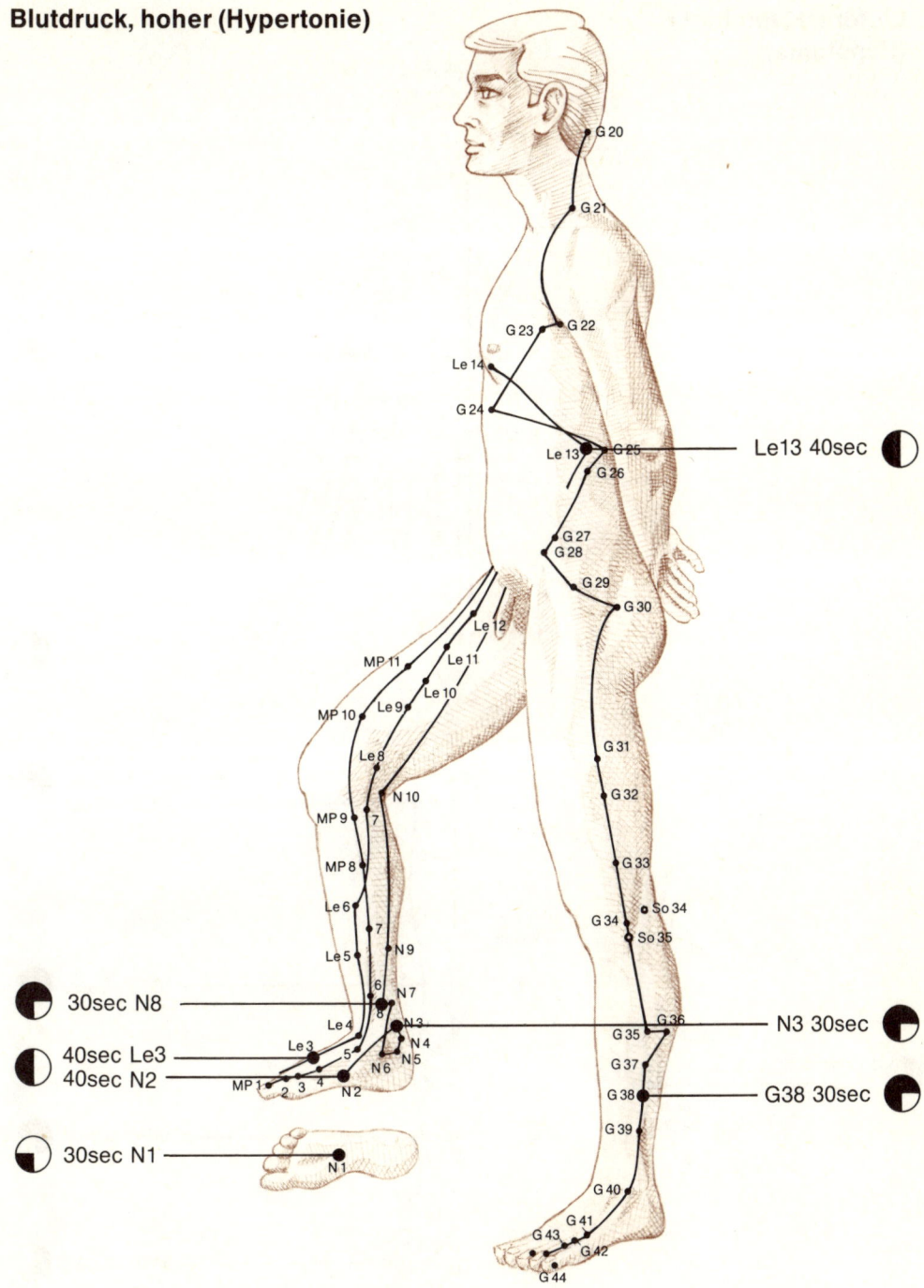

Le13 40sec

30sec N8

40sec Le3
40sec N2

30sec N1

N3 30sec

G38 30sec

# Blutdruck, niedriger (Hypotonie)

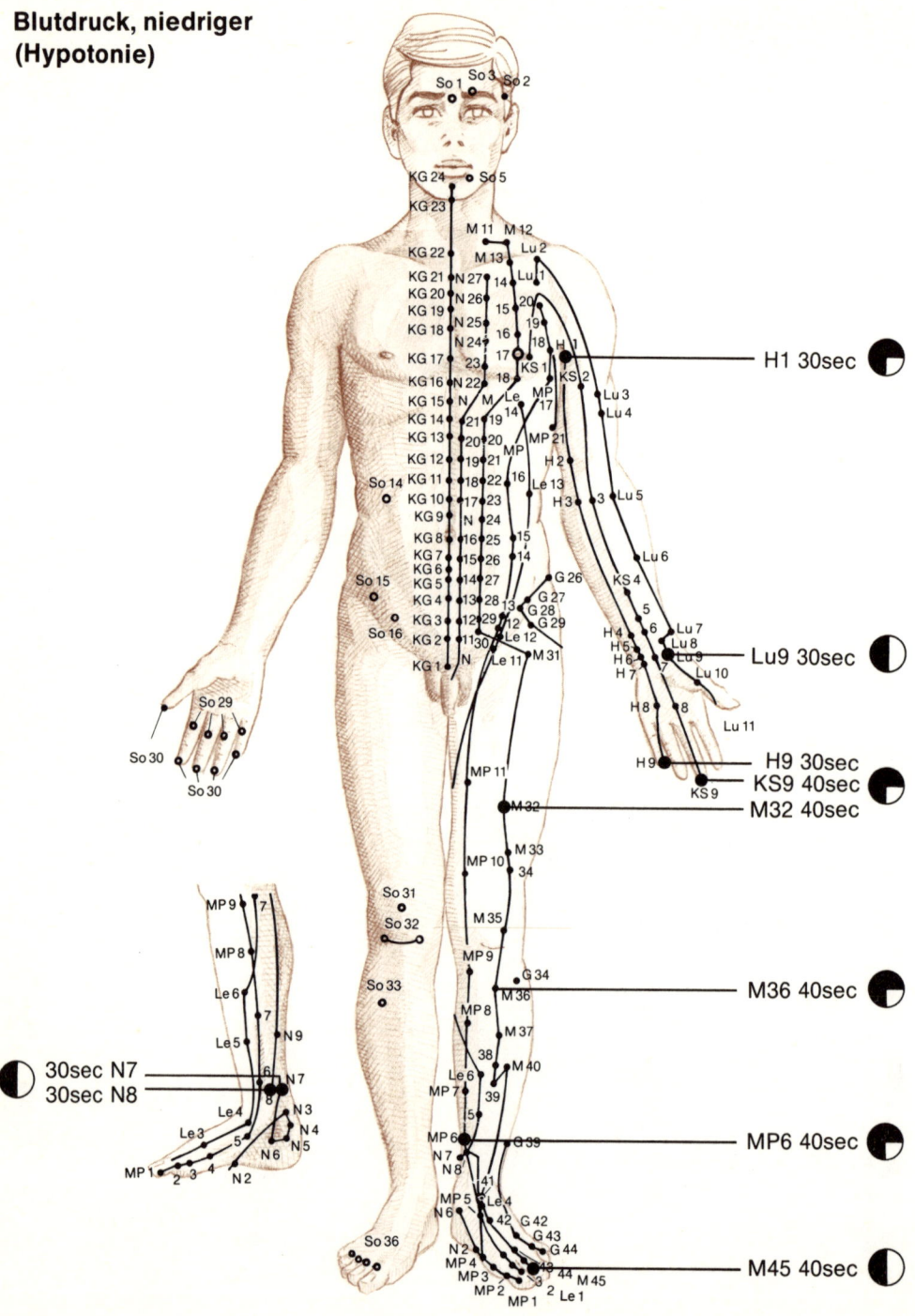

H1 30sec

Lu9 30sec

H9 30sec
KS9 40sec
M32 40sec

M36 40sec

30sec N7
30sec N8

MP6 40sec

M45 40sec

# Bronchial-Asthma

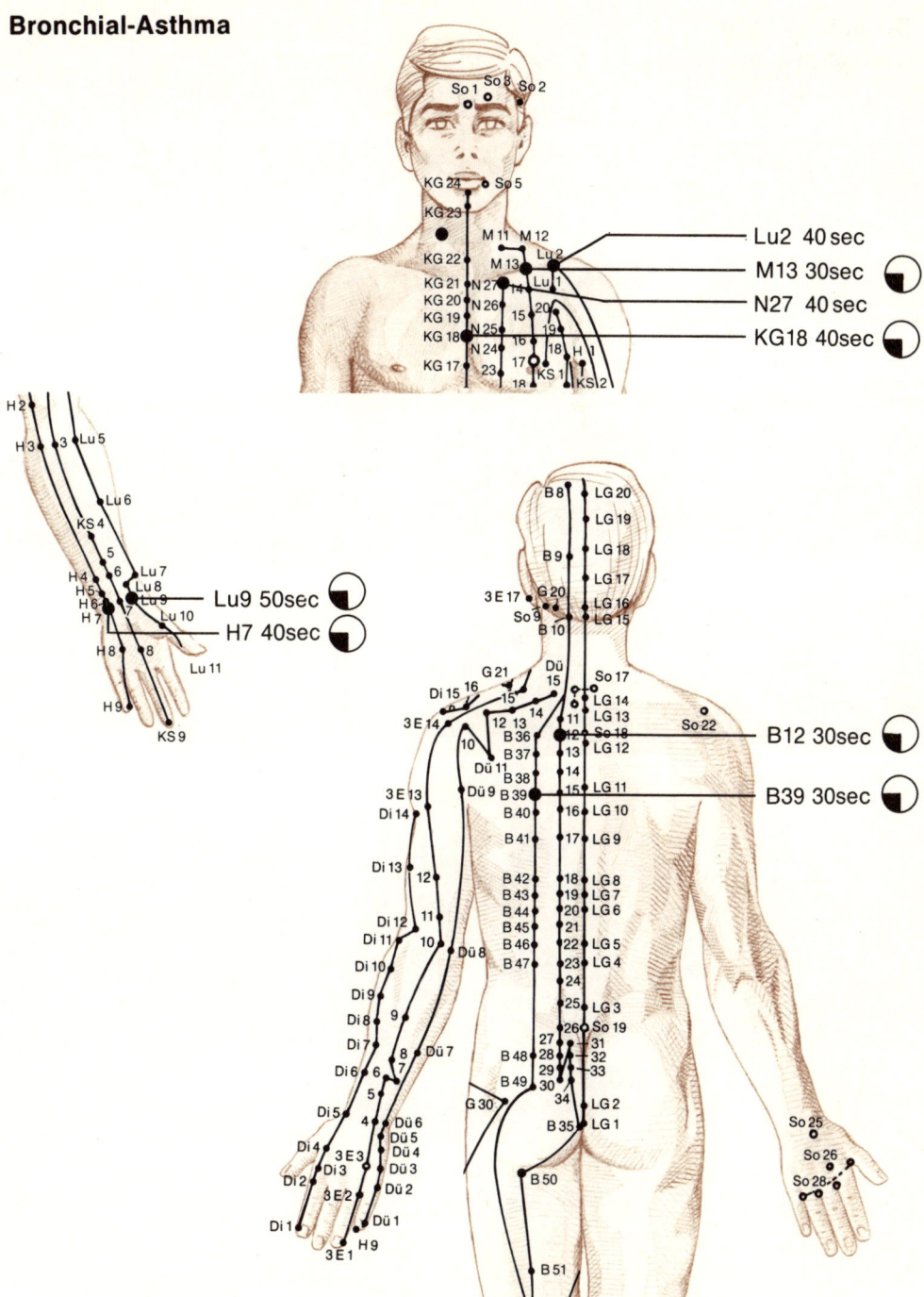

Lu2 40 sec
M13 30sec
N27 40 sec
KG18 40sec

Lu9 50sec
H7 40sec

B12 30sec
B39 30sec

# Bronchitis
(vorzüglich gegen Hustenreiz)

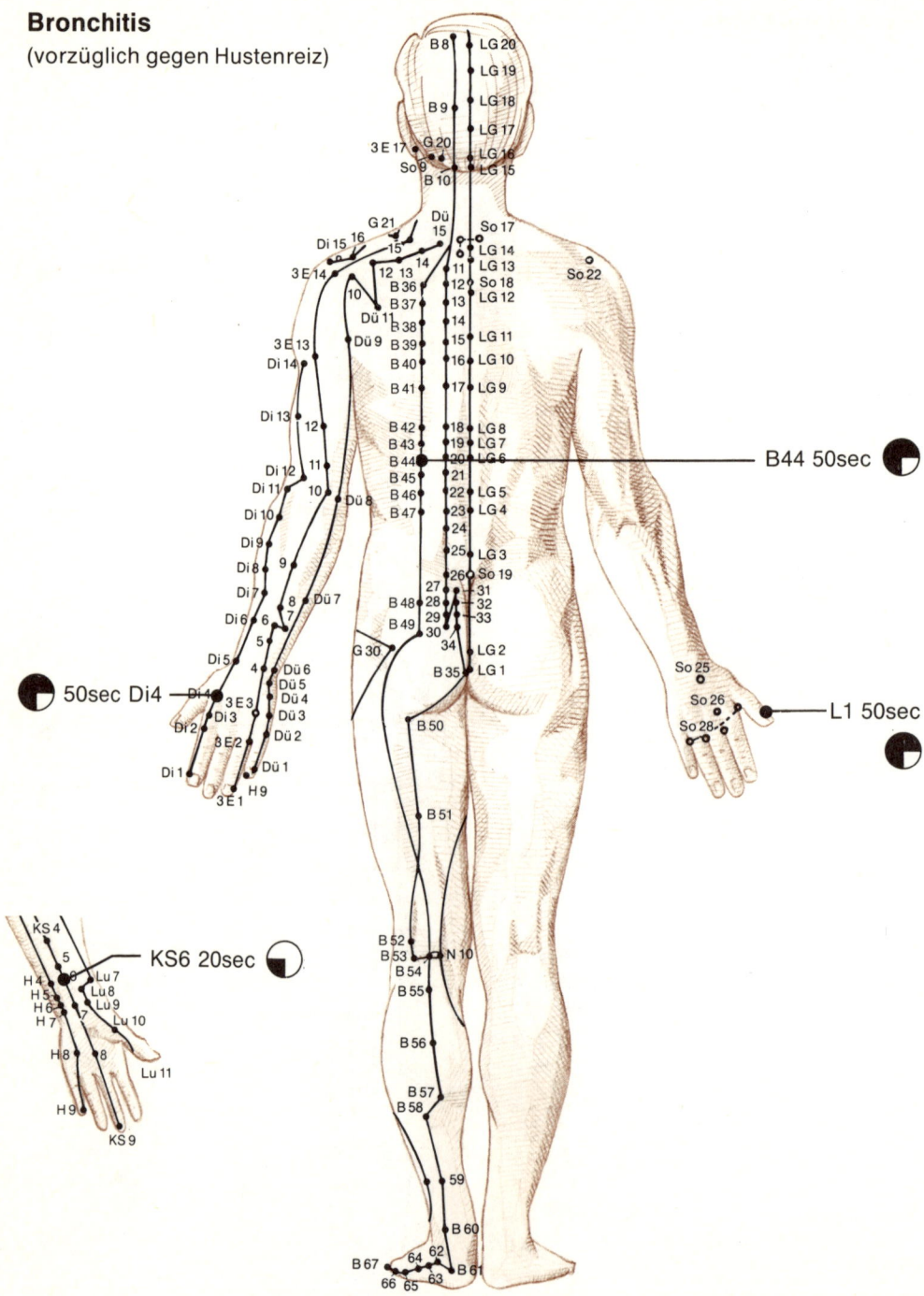

50sec Di4

KS6 20sec

B44 50sec

L1 50sec

# Fettsucht (Adipositas)

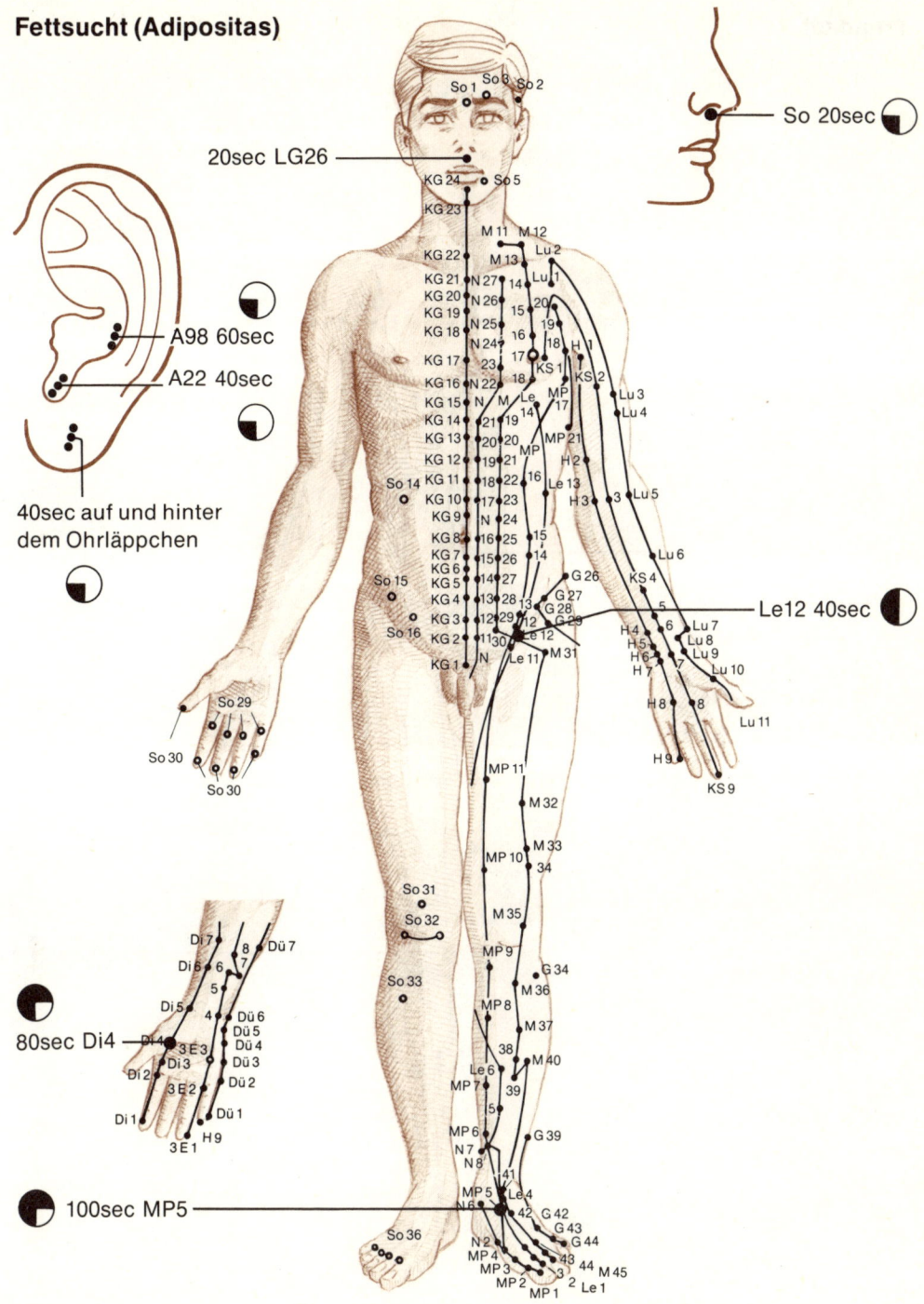

So 20sec

20sec LG26

A98 60sec
A22 40sec

40sec auf und hinter
dem Ohrläppchen

Le12 40sec

80sec Di4

100sec MP5

95

# Frigidität

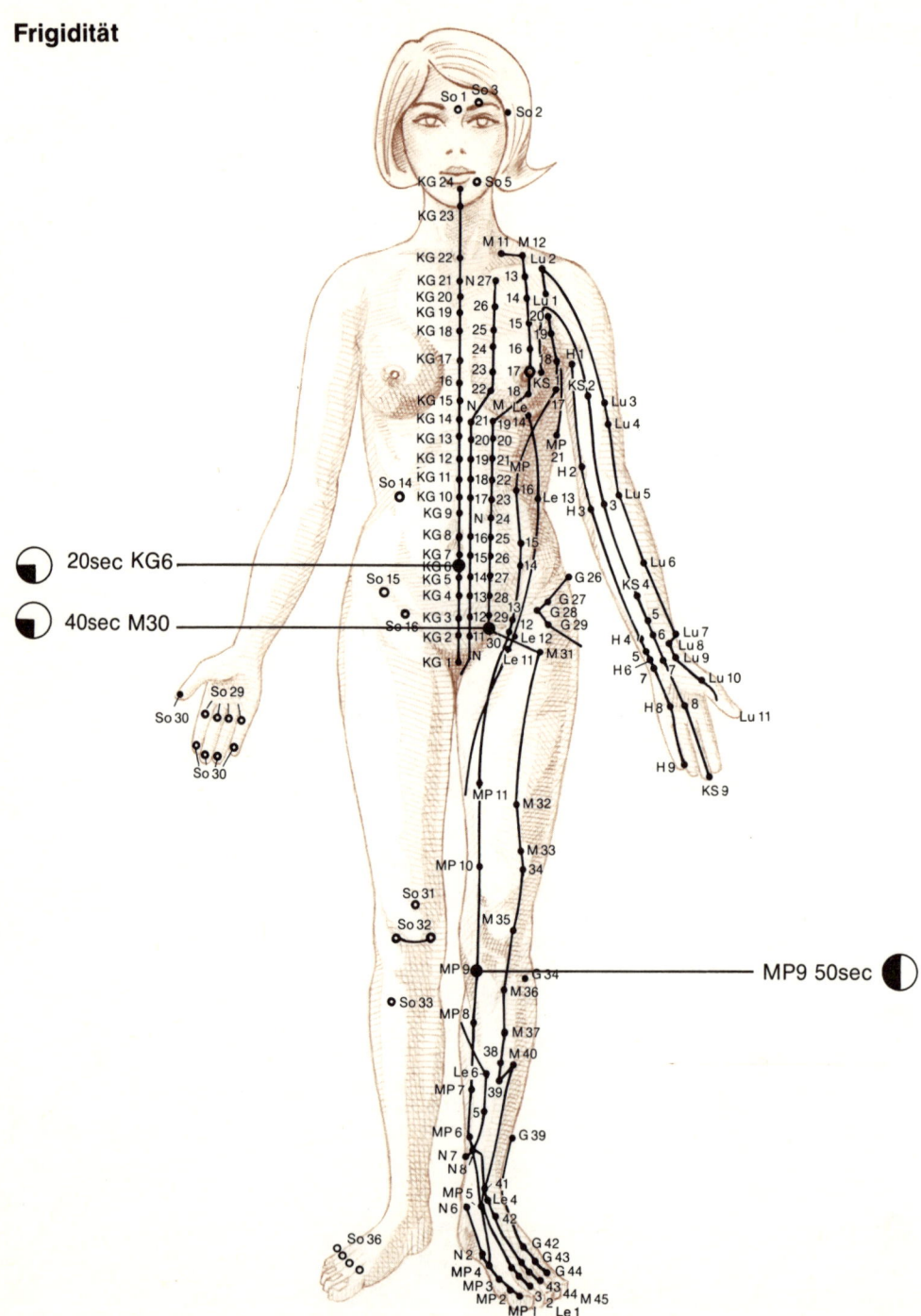

So 1  So 3
So 2
So 5
KG 24
KG 23
KG 22        M 11  M 12
N 27   13        Lu 2
KG 21              Lu 1
KG 20    26      14   20
KG 19              19
KG 18    25      15   8   H 1
KG 17              16
16       24      17       KS 2
KG 15    23      18   Le    Lu 3
N        22      M        17   Lu 4
KG 14    21      19 14
KG 13    20  20
KG 12    19  21  MP
KG 11    18  22  H 2       Lu 5
So 14    17  23  16  Le 13
KG 10            H 3   3
KG 9     N   24      15
KG 8         26
KG 7         15
20sec KG6    KG 6        14
KG 5     14  27       G 26       Lu 6
So 15    KG 4  13       G 27       KS 4
40sec M30    KG 3  12  29  13  G 28
So 16    KG 2        12  G 29   H 4   6   Lu 7
KG 1     N   30  Le 12   5   7  Lu 8
Le 11   M 31  H 6   7   Lu 9
So 29                H 8   8   Lu 10
So 30  o                     Lu 11
So 30
H 9
KS 9
MP 11    M 32
MP 10    M 33
34
So 31
So 32    M 35
MP 9     G 34        MP9 50sec
M 36
So 33    MP 8
M 37
38   M 40
Le 6
MP 7     39
5
MP 6         G 39
N 7
N 8     41
MP 5    Le 4
N 6     42
So 36    G 42
N 2   G 43
MP 4   G 44
MP 3   43
3  2  44  M 45
MP 2  MP 1  Le 1

96

# Frigidität

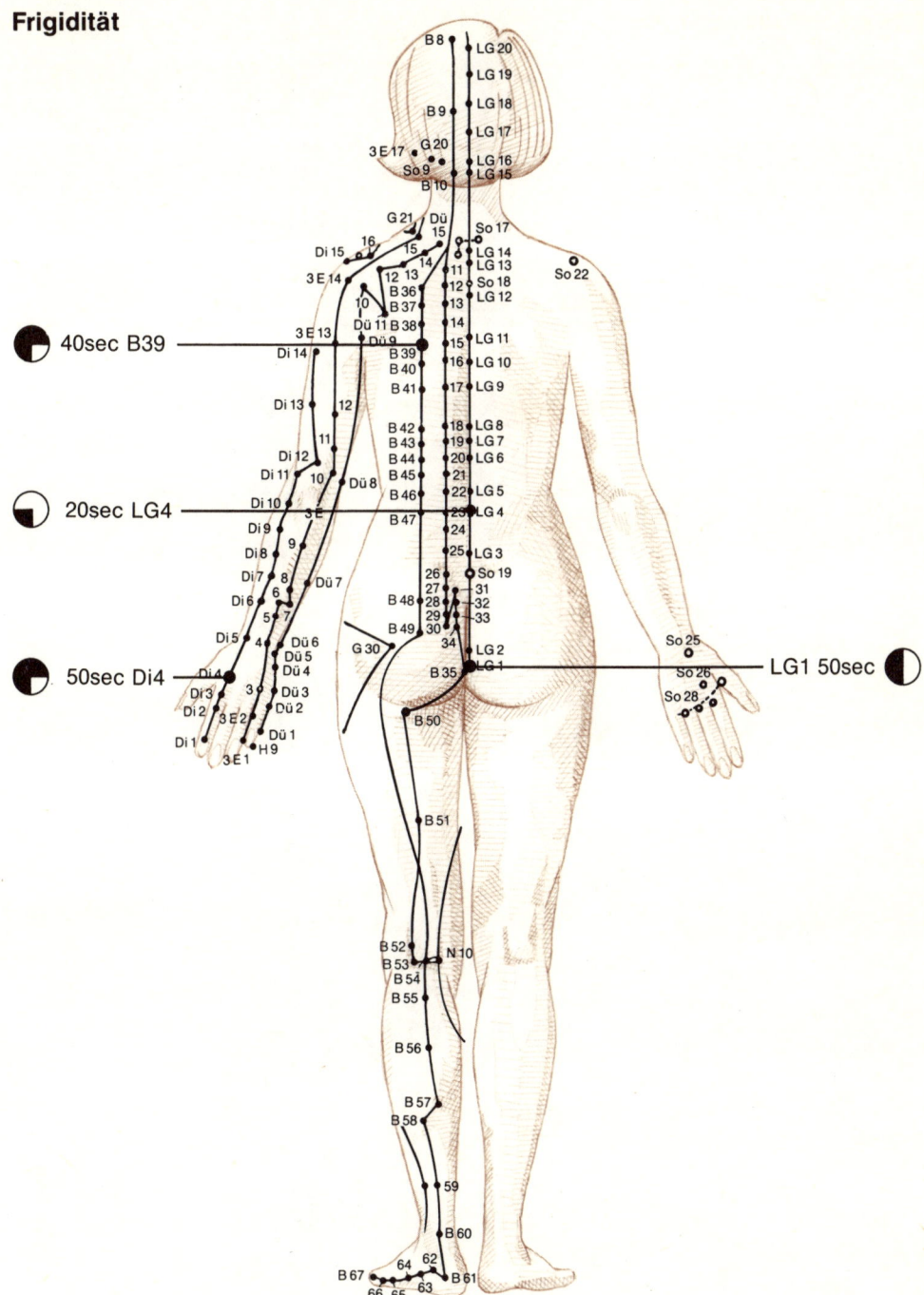

40sec B39

20sec LG4

50sec Di4

LG1 50sec

97

# Füße, schmerzende

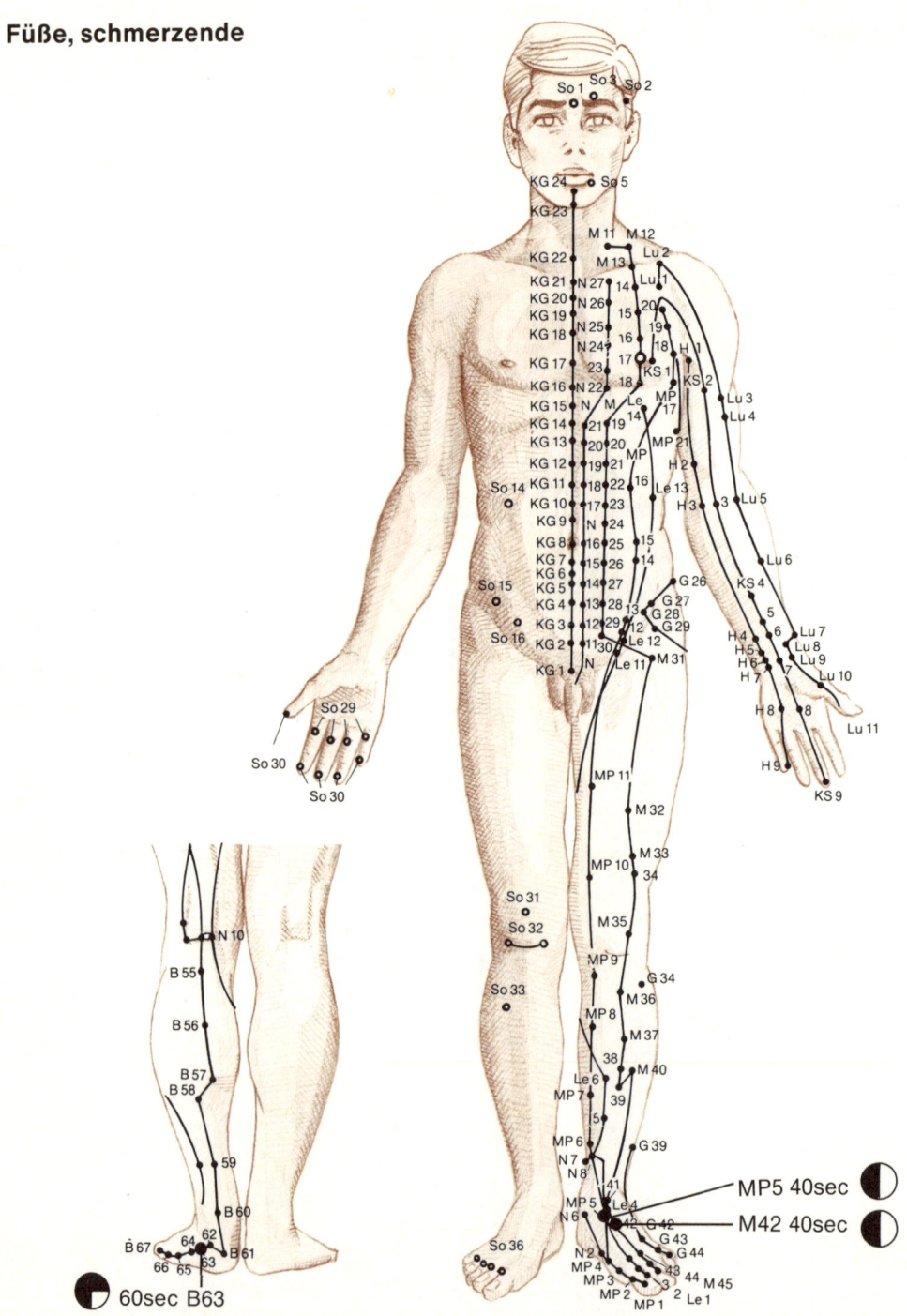

So 1　So 3　So 2

KG 24　So 5

KG 23

KG 22　M 11　M 12
Lu 2
M 13
KG 21　N 27　14　Lu 1
KG 20　N 26　　20
KG 19　N 25　15　19
KG 18　　16　18　H 1
N 24　17　KS 1
KG 17　　23　18　KS 2
KG 16　N 22　　Le　MP
KG 15　N　M　14　17　Lu 3
KG 14　　21　19　Lu 4
KG 13　　20　20　MP 21
KG 12　　19　21　MP　H 2
KG 11　　18　22　16　Le 13
So 14　KG 10　　17　23　H 3　3　Lu 5
KG 9　N　24
KG 8　16　25　Lu 6
KG 7　15　26　15　KS 4
KG 6　　14　G 26　5
So 15　KG 5　　14　27　G 27　6　Lu 7
KG 4　13　28　13　G 28　H 4　Lu 8
KG 3　　12　29　12　G 29　H 5　Lu 9
So 16　KG 2　11　30　Le 12　H 6　7　Lu 10
KG 1　N　Le 11　M 31　H 7
　　　　　　　　H 8　8
So 29　　　　　　H 9
So 30　　　　　　　KS 9
So 30

MP 11

M 32

MP 10　M 33
34

So 31　M 35
So 32

MP 9
So 33

MP 8　G 34
M 36
MP 7　M 37
Le 6　38　M 40
5　39
MP 6　G 39
N 7
N 8　41
MP 5　Le 4　**MP5 40sec** ◑
N 6　42　G 42　**M42 40sec** ◑
So 36　N 2　43　G 43
MP 4　43　G 44
MP 3　3　44　M 45
MP 2　MP 1　Le 1

N 10
B 55
B 56
B 57
B 58
59
B 60
64　62
B 67　63　B 61
66　65

◕ **60sec B63**

98

# Harnsäureüberschuß
## (Urämie)

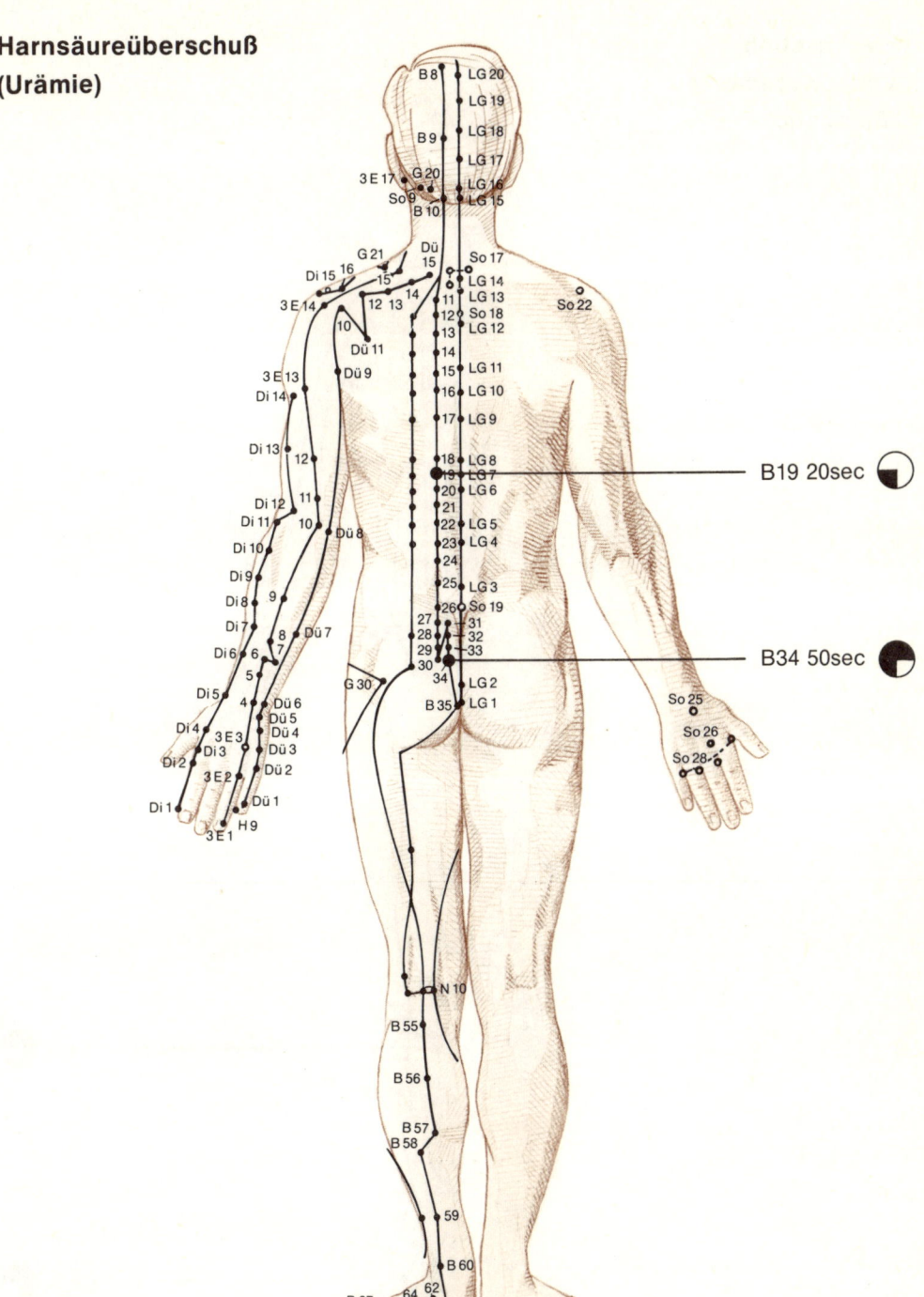

B19 20sec

B34 50sec

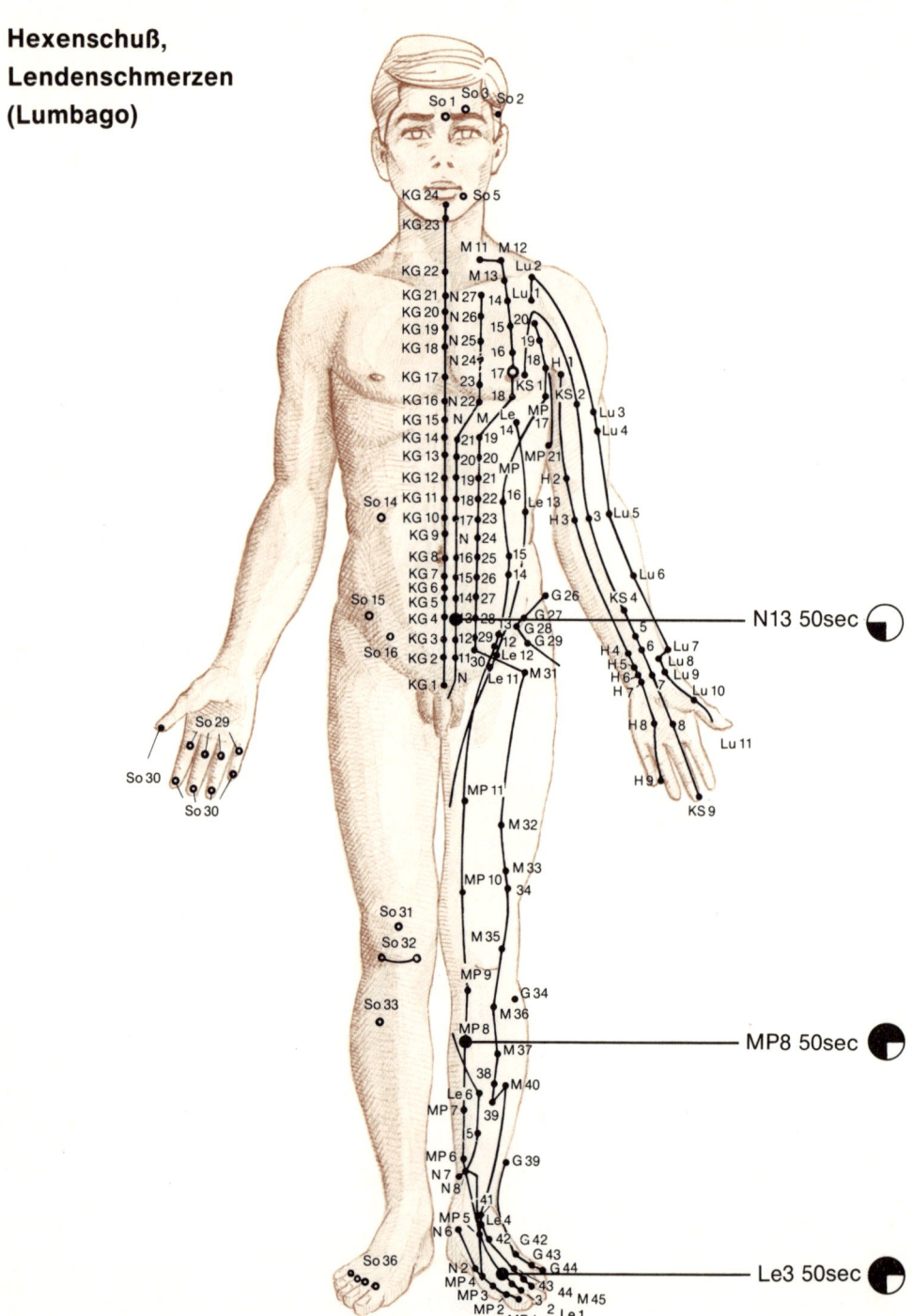

N13 50sec

MP8 50sec

Le3 50sec

# Hexenschuß,
# Lendenschmerzen
# (Lumbago)

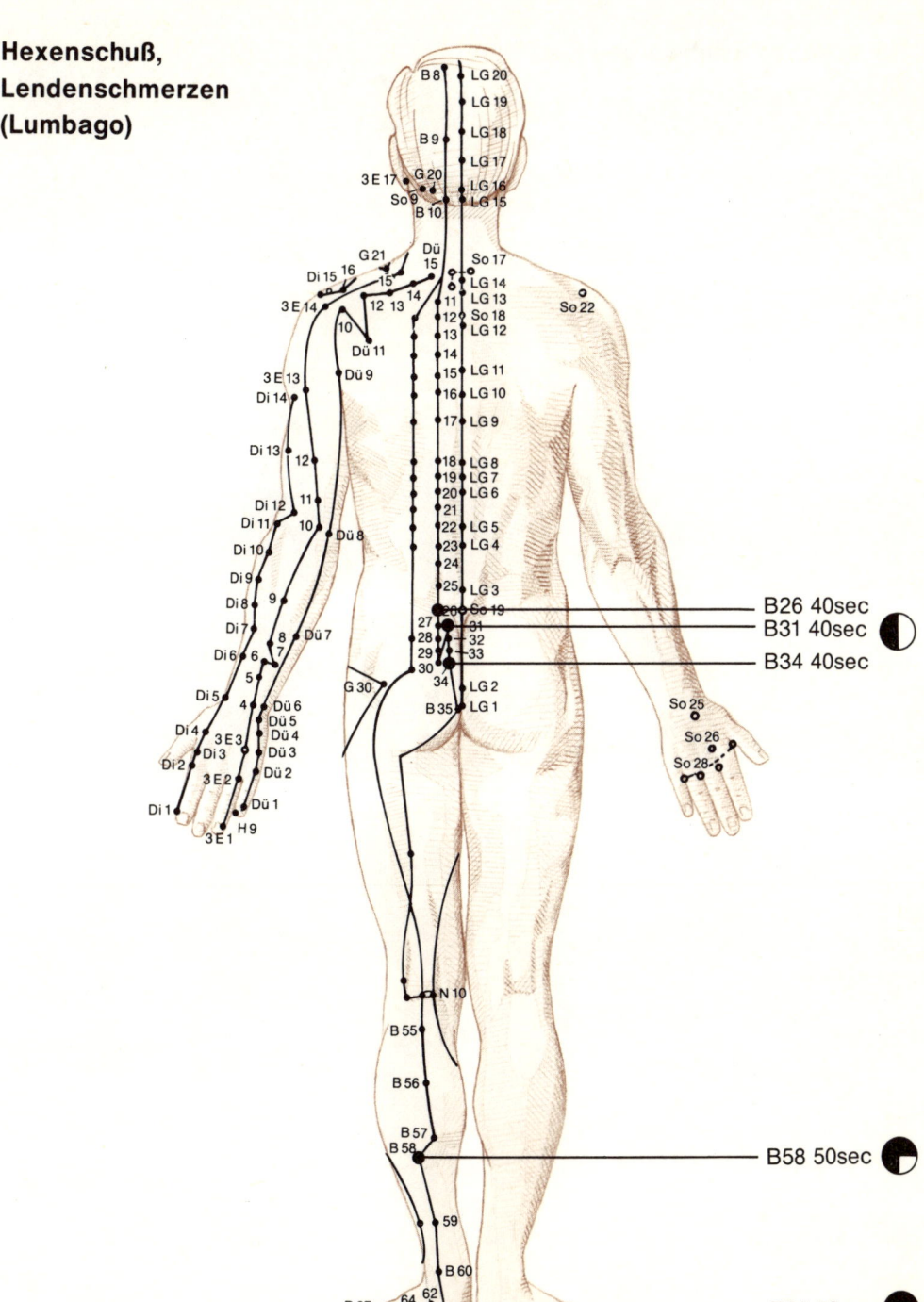

B26 40sec
B31 40sec
B34 40sec

B58 50sec

B64 50sec

# Hüftgelenksbeschwerden (Coxitis)

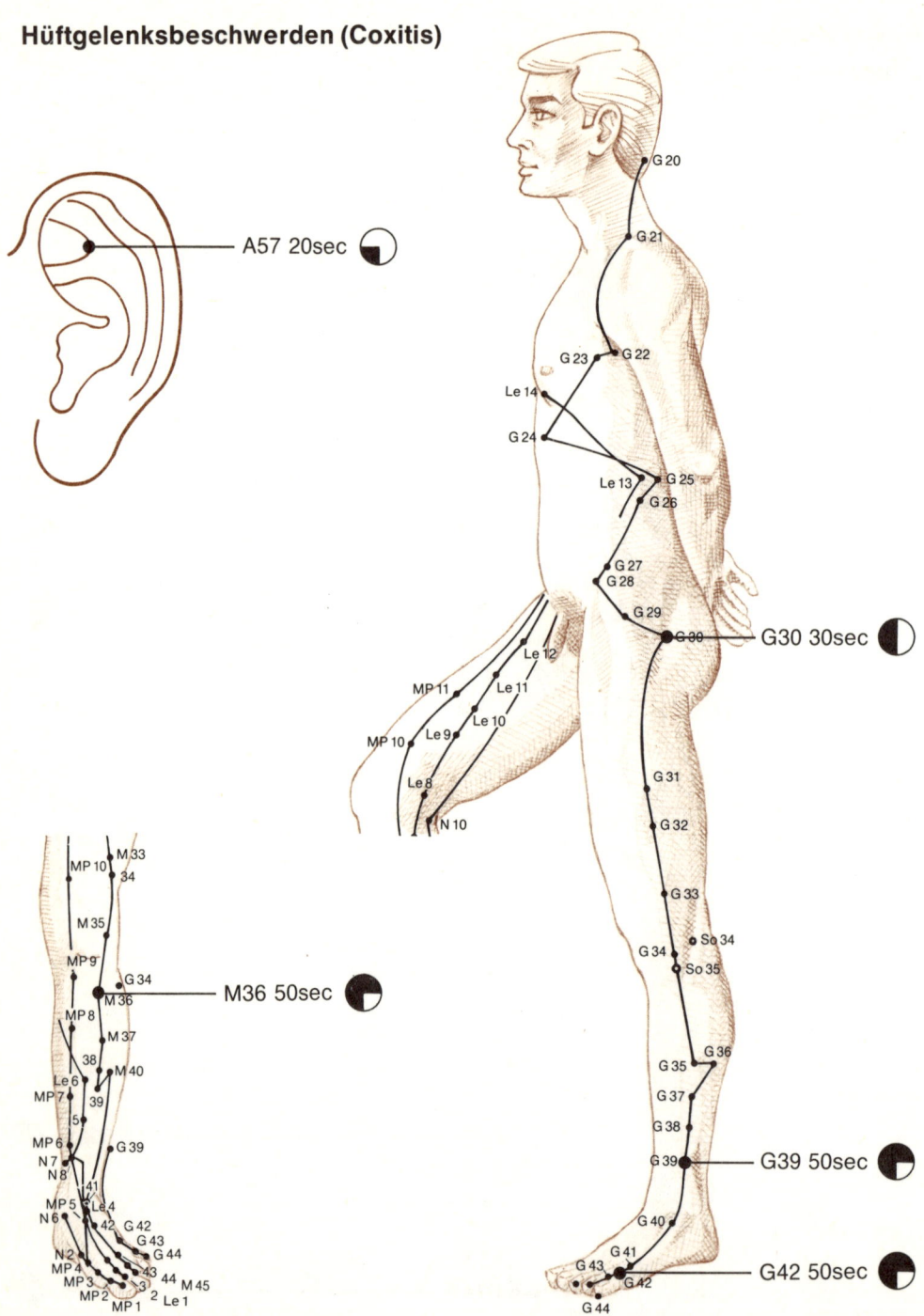

A57 20sec

G30 30sec

M36 50sec

G39 50sec

G42 50sec

# Impotenz, schwache

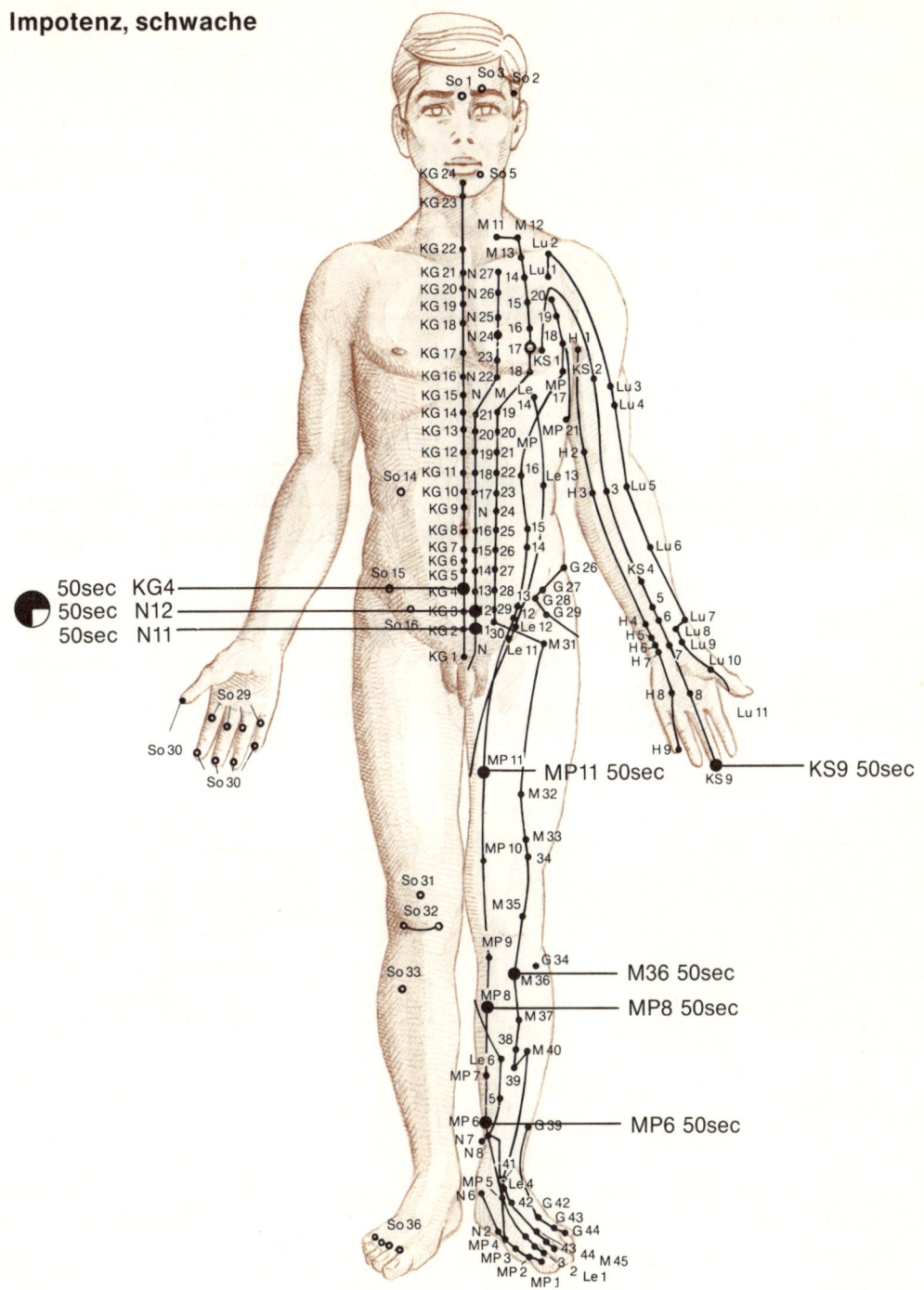

So 1  So 3  So 2

KG 24  So 5
KG 23

M 11  M 12
KG 22  M 13  Lu 2
KG 21  N 27  14  Lu 1
KG 20  N 26  15  20
KG 19  N 25  16  19
KG 18  N 24  18  H 1
KG 17  23  17  KS 1  KS 2
KG 16  N 22  18  Lu 3
KG 15  N  M  Le  MP  Lu 4
KG 14  21  14  17
KG 13  20  20  MP 21
KG 12  19  21  MP
So 14  KG 11  18  22  16  H 2
KG 10  17  23  Le 13
KG 9  N  24  H 3  3  Lu 5
KG 8  16  25  15
KG 7  15  26  14
KG 6  14  27  KS 4  Lu 6
KG 5  14  27  G 26
So 15  KG 4  13  28  13  G 27  KS 3
**50sec  KG4**  KG 3  2  29  G 28  H 4  6  Lu 7
**50sec  N12**  So 16  KG 2  30  12  G 29  H 5  Lu 8
**50sec  N11**  KG 1  N  Le 12  H 6  7  Lu 9
Le 11  M 31  H 7  Lu 10

So 29  H 8  8
So 30  Lu 11
So 30  H 9
MP 11  **MP11 50sec**  KS 9  **KS9 50sec**

M 32
MP 10  M 33
34
So 31  M 35
So 32
MP 9
G 34
So 33  M 36  **M36 50sec**
MP 8  **MP8 50sec**
M 37
38  M 40
Le 6  39
MP 7
5
MP 6  G 39  **MP6 50sec**
N 7
N 8  41
MP 5  Le 4
N 6  42  G 42
N 2  G 43
MP 4  G 44
MP 3  43  44  M 45
So 36  MP 2  3  2  Le 1
MP 1

103

# Impotenz, schwache

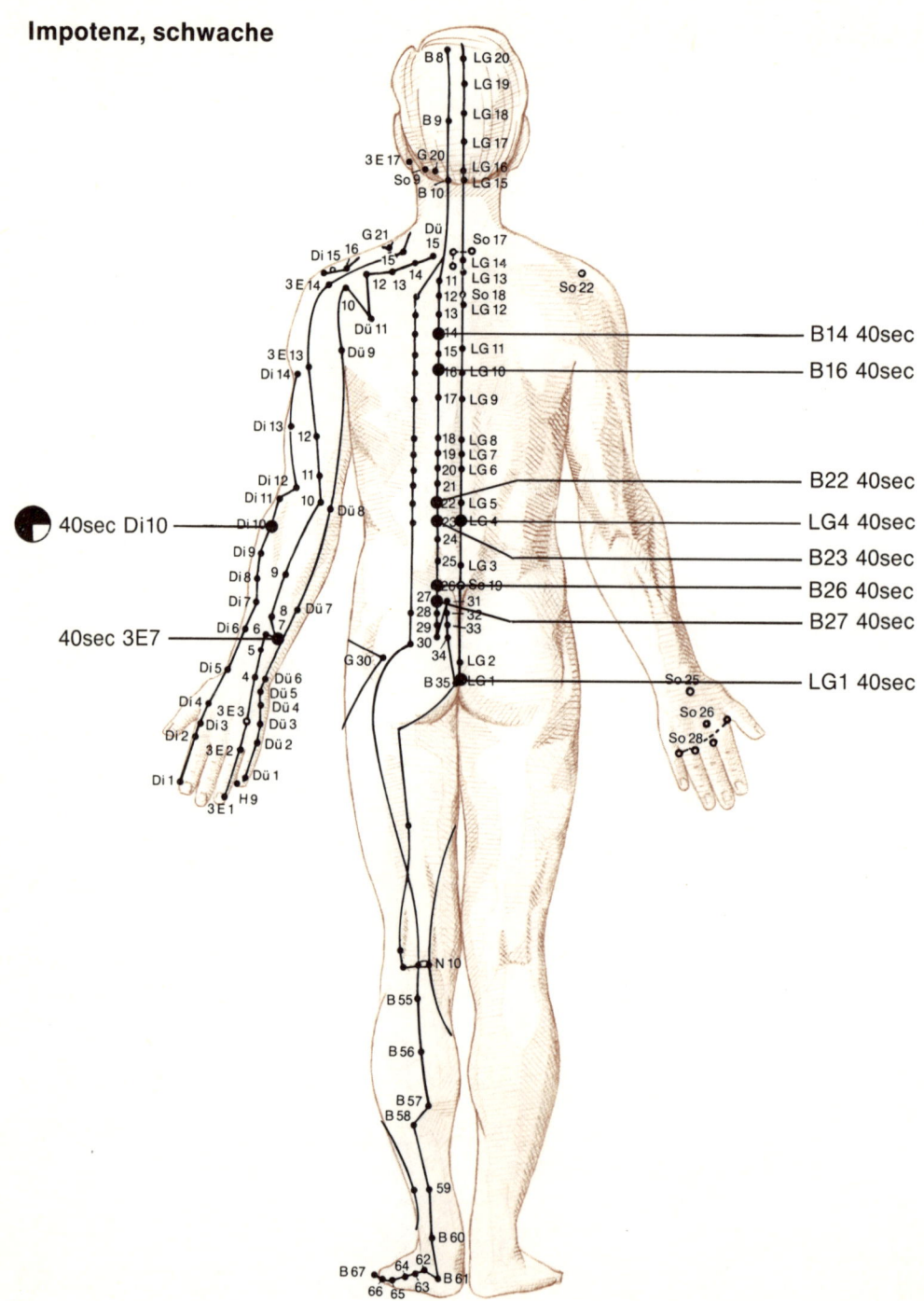

B 8 — LG 20
LG 19
B 9 — LG 18
LG 17
3 E 17 — G 20 — LG 16
So 9 — LG 15
B 10
Dü 15 — So 17
G 21 — LG 14
Di 15 16 — 15 — 11 — LG 13
3 E 14 — 12 13 14 — 12 — So 18
10 — 13 — LG 12
Dü 11 — 14 — So 22
Dü 9 — 15 — LG 11
3 E 13 — 16 — LG 10
Di 14 — 17 — LG 9
Di 13 — 12 — 18 — LG 8
Di 12 — 11 — 19 — LG 7
Di 11 — 10 — Dü 8 — 20 — LG 6
Di 10 — 21
Di 9 — 22 — LG 5
Di 8 — 9 — 23 — LG 4
Di 7 — 24
40sec Di10 — 25 — LG 3
Di 6 — 6 — 7 — 26 — So 19
40sec 3E7 — 5 — Dü 7 — 27 — 31
28 — 32
Di 5 — 4 — 29 — 33
G 30 — 30
Di 4 — Dü 6 — 34 — LG 2
3 E 3 — Dü 5 — B 35 — LG 1
Di 2 — Di 3 — Dü 4
3 E 2 — Dü 3
Di 1 — Dü 2 — So 25
Dü 1 — So 26
3 E 1 — H 9 — So 28

B 14 40sec
B 16 40sec
B 22 40sec
LG4 40sec
B 23 40sec
B 26 40sec
B 27 40sec
LG1 40sec

N 10
B 55
B 56
B 57
B 58
59
B 60
B 67 — 64 — 62
66 — 65 — 63 — B 61

# Impotenz, schwache

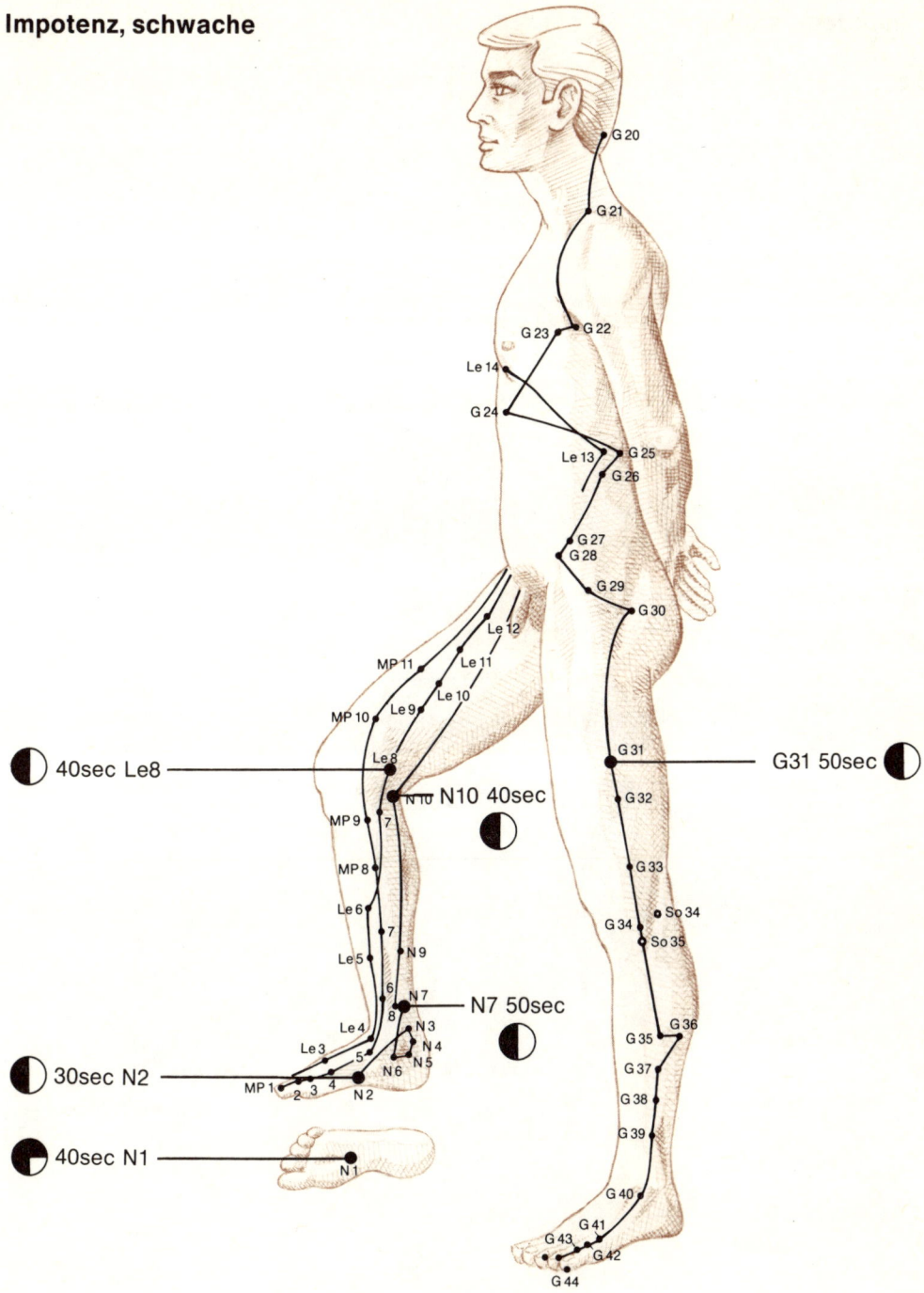

40sec Le8

N10 40sec

G31 50sec

30sec N2

N7 50sec

40sec N1

G 20
G 21
G 22
G 23
Le 14
G 24
Le 13
G 25
G 26
G 27
G 28
G 29
G 30
Le 12
MP 11
Le 11
MP 10
Le 10
Le 9
Le 8
MP 9
N 10
7
MP 8
Le 6
7
Le 5
N 9
6
Le 4
N 7
8
Le 3
N 3
5
N 4
N 6
N 5
MP 1
2
3
4
N 2
N 1
G 31
G 32
G 33
So 34
G 34
So 35
G 35
G 36
G 37
G 38
G 39
G 40
G 41
G 43
G 42
G 44

105

# Impotenz, starke

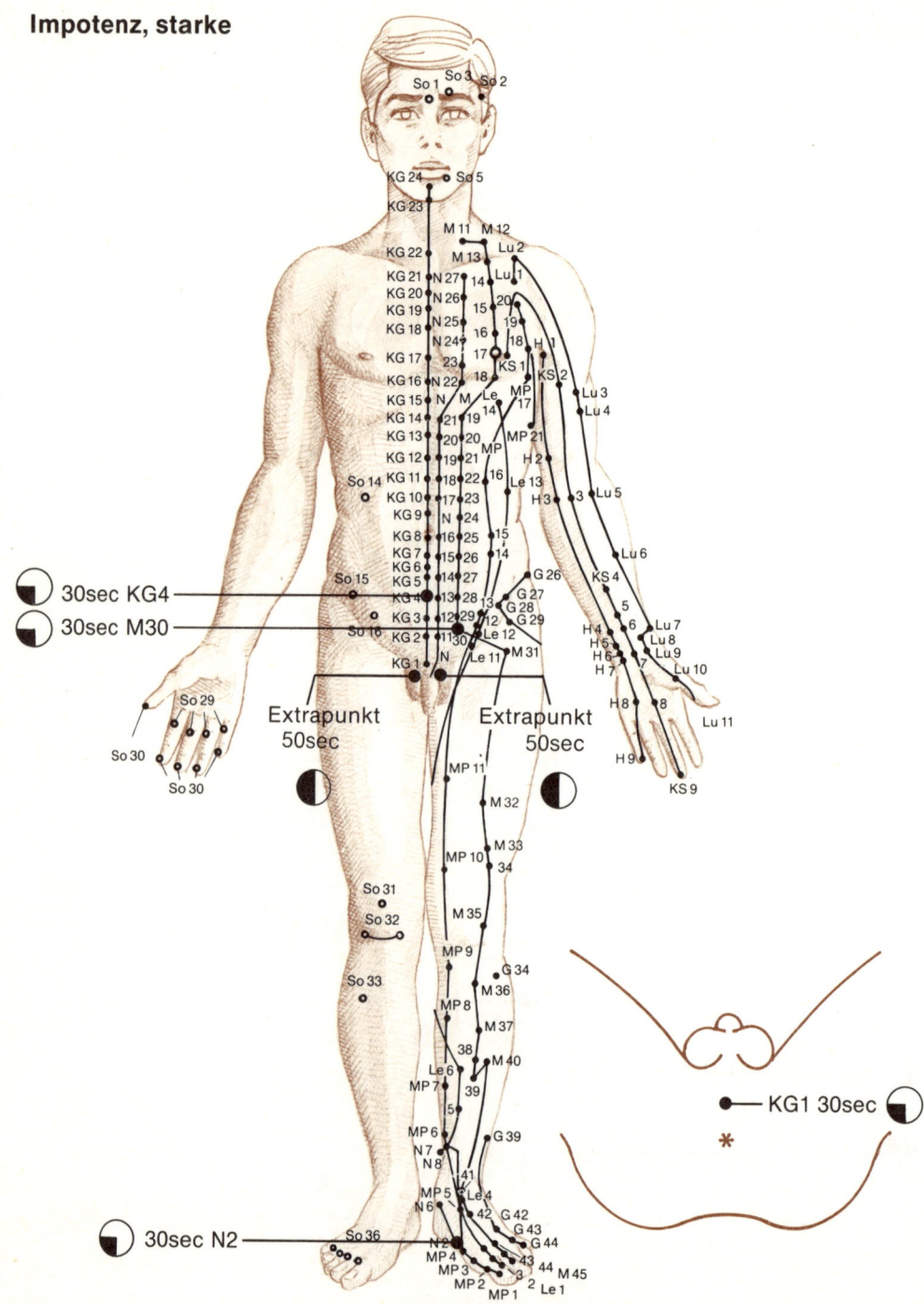

30sec KG4

30sec M30

Extrapunkt 50sec

Extrapunkt 50sec

30sec N2

KG1 30sec

106

# Impotenz, totale

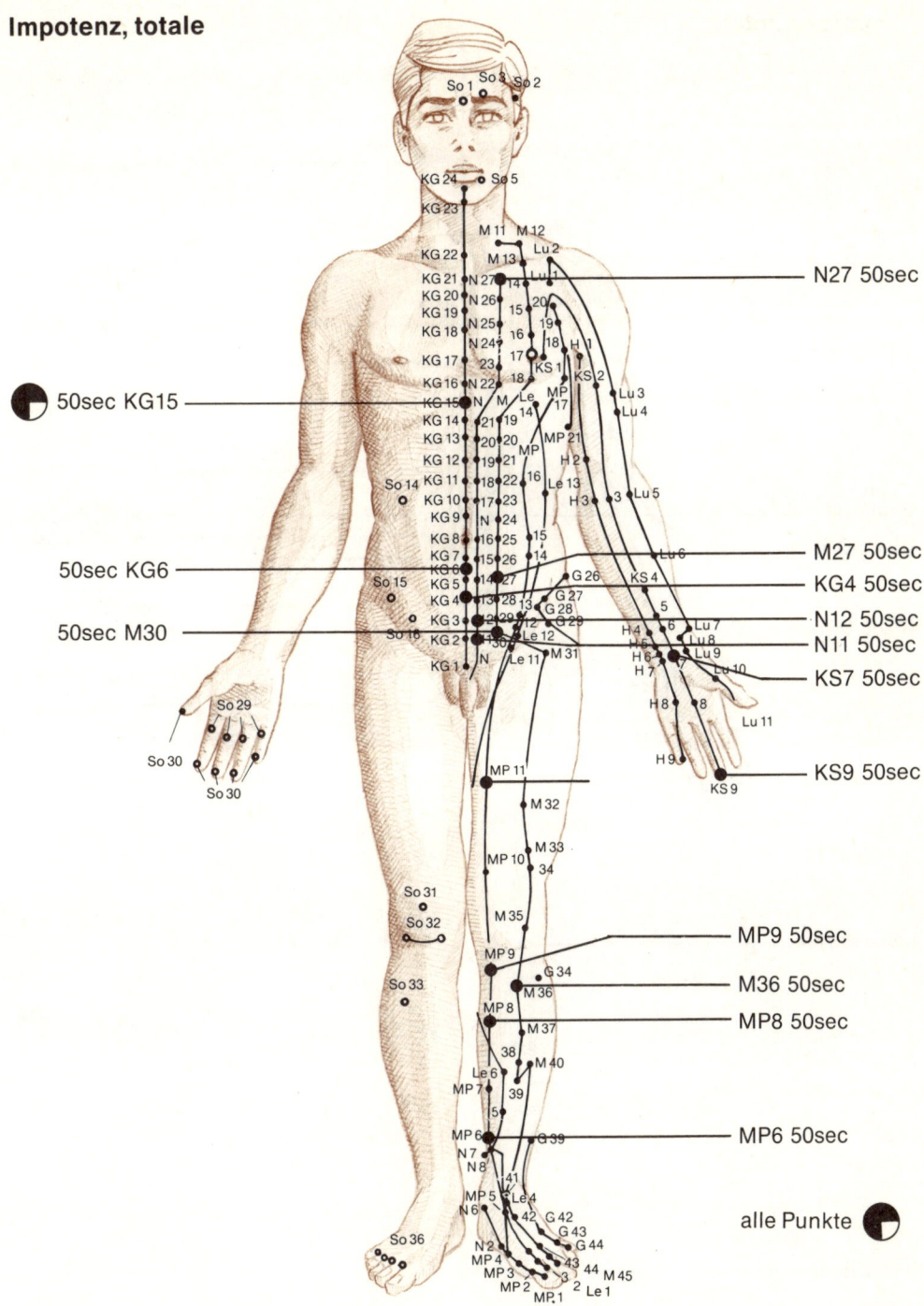

So 1  So 3  So 2

So 5

KG 24
KG 23

M 11  M 12
M 13
KG 22                    Lu 2
KG 21  N 27  14          Lu 1                    N27 50sec
KG 20  N 26     20
KG 19          15
KG 18  N 25     19  16
KG 17     23  18  KS 1  H 1
KG 16  N 22  18  KS 2
KG 15  N  M  Le  14  MP        Lu 3          50sec KG15
KG 14     21  19  14  17        Lu 4
KG 13  20  20  MP 21
KG 12  19  21  MP   H 2
KG 11  18  22  16  Le 13
So 14  KG 10  17  23        H 3      3  Lu 5
KG 9  N  24
KG 8  16  25  15
KG 7  15  26  14              Lu 6          M27 50sec
50sec KG6  KG 6  14  27        G 26  KS 4      KG4 50sec
So 15  KG 5        G 27          5          N12 50sec
KG 4  13  28  G 28                N11 50sec
50sec M30  KG 3  29  12  G 29    H 4  6  Lu 7
So 16  KG 2  30  Le 12    H 5    Lu 8  KS7 50sec
KG 1  N  Le 11  M 31    H 6    7  Lu 9
                        H 7        Lu 10
So 29                   H 8    8
So 30                           Lu 11
So 30                   H 9          KS9 50sec
                              KS 9

MP 11
M 32
MP 10  M 33
So 31      34
So 32
M 35
So 33
MP 9                        MP9 50sec
G 34
M 36                        M36 50sec
MP 8
M 37                        MP8 50sec
38  M 40
Le 6
MP 7  39
15
MP 6  G 39                  MP6 50sec
N 7
N 8
41
MP 5  Le 4                  alle Punkte
N 6
42  G 42
So 36  N 2  G 43
MP 4      G 44
MP 3  43  44  M 45
MP 2  MP 1  2  Le 1
3

107

# Impotenz, totale

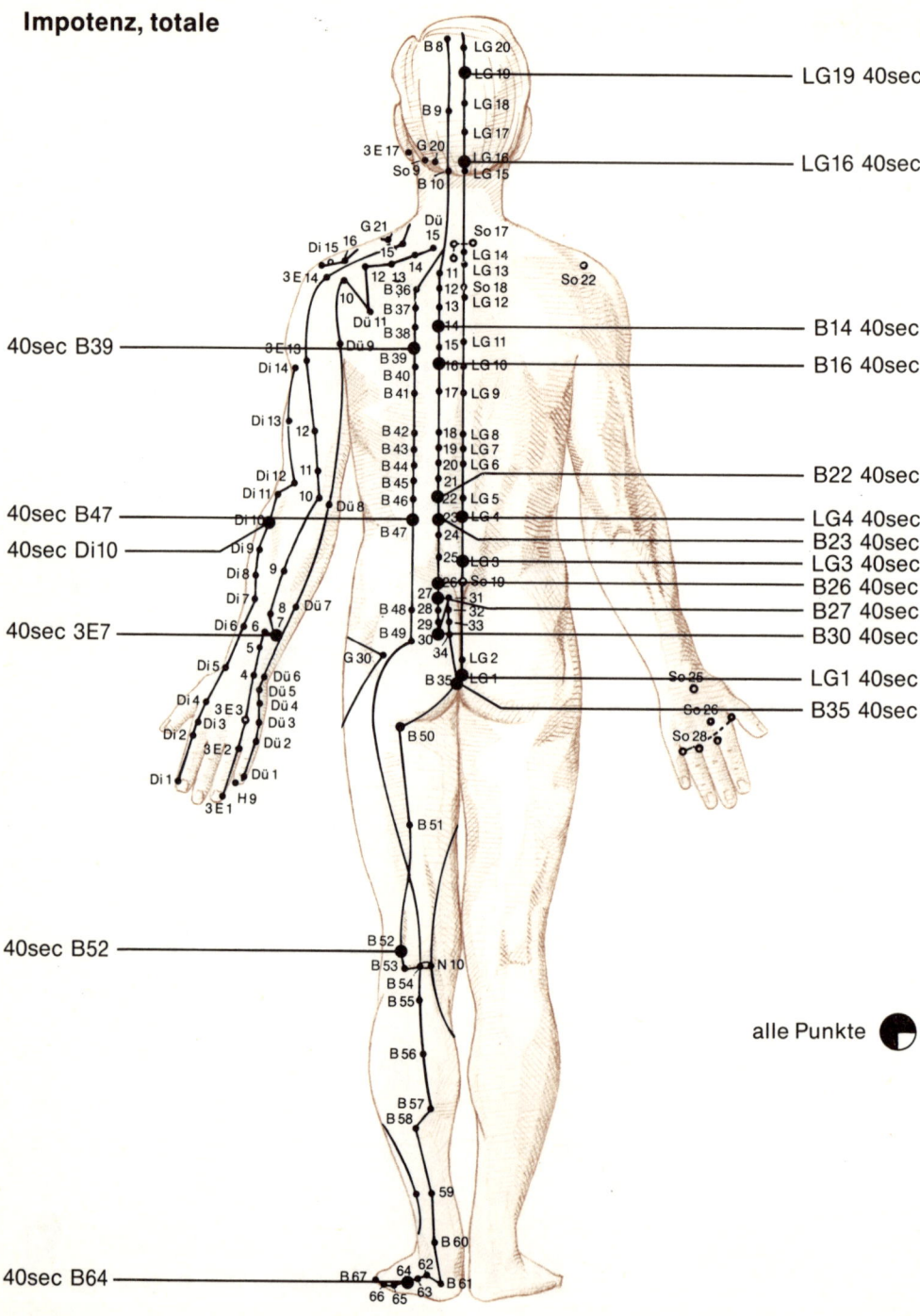

LG19 40sec

LG16 40sec

B14 40sec

B16 40sec

B22 40sec

LG4 40sec

B23 40sec

LG3 40sec

B26 40sec

B27 40sec

B30 40sec

LG1 40sec

B35 40sec

40sec B39

40sec B47

40sec Di10

40sec 3E7

40sec B52

40sec B64

alle Punkte

# Impotenz, totale

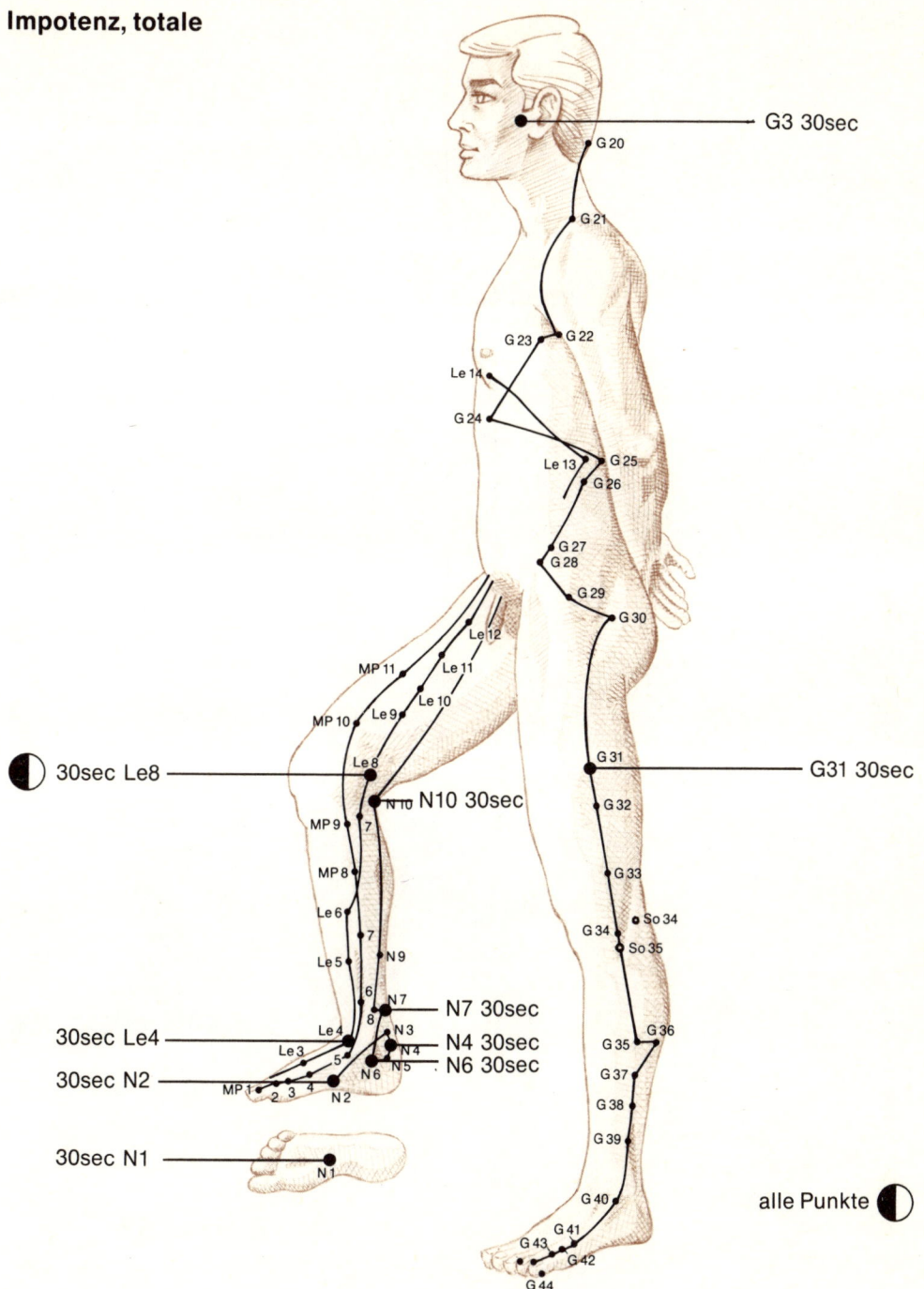

G3 30sec

G 20
G 21
G 23    G 22
Le 14
G 24
Le 13    G 25
G 26
G 27
G 28
G 29
G 30

Le 12
MP 11    Le 11
Le 10
MP 10    Le 9
Le 8
30sec Le8
N 10    N10 30sec
MP 9    7
MP 8
Le 6
7
Le 5    N 9
6    N 7
Le 4    8    N 7 30sec
30sec Le4    N 3    N4 30sec
Le 3    N 4
5    N 5    N6 30sec
30sec N2    MP 1    N 6
2    3    4
N 2

30sec N1    N 1

G 31    G31 30sec
G 32
G 33
So 34
G 34    So 35
G 35    G 36
G 37
G 38
G 39
G 40
G 41
G 43    G 42
G 44

alle Punkte

109

# Ischias

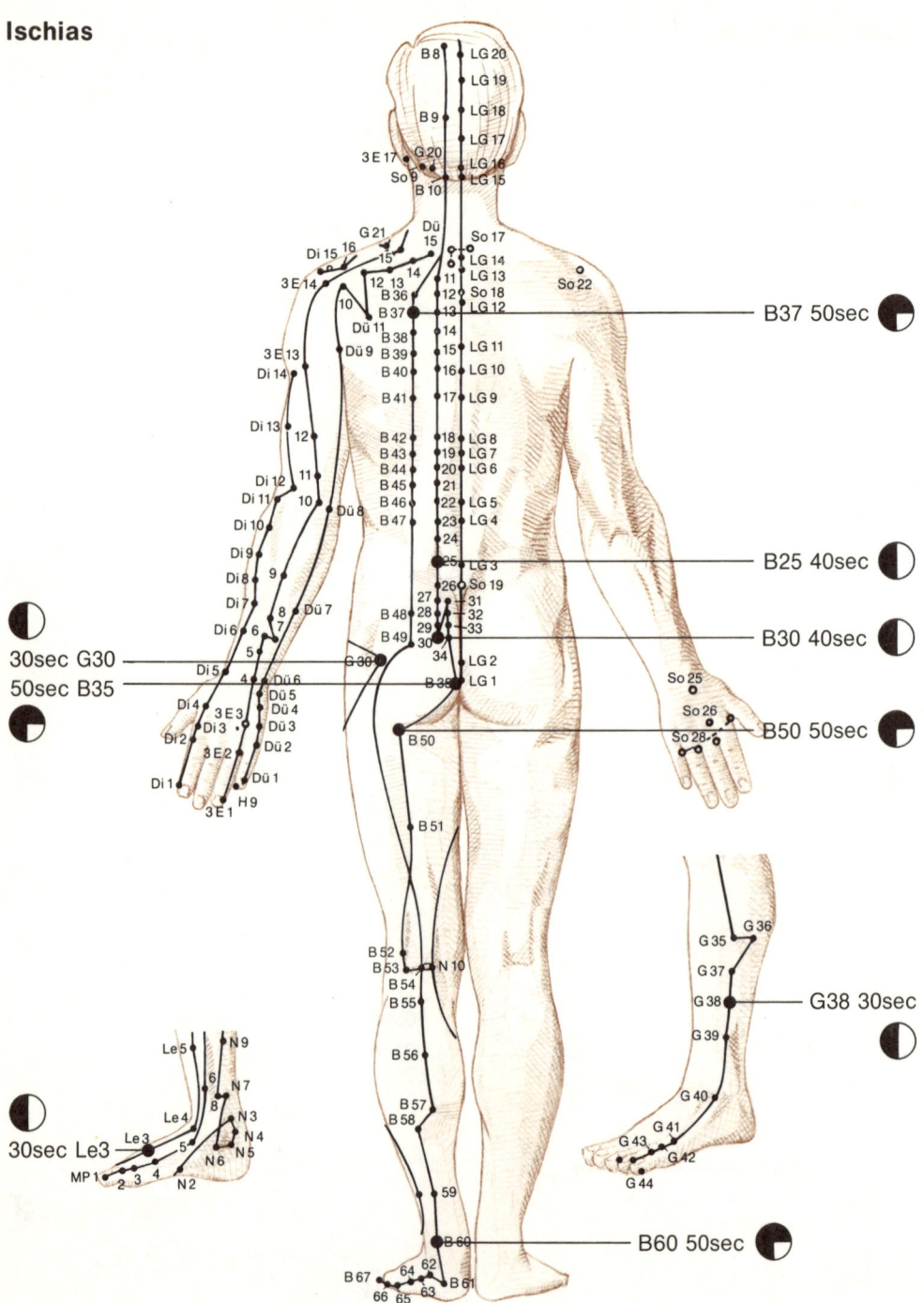

B37 50sec

B25 40sec

B30 40sec

B50 50sec

30sec G30

50sec B35

G38 30sec

30sec Le3

B60 50sec

# Kreislaufstörungen

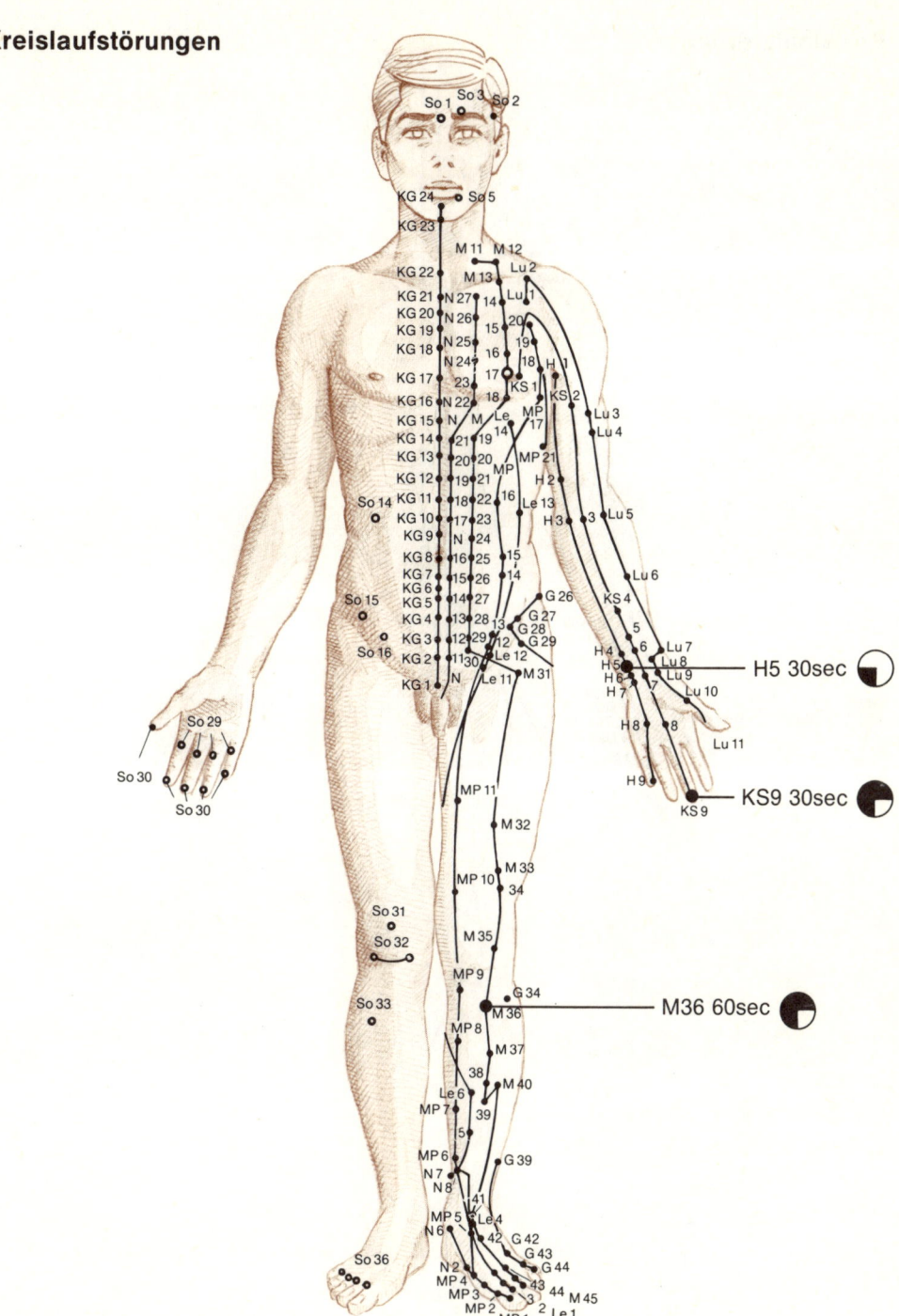

So 1  So 3  So 2

KG 24  So 5
KG 23

M 11  M 12
KG 22  M 13  Lu 2
KG 21  N 27  14  Lu 1
KG 20  N 26  20
KG 19  15  19
KG 18  N 25  16  18  H 1
KG 17  23  17  KS 1
KG 16  N 22  18  KS 2
KG 15  N  M  Le  MP  Lu 3
KG 14  21  19  14  17  Lu 4
KG 13  20  20  MP 21
KG 12  19  21  MP  H 2
So 14  KG 11  18  22  16  Le 13
KG 10  17  23  H 3  3  Lu 5
KG 9  N  24
KG 8  16  25  15  Lu 6
KG 7  15  26  14
KG 6  14  27  KS 4
So 15  KG 5  13  28  13  G 26  5  Lu 7
KG 4  12  29  12  G 27  6  Lu 8
So 16  KG 3  11  30  G 28  H 4  Lu 9
KG 2  N  Le 12  G 29  H 5
KG 1  N  Le 11  M 31  H 6  7  Lu 10
H 7
H 8  8
So 29  Lu 11

So 30  H 9
So 30  KS 9

MP 11

M 32

MP 10  M 33
34

So 31  M 35
So 32

MP 9

So 33  G 34
M 36

MP 8
M 37

38  M 40
Le 6
MP 7  39
5
MP 6  G 39
N 7
N 8  41
MP 5  Le 4
N 6  42  G 42
So 36  N 2  G 43
MP 4  43  G 44
MP 3  3  44  M 45
MP 2  MP 1  2  Le 1

H 5 30sec
KS 9 30sec
M 36 60sec

# Kreislaufstörungen

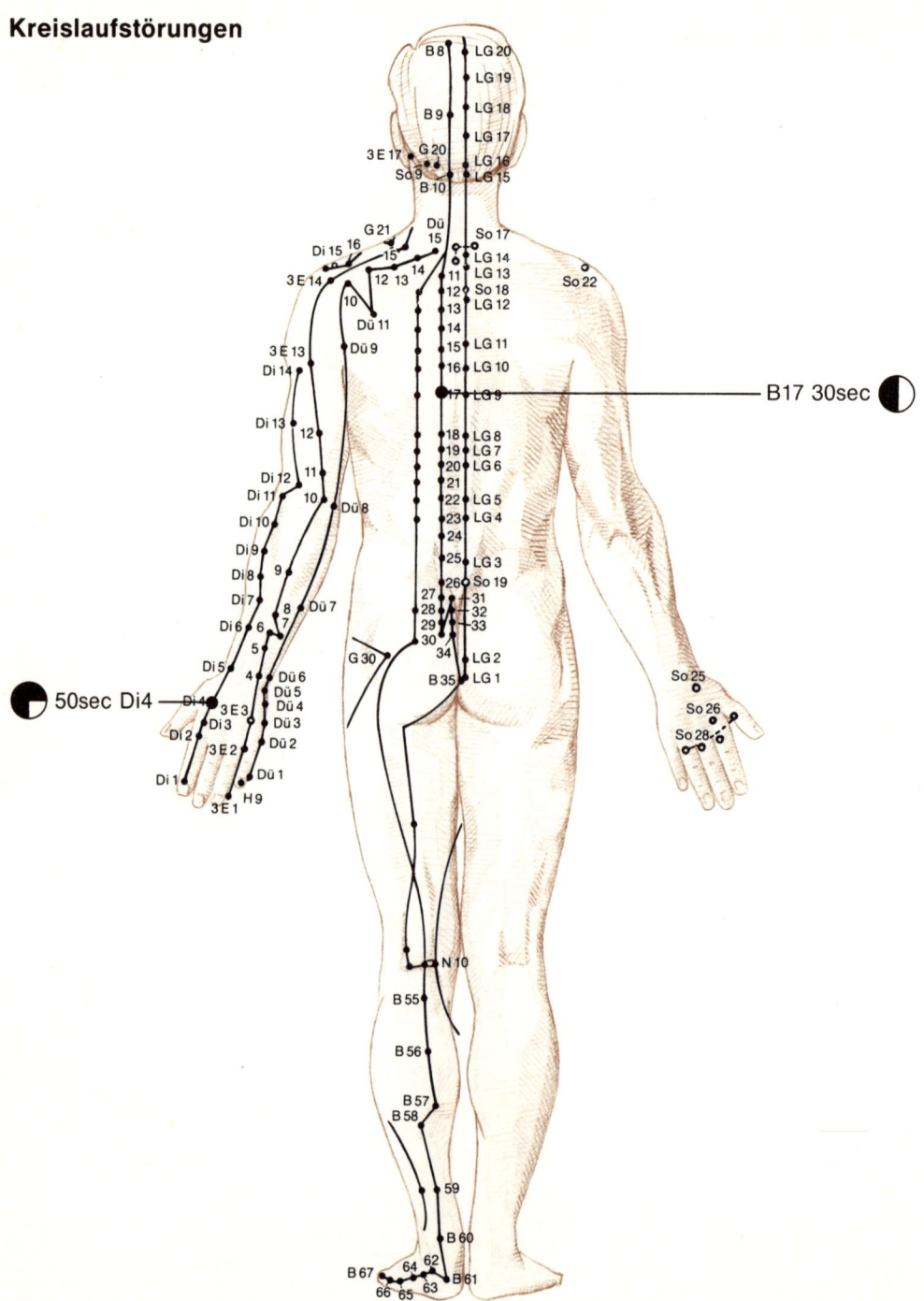

B 17 30sec

50sec Di4

# Menstruation, Ausbleiben
## (Amenorrhoe)

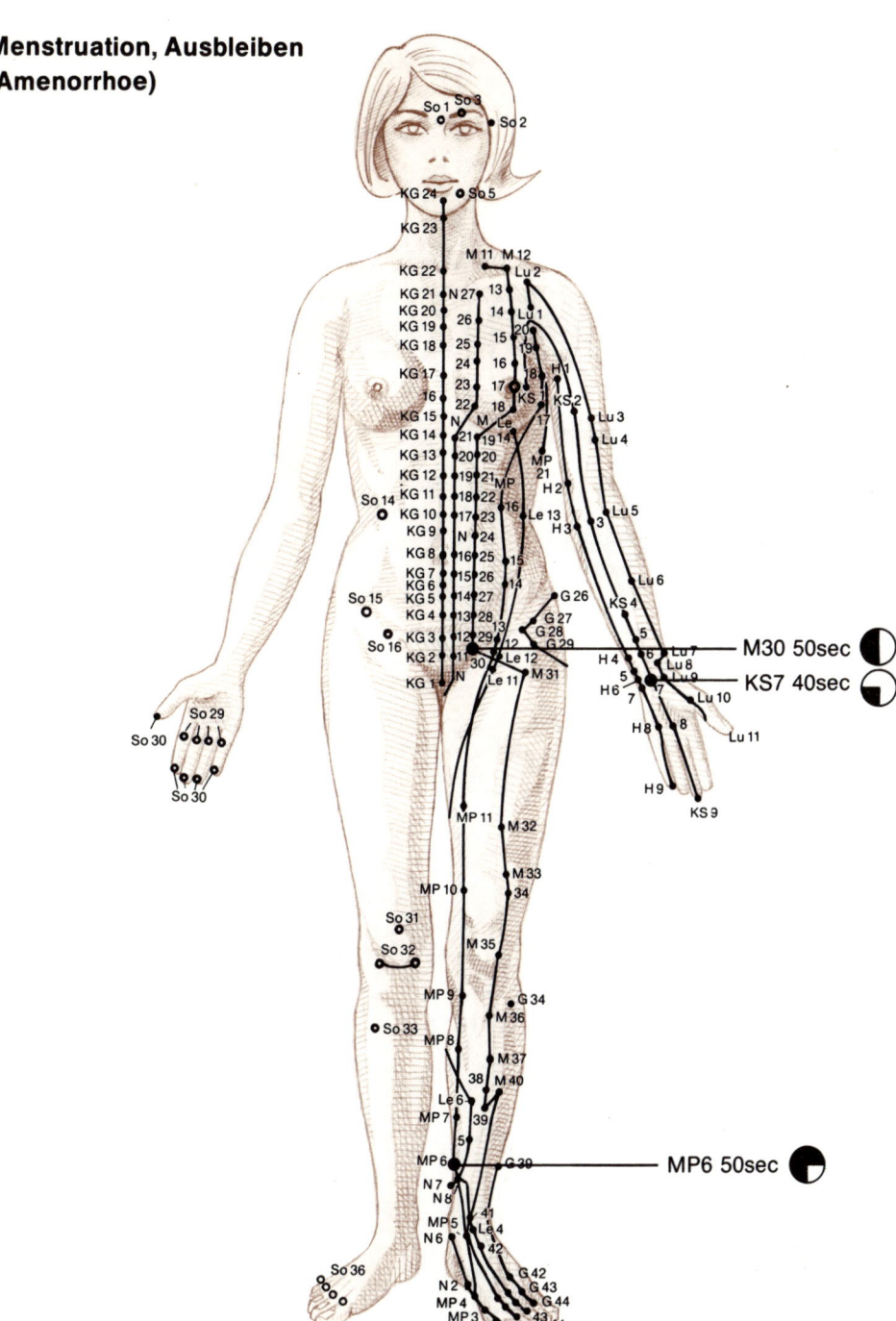

M30 50sec

KS7 40sec

MP6 50sec

# Menstruation, Ausbleiben
## (Amenorrhoe)

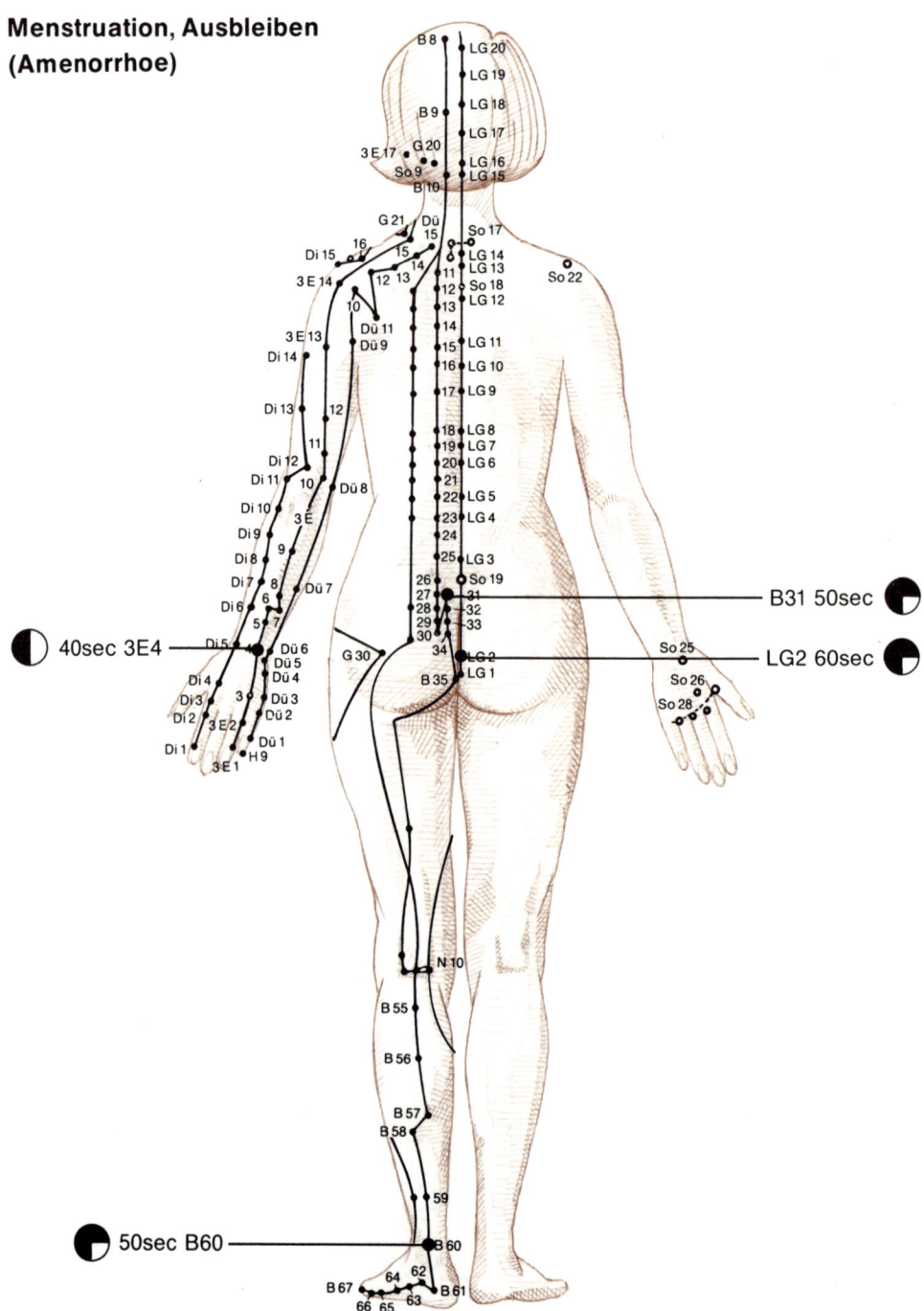

40sec 3E4

B31 50sec

LG2 60sec

50sec B60

# Menstruationsbeschwerden
## (Dysmenorrhoe)

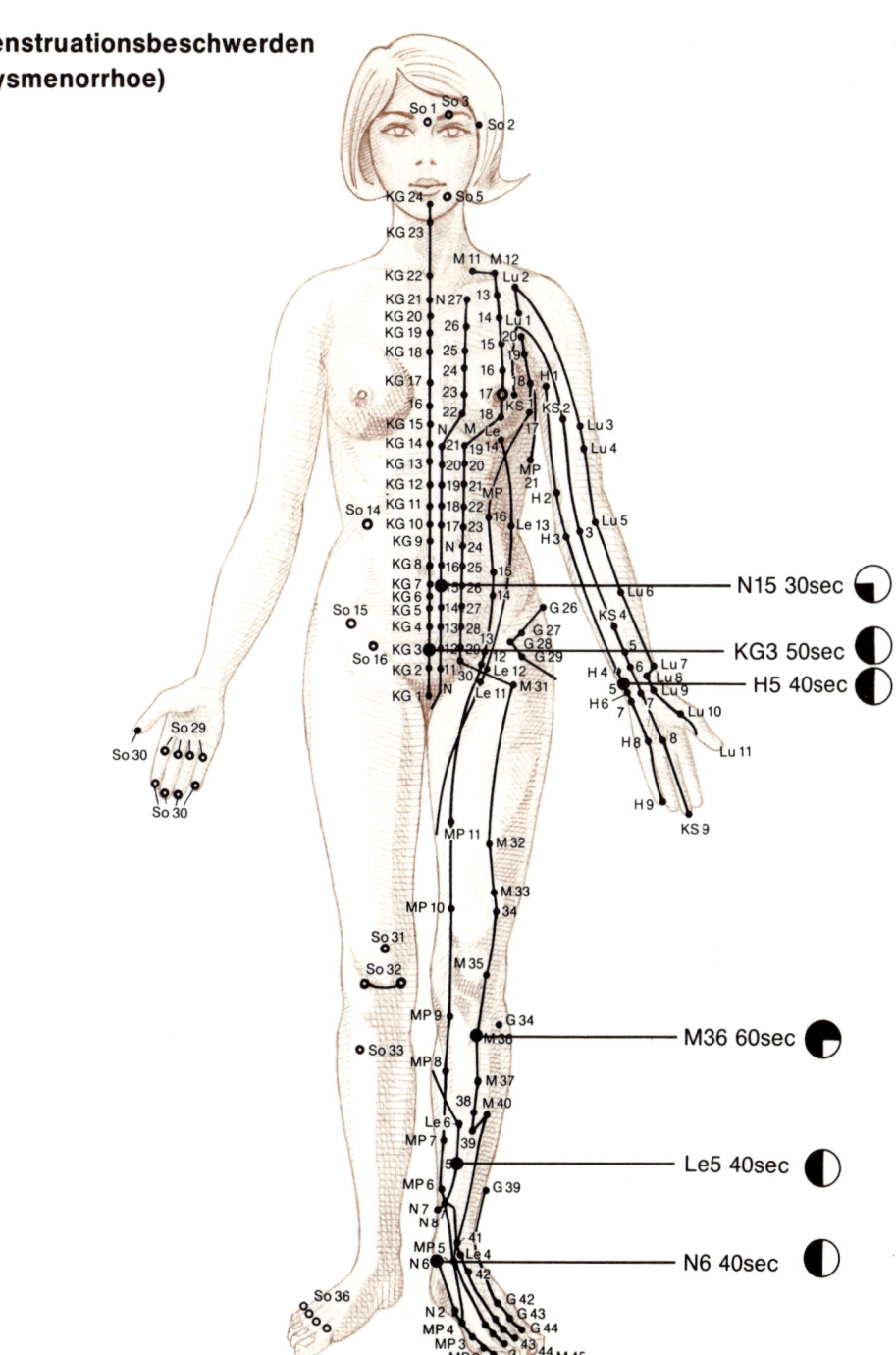

N15 30sec

KG3 50sec

H5 40sec

M36 60sec

Le5 40sec

N6 40sec

# Menstruationsbeschwerden
# (Dysmenorrhoe)

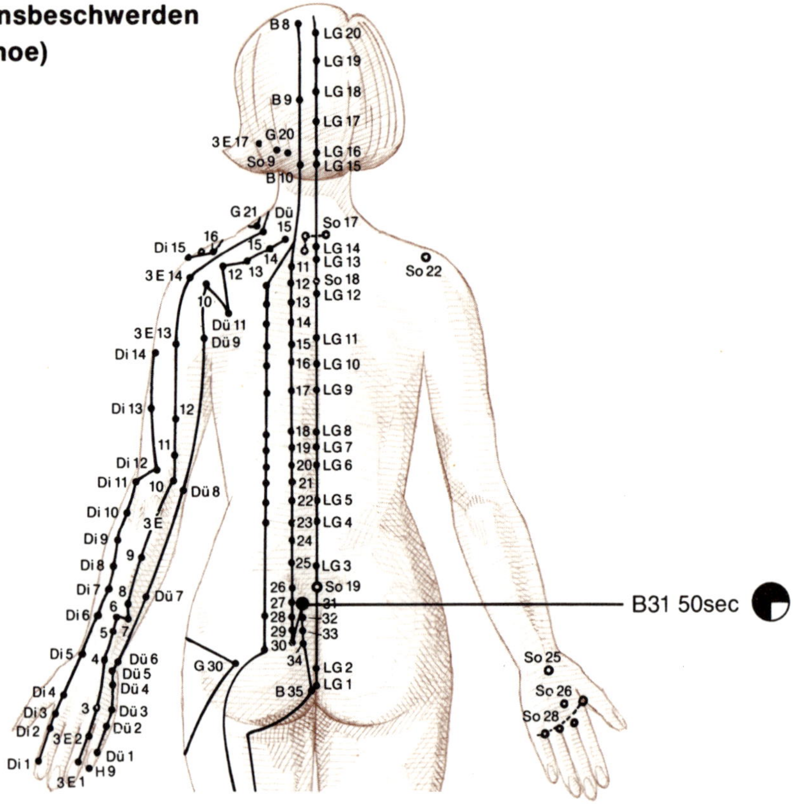

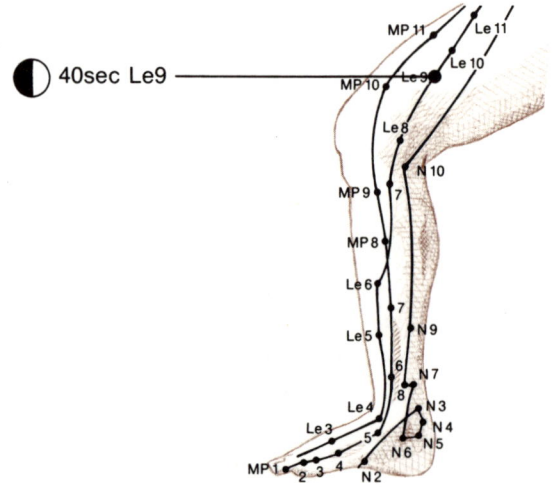

B31 50sec

40sec Le9

# Migräne

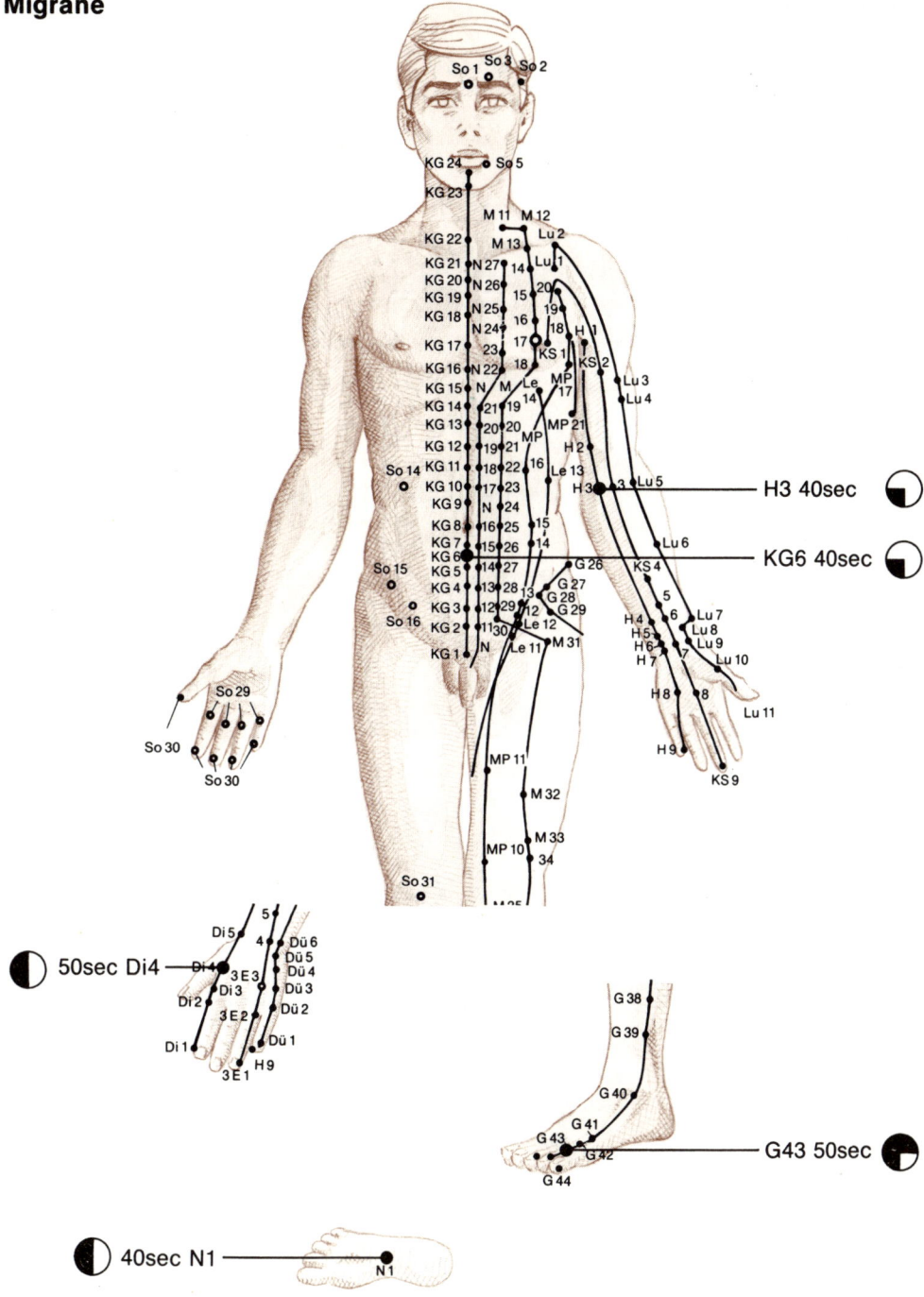

So 1  So 3  So 2

KG 24  So 5
KG 23

M 11  M 12
KG 22  M 13  Lu 2
KG 21  N 27  14  Lu 1
KG 20  N 26  15  20
KG 19  16  19
KG 18  N 25  18
KG 17  N 24  17  H 1
KG 16  23  KS 1
KG 15  N 22  18  KS 2
KG 14  N  M  Le  MP  Lu 3
KG 13  21  19  14  17  Lu 4
KG 12  20  20  MP
KG 11  19  21  MP 21
So 14  18  22  16  Le 13
KG 10  17  23  H 2
KG 9  N  24  3  H 3  Lu 5
KG 8  16  25  15
KG 7  15  26  14  Lu 6
KG 6  14  27  G 26  KS 4
KG 5  13  28  13  5
KG 4  12  29  G 27  Lu 7
So 15  N  30  G 28  H 4  6  Lu 8
KG 3  Le 12  G 29  H 5  Lu 9
KG 2  Le 11  M 31  H 6  7  Lu 10
So 16  KG 1  N  H 7
H 8  8  Lu 11

So 29  H 9
So 30  KS 9
So 30

MP 11
M 32
MP 10  M 33
34
So 31
M 35

H3 40sec

KG6 40sec

5
Di 5  Dü 6
4  Dü 5
Di 4  Dü 4
3 E 3  Dü 3
Di 3
Di 2  3 E 2  Dü 2
Di 1  Dü 1
3 E 1  H 9

G 38
G 39

G 40

G 41
G 43  G 42
G 44

50sec Di4

G43 50sec

40sec N1 ——— N1

117

# Nikotinsucht

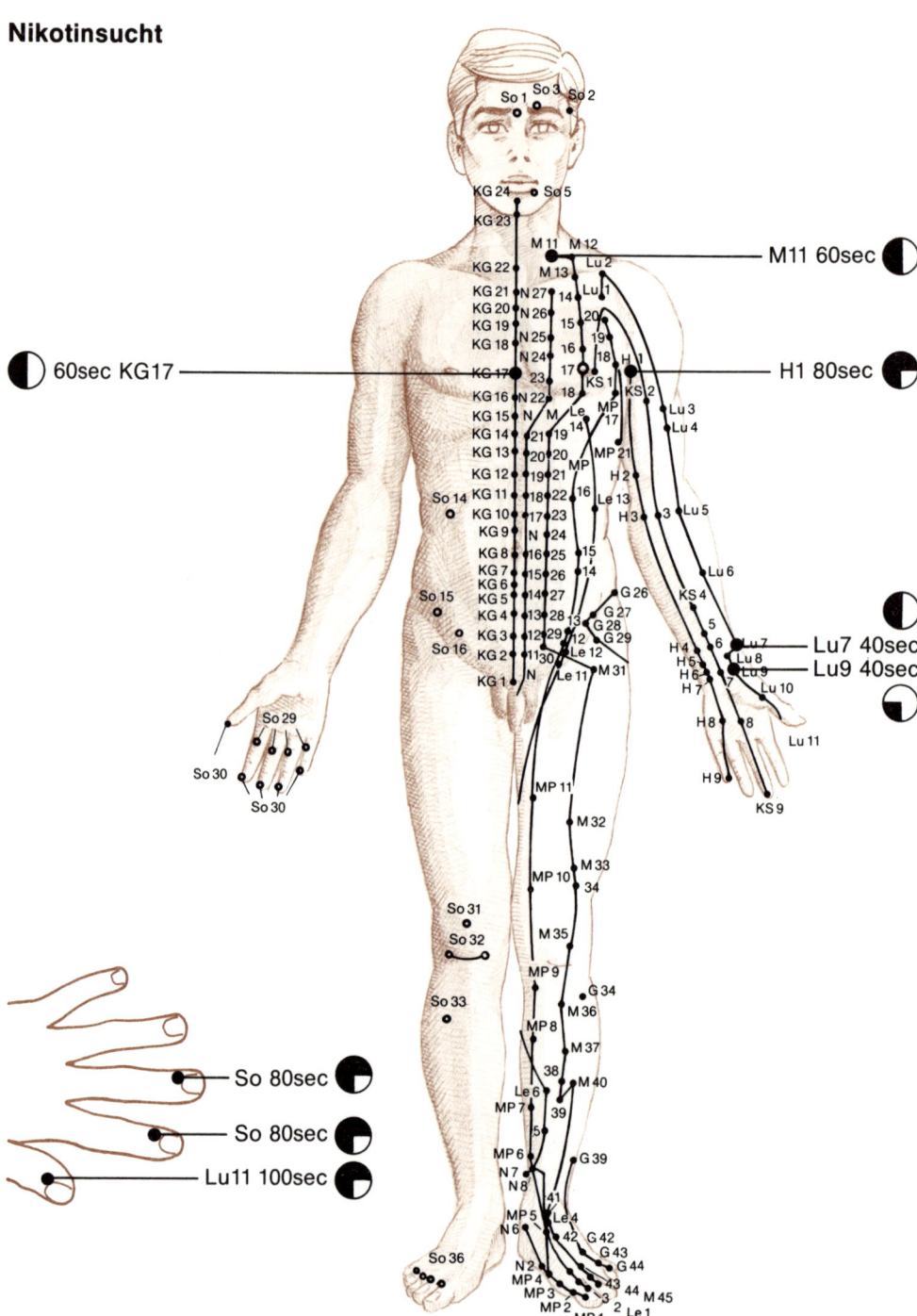

So 1  So 3  So 2
KG 24  So 5
KG 23
M 11  M 12
KG 22  M 13  Lu 2  **M11 60sec**
KG 21  N 27  14  Lu 1
KG 20  N 26  15  20
KG 19  N 25  16  19
KG 18  N 24  17  18  H 1  **H1 80sec**
**60sec KG17**  KG 17  23  18  KS 1  KS 2
KG 16  N 22  Le  MP  Lu 3
KG 15  N  M  14  17  Lu 4
KG 14  21  19
KG 13  20  20  MP 21
KG 12  19  21  MP  H 2
KG 11  18  22  16  Lu 5
So 14  KG 10  17  23  Le 13  3
KG 9  N  24  H 3
KG 8  16  25  15
KG 7  15  26  14  Lu 6
KG 6  14  27  KS 4
KG 5  13  28  13  G 26
So 15  KG 4  12  29  12  G 27  Lu 7  **Lu7 40sec**
KG 3  11  30  Le 12  G 28  H 4  6  5  Lu 8  **Lu9 40sec**
So 16  KG 2  N  Le 11  G 29  H 5  7  Lu 9
KG 1  M 31  H 6  Lu 10
H 7
So 29  H 8  8  Lu 11
So 30  H 9  KS 9
So 30
MP 11
M 32
So 31  MP 10  M 33
So 32  34
M 35
MP 9
So 33  G 34
MP 8  M 36
M 37
38  M 40
Le 6  39
**So 80sec**  MP 7
5
**So 80sec**  MP 6  G 39
N 7
**Lu11 100sec**  N 8  41
MP 5  Le 4
N 6  42  G 42
So 36  G 43
N 2  43  G 44
MP 4  3  44  M 45
MP 3  2  Le 1
MP 2  MP 1

118

# Prostatabeschwerden
## (Prostatitis)

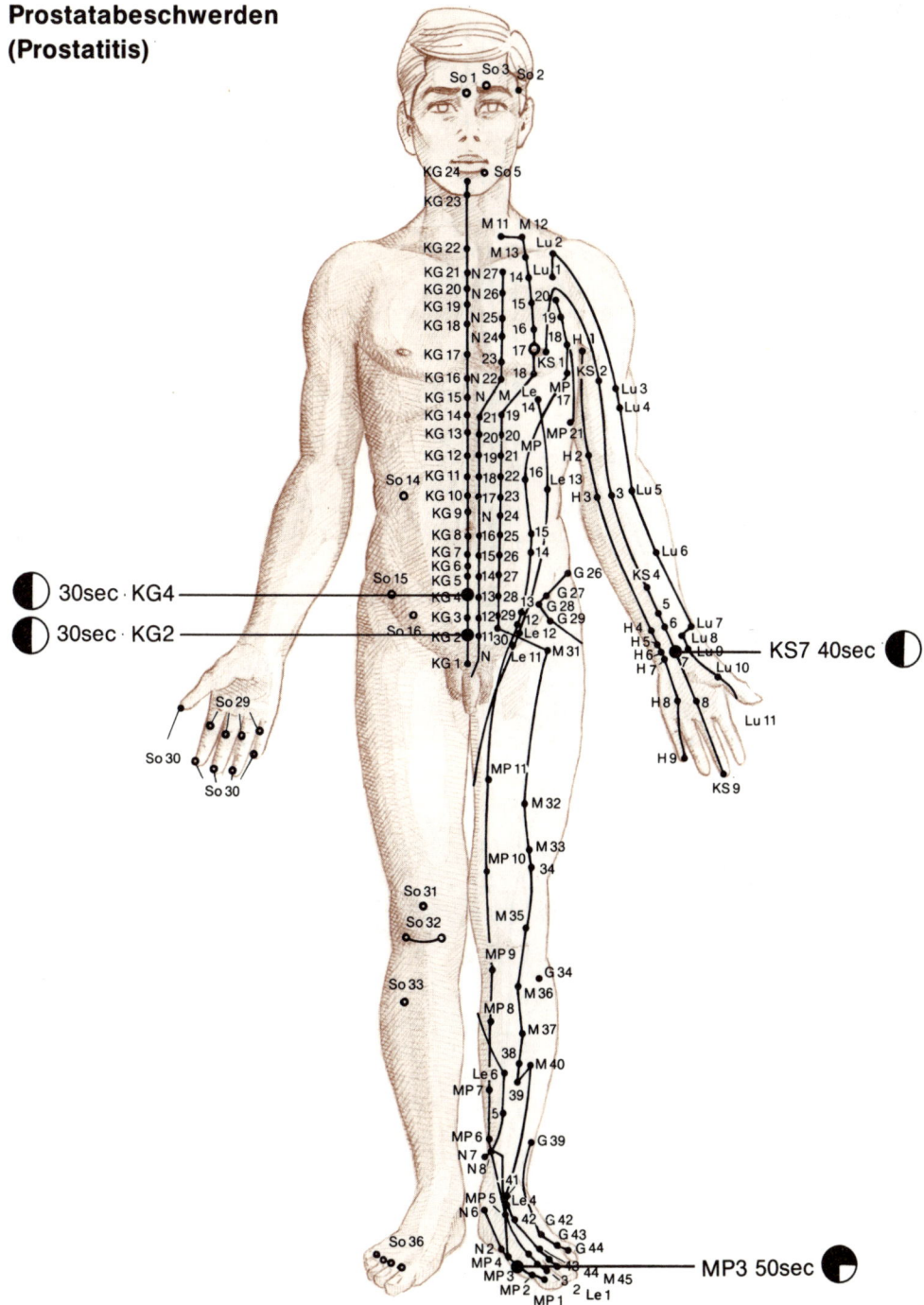

30sec · KG4

30sec · KG2

KS7 40sec

MP3 50sec

# Prostatabeschwerden
## (Prostatitis)

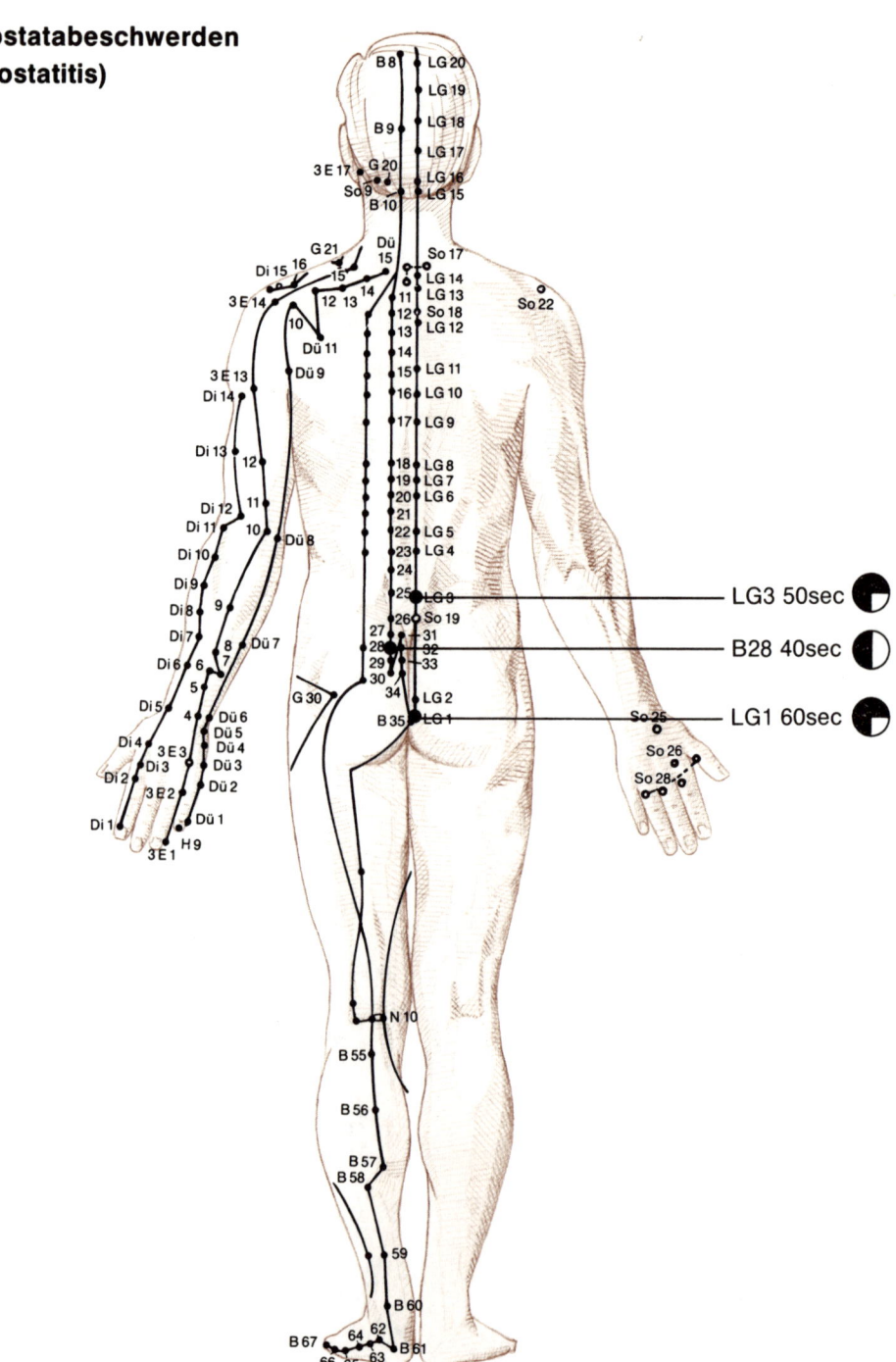

B 8 · LG 20
· LG 19
B 9 · LG 18
· LG 17
3 E 17 · G 20 · LG 16
So 9 · LG 15
B 10 ·
Dü 15 · So 17
G 21 · LG 14
Di 15 16 · 15 · 11 · LG 13
3 E 14 · 12 13 14 · 12 · So 18
10 · 13 · LG 12
Dü 11 · 14
3 E 13 · Dü 9 · 15 · LG 11
Di 14 · 16 · LG 10
· 17 · LG 9
Di 13 · 12
· 18 · LG 8
Di 12 · 11 · 19 · LG 7
Di 11 · 10 · Dü 8 · 20 · LG 6
Di 10 · 21
Di 9 · 9 · 22 · LG 5
Di 8 · 23 · LG 4
Di 7 · 8 · Dü 7 · 24
Di 6 · 6 7 · 25 · LG 3
5 · · 26 · So 19
Di 5 · 4 · Dü 6 · 27 · 31
Di 4 · Dü 5 · 28 · 32
3 E 3 · Dü 4 · 29 · 33
Di 3 · Dü 3 · 30
Di 2 · 3 E 2 · Dü 2 · 34
Di 1 · Dü 1 · B 35 · LG 2
3 E 1 · H 9 · · LG 1

So 22

G 30

So 25
So 26
So 28

N 10

B 55

B 56

B 57
B 58

59

B 60
B 67 · 64 62
66 65 · 63 · B 61

LG3 50sec
B28 40sec
LG1 60sec

# Rheuma

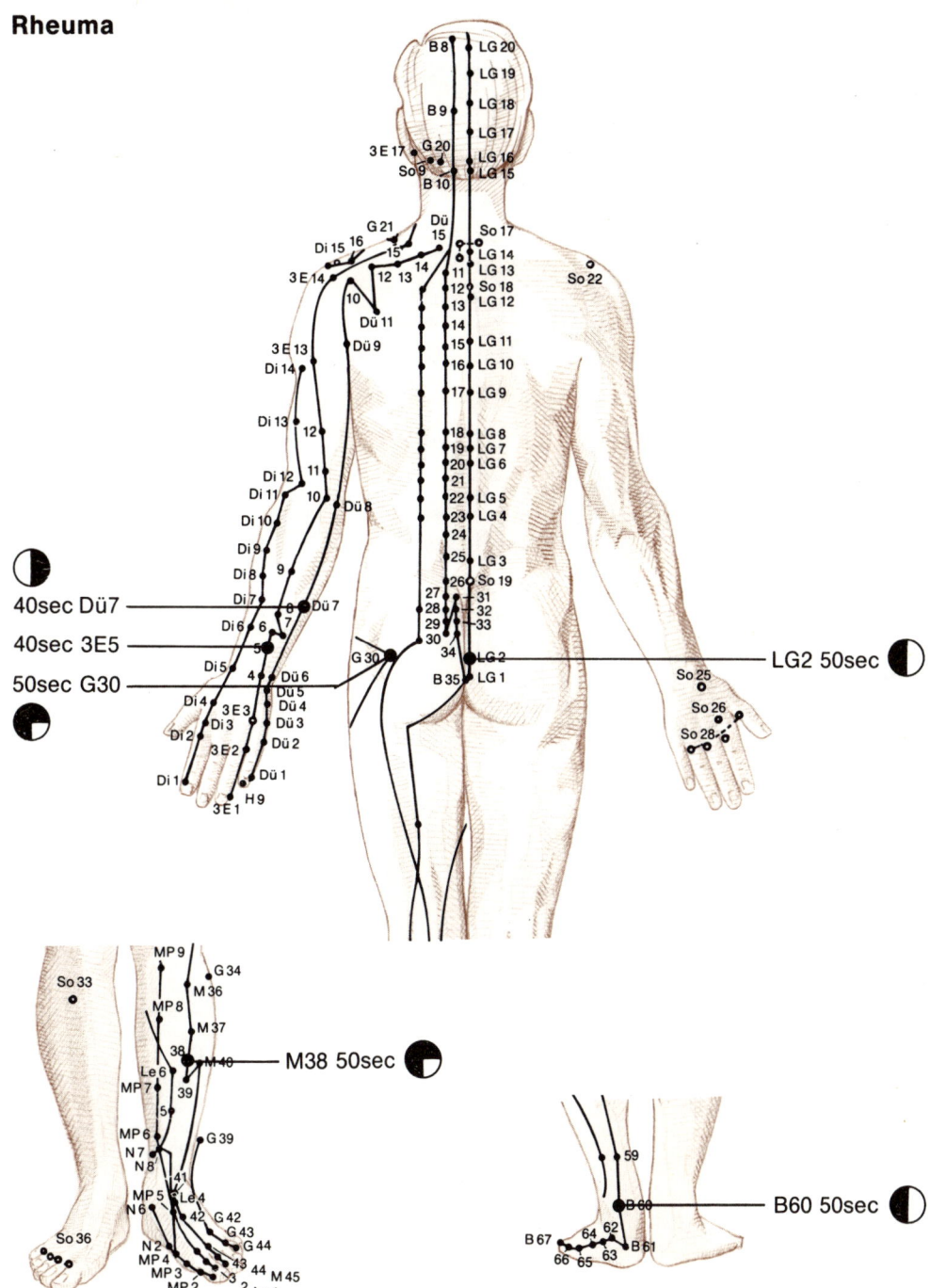

40sec Dü7
40sec 3E5
50sec G30

LG2 50sec

M38 50sec

B60 50sec

121

# Rückenschmerzen

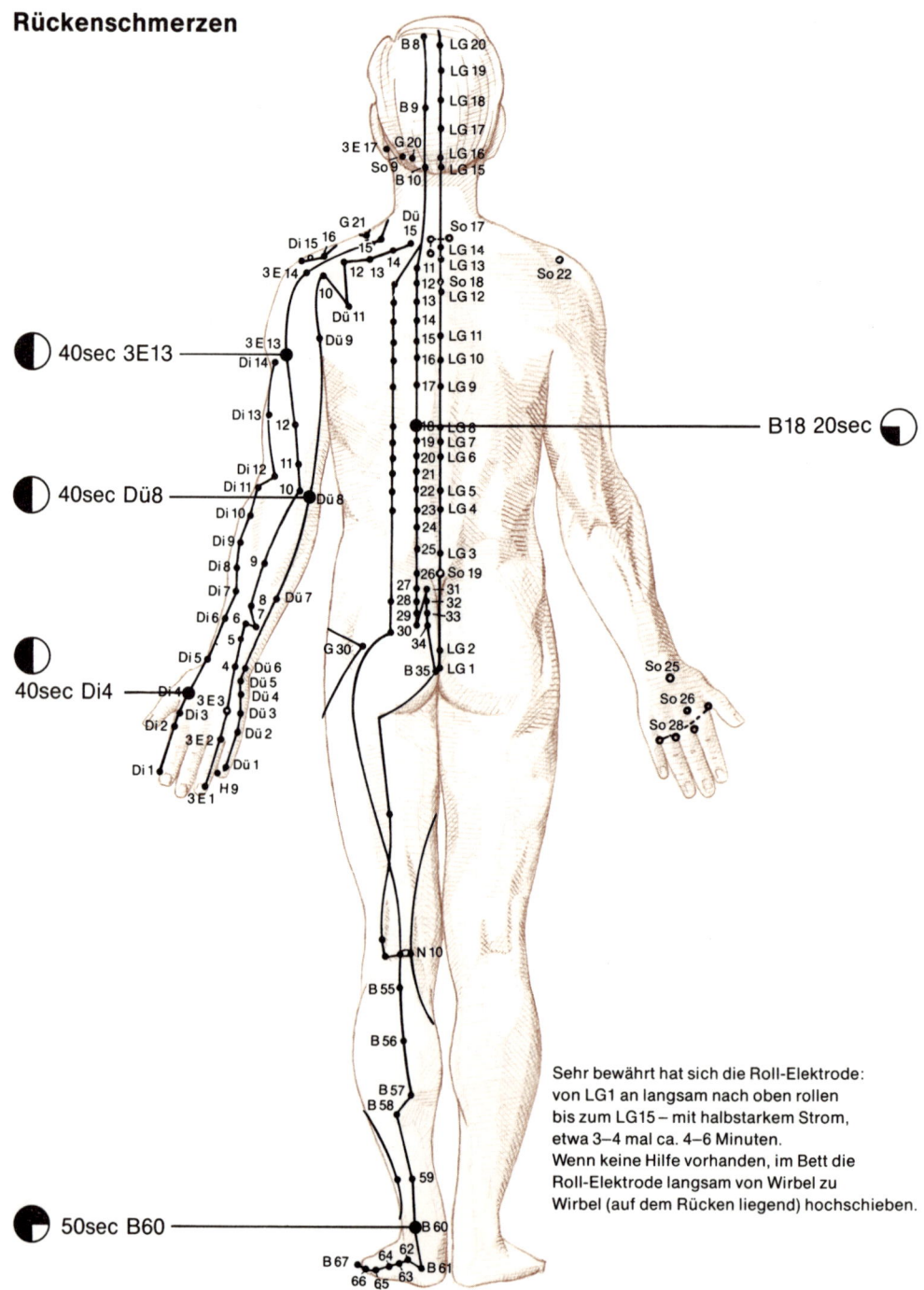

40sec 3E13

40sec Dü8

40sec Di4

B18 20sec

50sec B60

Sehr bewährt hat sich die Roll-Elektrode:
von LG1 an langsam nach oben rollen
bis zum LG15 – mit halbstarkem Strom,
etwa 3–4 mal ca. 4–6 Minuten.
Wenn keine Hilfe vorhanden, im Bett die
Roll-Elektrode langsam von Wirbel zu
Wirbel (auf dem Rücken liegend) hochschieben.

# Schlaflosigkeit

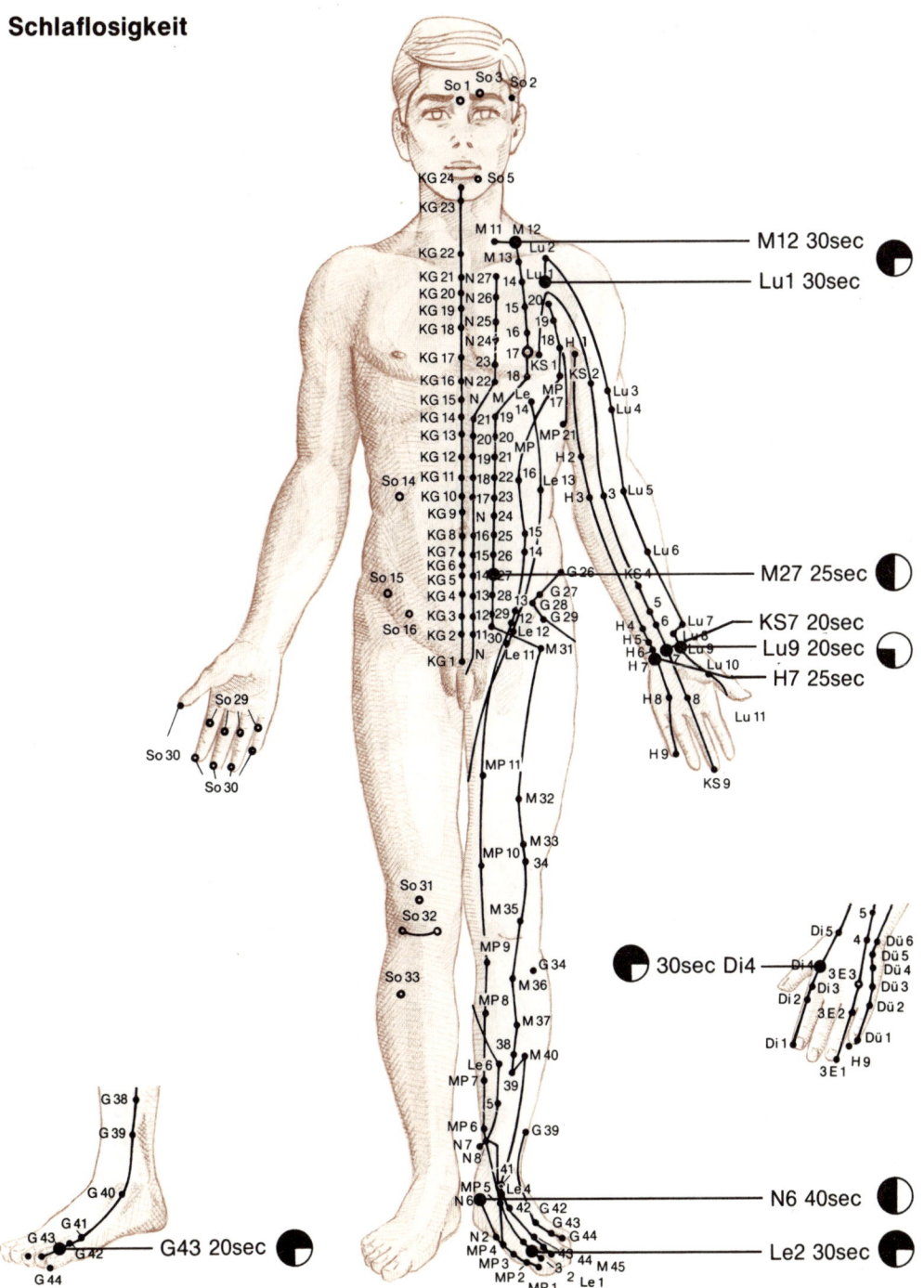

So 1  So 3  So 2

KG 24  So 5

KG 23

M 11  M 12 — M12 30sec
Lu 2 — Lu1 30sec
KG 22  M 13
Lu 1
KG 21  N 27  14
KG 20  N 26  20
KG 19  N 25  15  19
KG 18  N 24  16  18  H 1
KG 17  23  17  KS 1  KS 2
KG 16  N 22  18  Le
KG 15  N  M  MP  Lu 3
KG 14  21  19  14  17  Lu 4
KG 13  20  20  MP 21
KG 12  19  21
KG 11  18  22  16  H 2
So 14  KG 10  17  23  Le 13  3  Lu 5
KG 9  N  24  H 3
KG 8  16  25  15
KG 7  15  26  14  Lu 6
KG 6  14  KS 4
So 15  KG 5  27  G 26  KS 4 — M27 25sec
KG 4  13  28  G 27
So 16  KG 3  12  29  13  G 28  H 4  6  Lu 7 — KS7 20sec
KG 2  11  30  N 2  G 29  H 5  Lu 8
KG 1  N  Le 12  H 6  7  Lu 9 — Lu9 20sec
Le 11  M 31  H 7 — H7 25sec
H 8  8
So 29  Lu 11
So 30  MP 11  H 9
So 30  KS 9
M 32

MP 10  M 33
34

So 31  M 35
So 32  MP 9

So 33  G 34
M 36
MP 8  M 37
38  M 40
Le 6  39
MP 7
5
MP 6  G 39
N 7
N 8  41
MP 5  Le 4
G 38  N 6
G 39  42  G 42
N 2  G 43
G 40  MP 4  G 44
G 41  N 2  3  44  M 45
G 43  MP 3  43  2  Le 1
G 42  MP 2
G 44  MP 1

Di 5  5
Di 4  4  Dü 6
3 E 3  Dü 5
Di 3  Dü 4
Di 2  3 E 2  Dü 3
Di 1  Dü 2
Dü 1
3 E 1  H 9

G43 20sec

30sec Di4

M27 25sec

KS7 20sec

Lu9 20sec

H7 25sec

N6 40sec

Le2 30sec

123

# Schnupfen, Nasenkatarrh (Rhinitis)

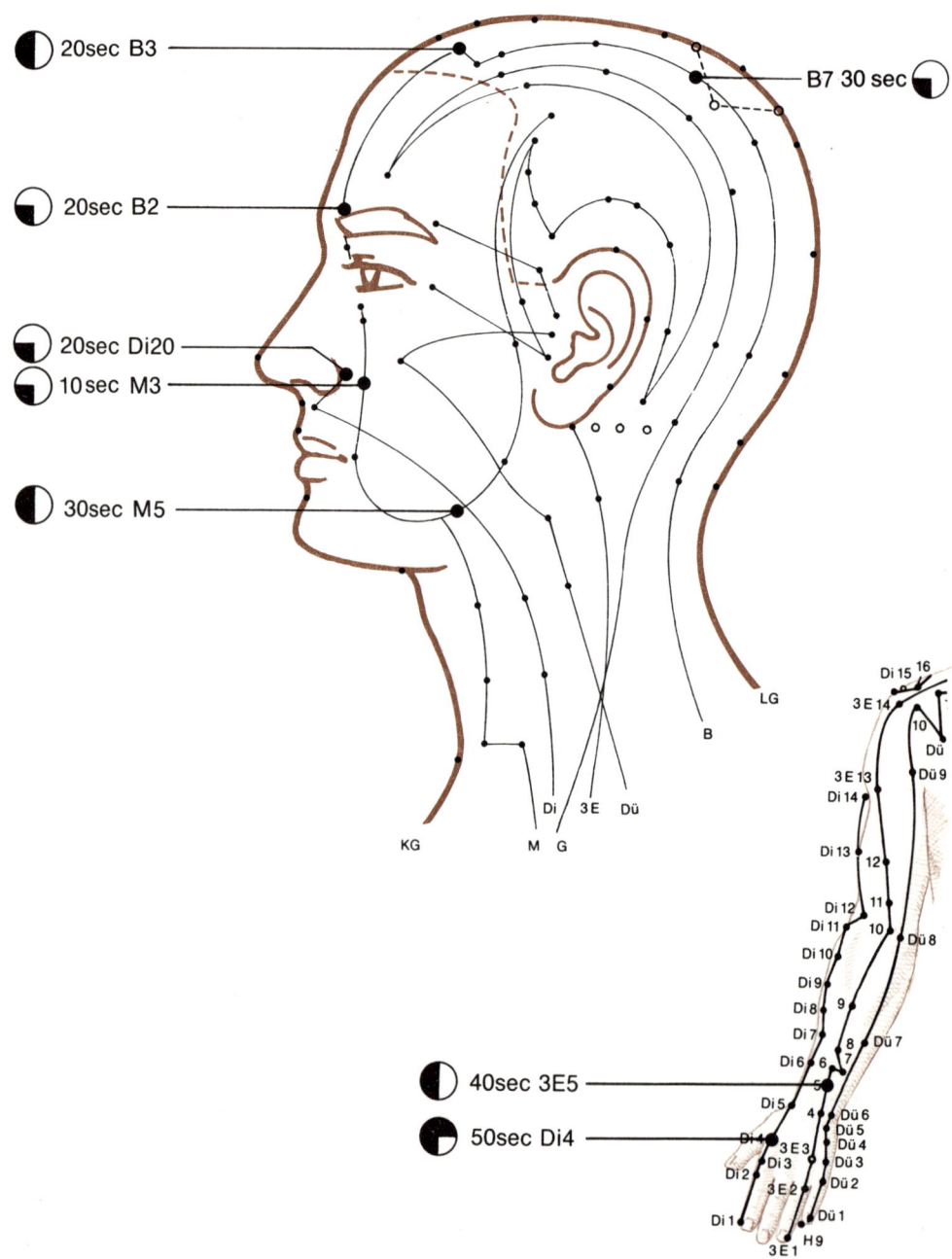

20sec B3

B7 30 sec

20sec B2

20sec Di20

10 sec M3

30sec M5

LG

B

Di 15  16
3 E 14
10
Dü
3 E 13        Dü 9
Di 14
Di 13      12
Di 12    11
Di 11      10      Dü 8
Di 10
Di 9
Di 8
Di 7      9
Di 6  6      8    Dü 7
40sec 3E5            5      7
Di 5        4    Dü 6
50sec Di4                Dü 5
Di 4            Dü 4
3 E 3    Dü 3
Di 2
Di 3      3 E 2    Dü 2
Di 1            Dü 1
3 E 1  H 9

Di  3 E  Dü

KG        M  G

# Schulter-/Nackenschmerzen

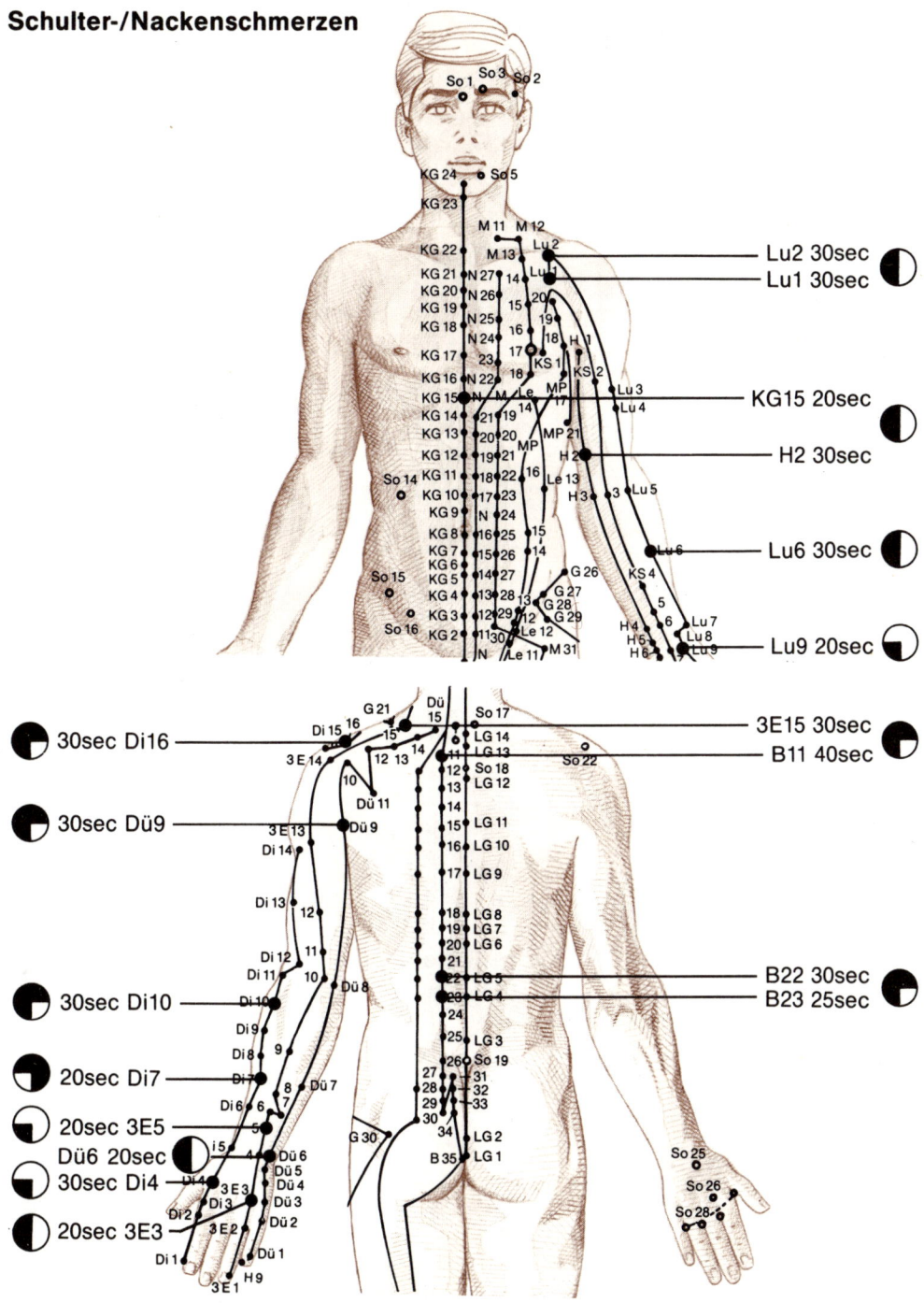

Lu2 30sec
Lu1 30sec
KG15 20sec
H2 30sec
Lu6 30sec
Lu9 20sec

3E15 30sec
B11 40sec
B22 30sec
B23 25sec

30sec Di16
30sec Dü9
30sec Di10
20sec Di7
20sec 3E5
Dü6 20sec
30sec Di4
20sec 3E3

# Streß, Erschöpfung, Körperschwäche

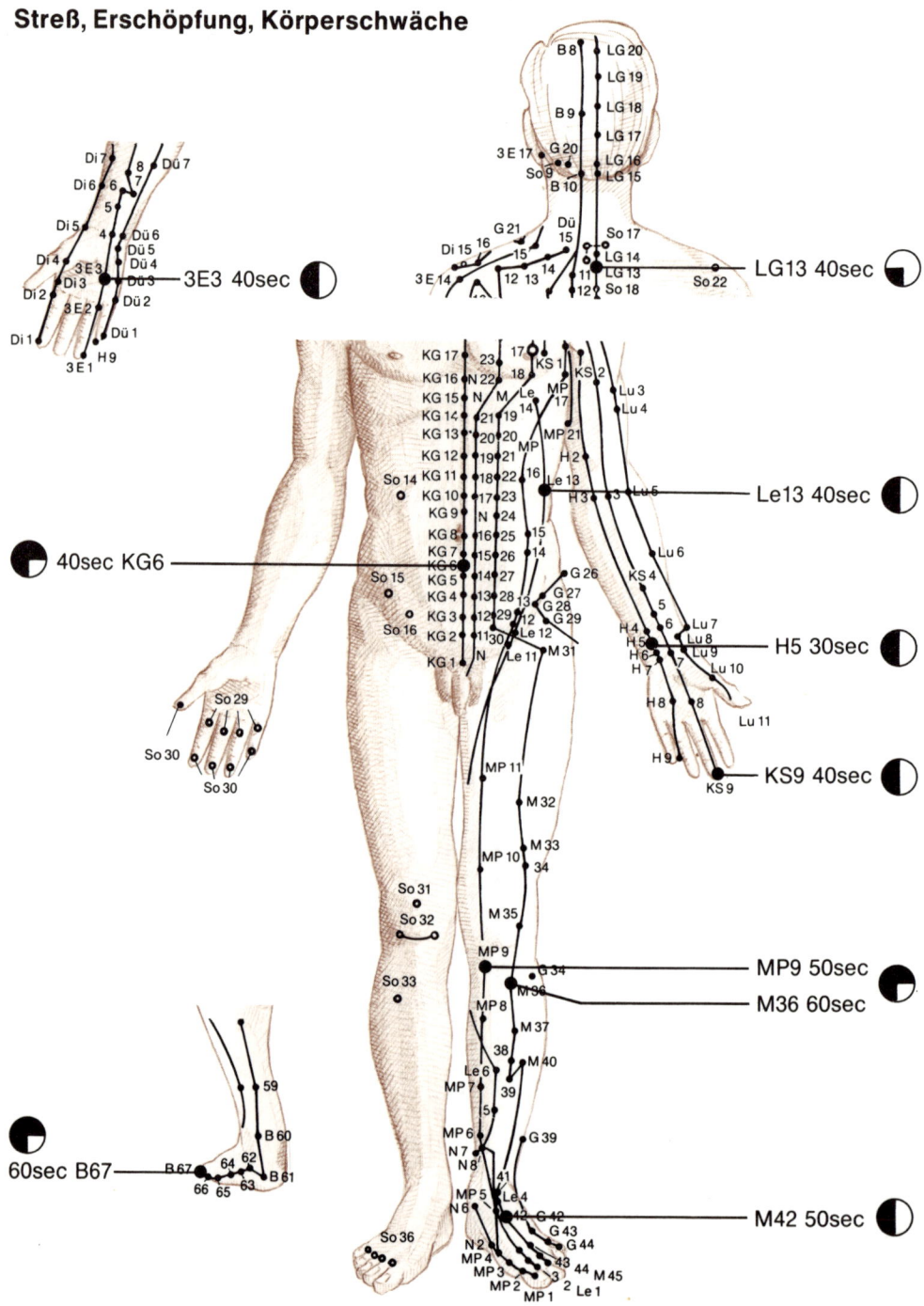

3E3 40sec

LG13 40sec

Le13 40sec

40sec KG6

H5 30sec

KS9 40sec

MP9 50sec

M36 60sec

60sec B67

M42 50sec

# Verstopfung

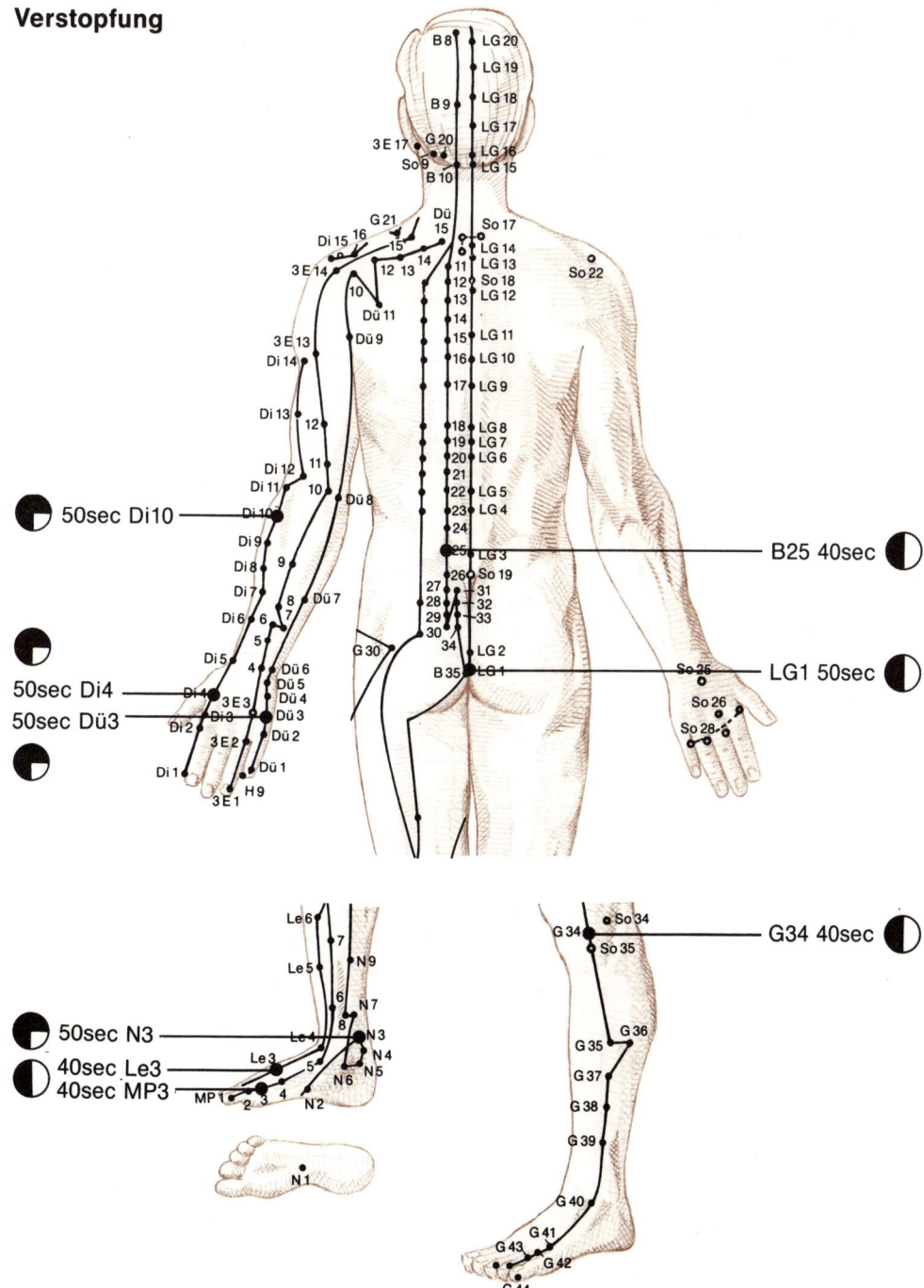

50sec Di10

50sec Di4

50sec Dü3

B25 40sec

LG1 50sec

G34 40sec

50sec N3

40sec Le3

40sec MP3

127

# Wetterfühligkeit

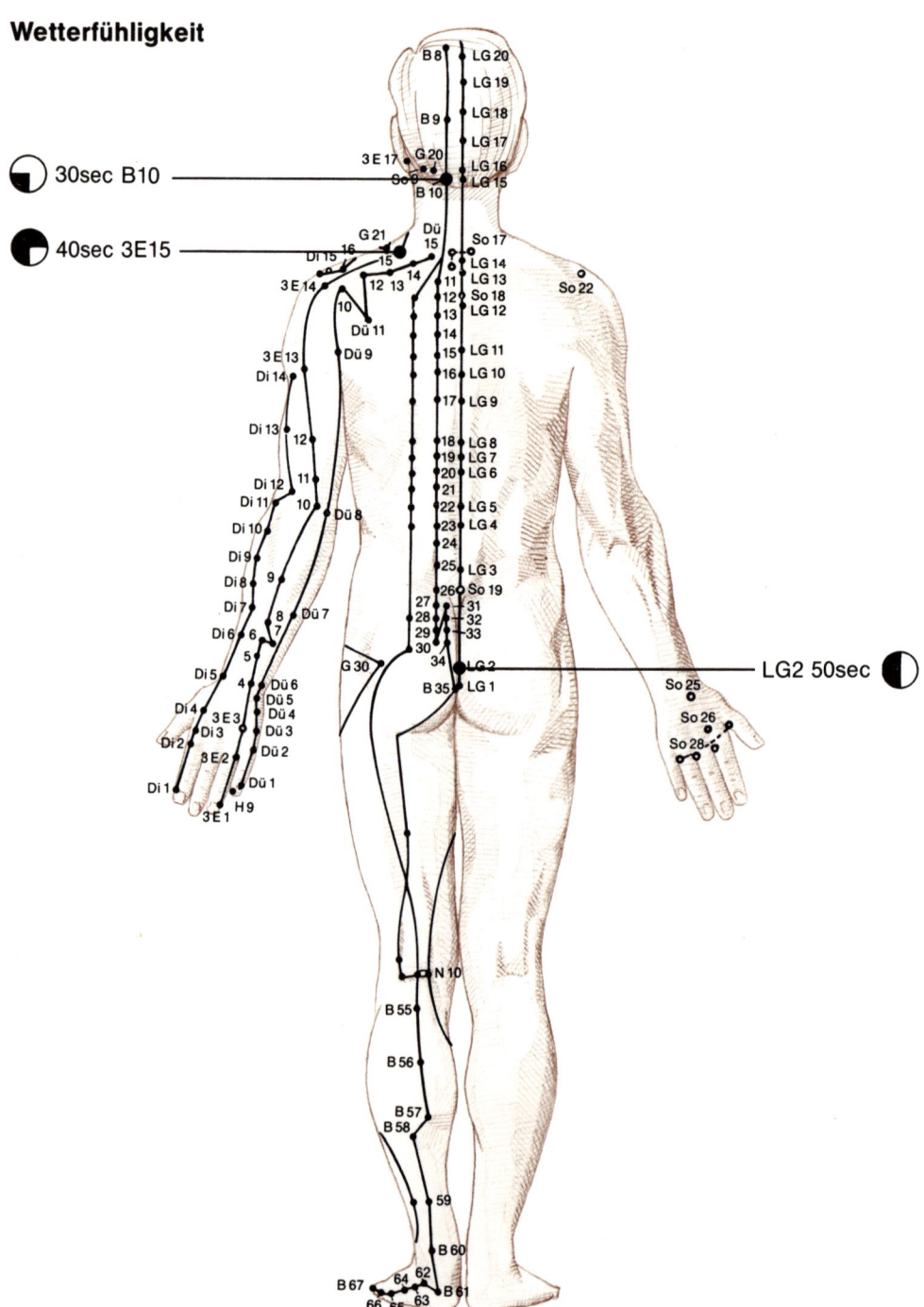

30sec B10

40sec 3E15

LG2 50sec

*Zunehmend bewährt sich die Elektro-Akupunktur auch bei kosmetischen Behandlungen im Gesichts- und Halsbereich. Dabei kommt vor allem der an das Elektro-Akupunktur-Gerät angeschlossene Roll-Energator (siehe Seite 133 f.) zur Verwendung (Bild rechts). Zur Straffung der Gesichtshaut ist auch die an das Gerät angeschlossene 7-Stifte-Sonde geeignet (Bild unten links). Hier erfolgt die Behandlung (auch Eigenbehandlung) an den im Bild rechts unten gekennzeichneten Akupunkturpunkten.*

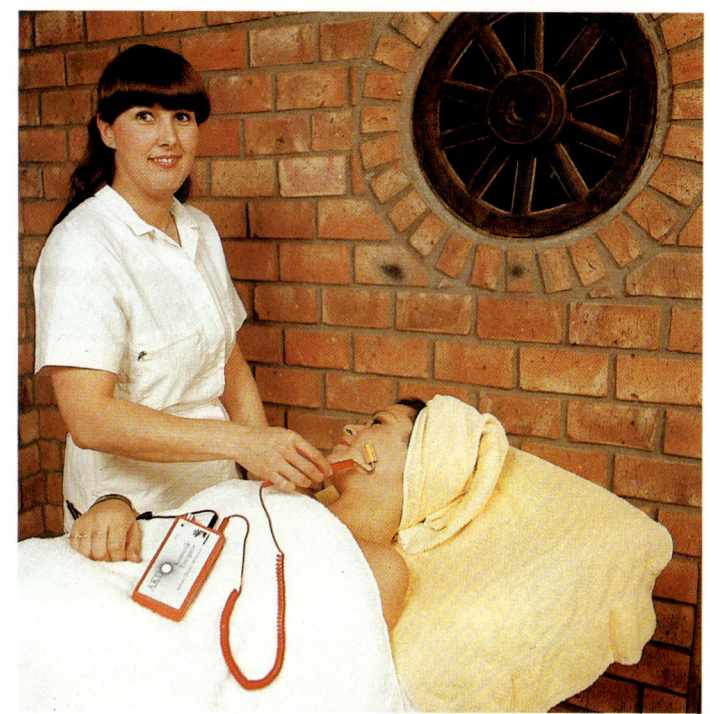

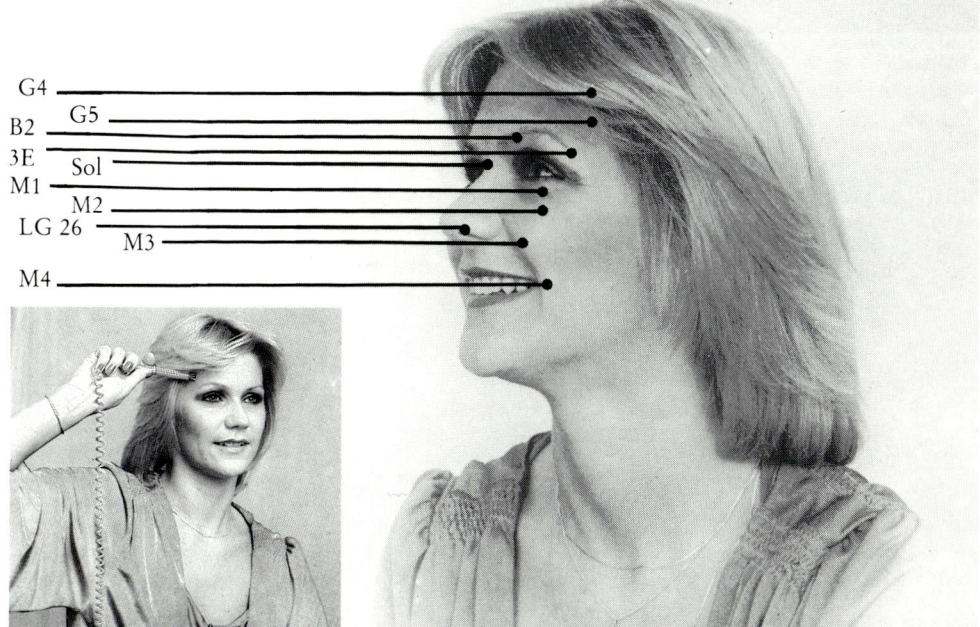

G4

G5

B2

3E

Sol

M1

M2

LG 26

M3

M4

*Kosmetische Eigenbehandlung zur Straffung und Belebung der Gesichtshaut mit dem an das Elektro-Akupunktur-Gerät angeschlossenen Roll-Energator (siehe auch Seite 133 f.):*

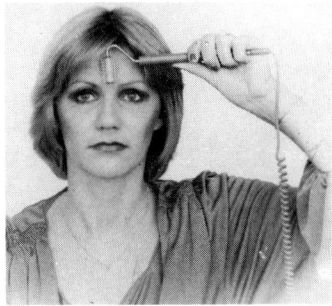

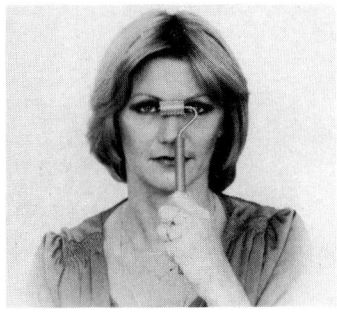

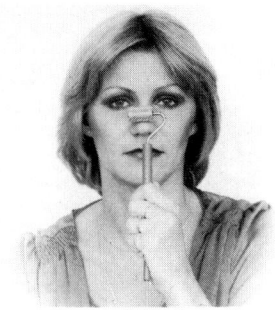

*Horizontale Massage der Stirn: Roll-Elektrode hin und her rollen.*

*Vertikale Massage der Stirn: Roll-Elektrode von unten nach oben rollen (nicht zurück!).*

*Spezialmassage der Mitte der Stirn: Gegend der vertikalen Stirnfalten mit der Roll-Elektrode rollen, von unten nach oben (nicht zurück!). Dann von rechts nach links, hin und her.*

*Vertikale Massage der Nase: Bewegen Sie die Roll-Elektrode auf der Nase von unten nach oben und zurück, nur mit leichtem Druck auf die Haut.*

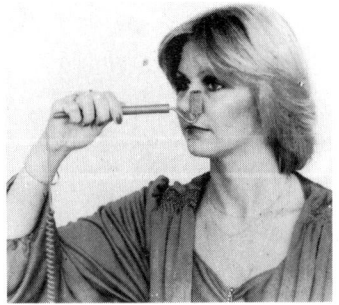

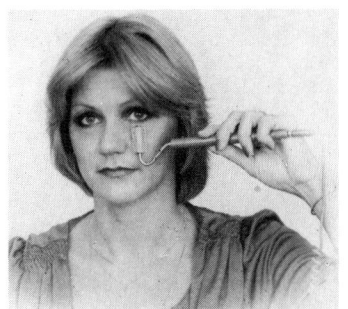

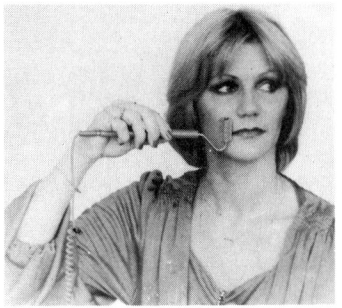

*Massage der beiden Nasenseiten: Rollen Sie stets von der Mitte aus zur Seite (nicht zurück!). Der Anfang der Wange kann noch miteinbezogen werden.*

*Massage des Winkels zwischen Nase und Wange: Rollen Sie mit der Roll-Elektrode horizontal hin und her.*

*Massage der Mundwinkel und der Nasen-Mundwinkel-Falte: Zuerst horizontal von der Mitte nach der Seite (nicht zurück!), dann vertikal hin und her rollen.*

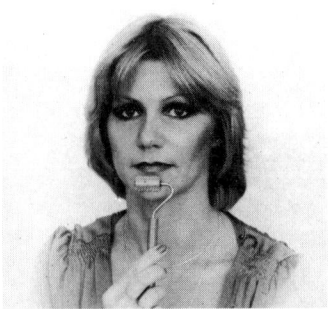

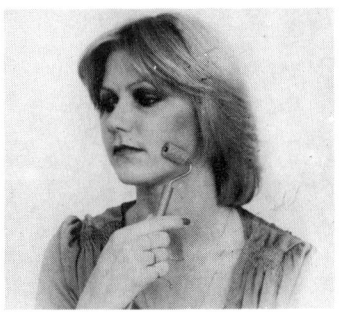

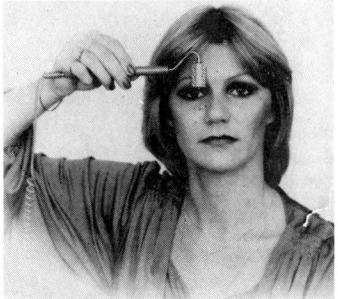

*Kinnmassage: Zuerst vertikal hin und her, dann horizontal hin und her rollen.*

*Massage der Wange: Von unten nach oben rollen (nicht zurück!).*

*Behandlung der Falten um die Augen (Krähenfüße und Tränensäcke): Die Roll-Elektrode wird schräg angehoben, so daß nur zwei bis drei Pyramidenreihen auf dem Rollzylinder die faltige Haut kontaktieren.*

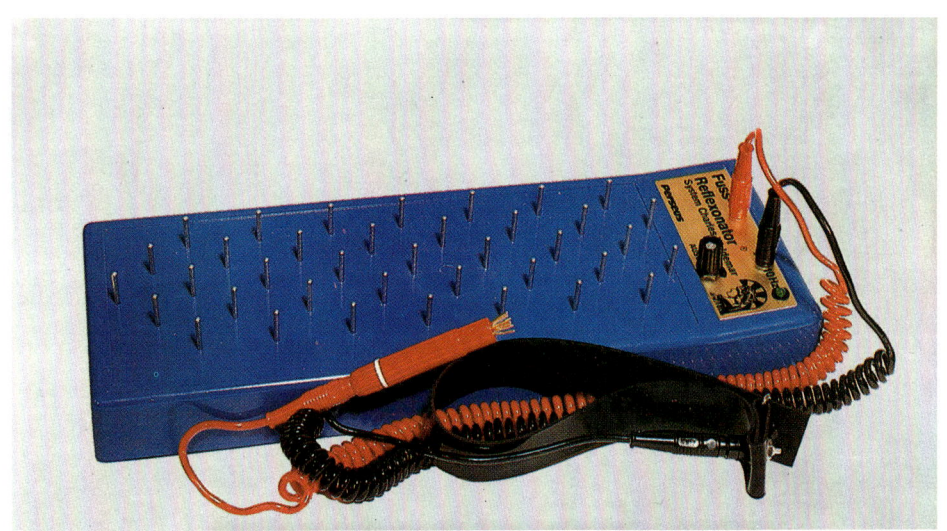

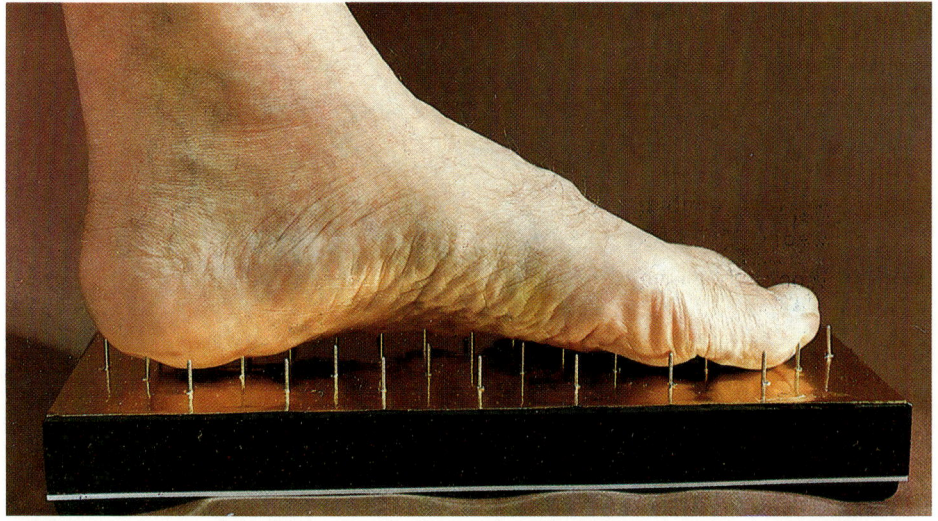

*Für den Ausgleich organisch-energetischer Ungleichgewichte ist der Fuß eine zentrale Schaltstelle, von der sich Fernwirkungen im ganzen Körper auslösen lassen.*

*Speziell zur Behandlung der wichtigen Fußreflexzonen hat der Autor den Fuß-Reflexonator entwickelt. 38 Neusilberstifte, die sich beim Aufsetzen des Fußes durch einen Federmechanismus der Fußsohlenform anpassen, sorgen für die heilsame Energieübertragung des 10-Hertz-Stroms in die einzelnen Körperzonen (Bild unten).*

*Die schwarze Ableitungs-Elektrode wird dabei um den Rist des anderen Fußes gelegt.*

*Mit der zusätzlich anschließbaren 7-Stifte-Sonde lassen sich auch einzelne wichtige Akupunkturpunkte im Fußbereich behandeln (Bild oben).*

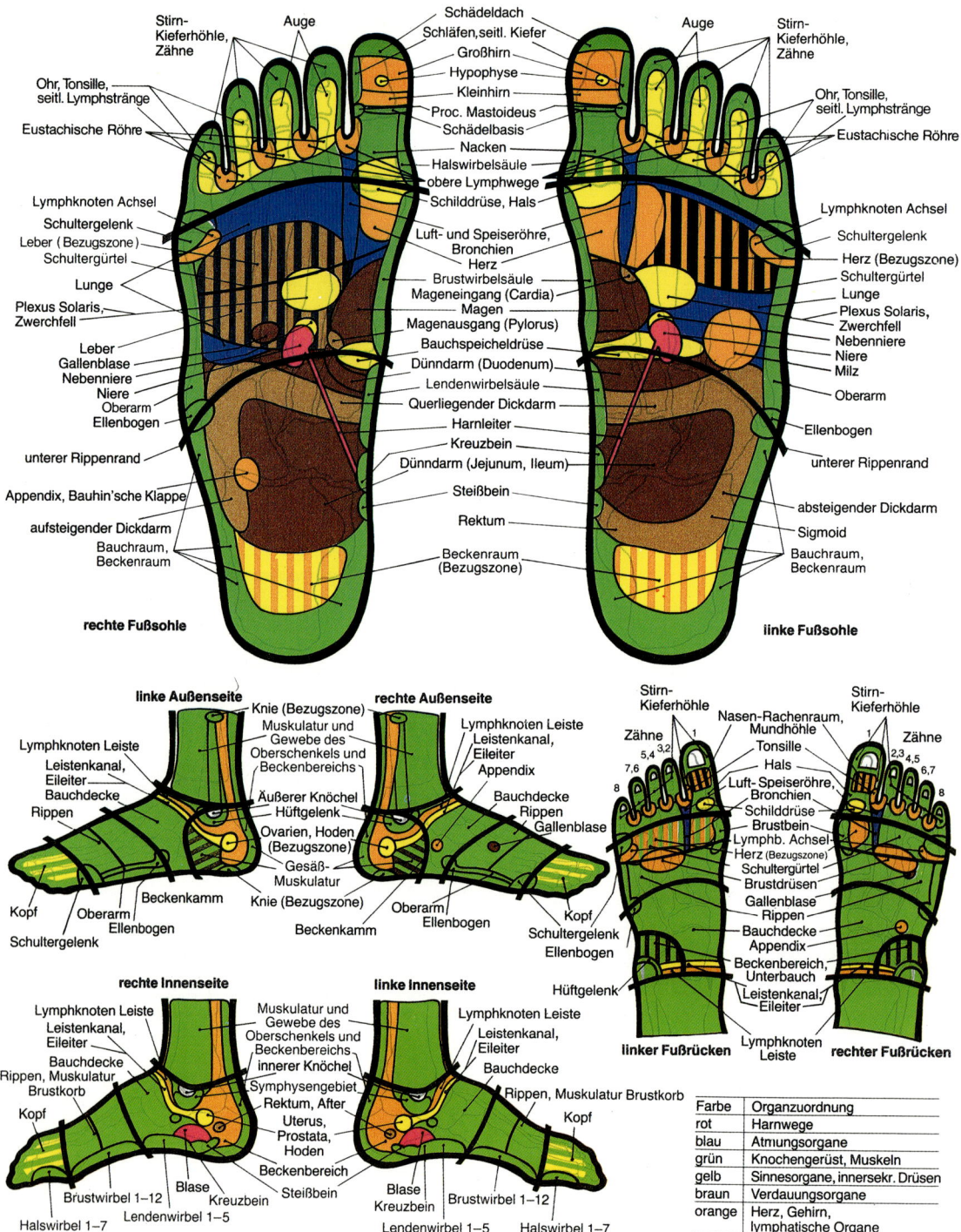

# Reflexzonen der Füße

*Reflexzonen sind Hautbezirke, die über gemeinsame Nervenfasern mit inneren Organen und Körper-zonen in Verbindung stehen. Vor allem über die Fußreflexzonen lassen sich zahlreiche Organe in ihrer Funktion beeinflussen und im Bereich der Elektro-Akupunktur mit dem körperspezifischen 10-Hertz-Strom erfrischend und heilend beschicken (siehe auch Seite 134 ff.).*

# Fünf Extra-Behandlungen

## Energie-Aufladung durch die Hand

Durch die Hand drücken wir unser Inneres aus, mit ihr begleiten wir die Bewegung des Gedankens und des Wortes, stellen das Gedachte dar in einem bleibenden Werk als Schrift, Malerei, Bildhauerei etc. Die Hand ist auch Ausdruck unserer Gefühle (siehe Handlinien) und ist der vorzüglichste natürliche Leiter, um unserem innersten Sinn, d.h. unserem tiefsten Gefühl, Ausdruck zu verleihen. Der Sinn, d.h. die Richtung unseres Gefühls, ist durch den ganzen Organismus in allen Meridianen verbreitet und vereinzelt an den oberen und unteren Gliedmaßen gepolt: Die beiden Hände sind die Hauptpole. Hier in der inneren Hand, die sich fünffach polarisiert zu Fingern spaltet (der Fünffachheit der äußeren Sinne entsprechend), steigert sich das Gefühl nicht nur zum Tastvermögen, sondern gibt auch das Wesentliche unserer Persönlichkeit wieder, unseren Magnetismus, das »Feld«, die Ausstrahlung unseres Bioplasmas.

Die Magnetiseure, die mit den Händen behandeln, geben hiervon das beste Zeugnis.

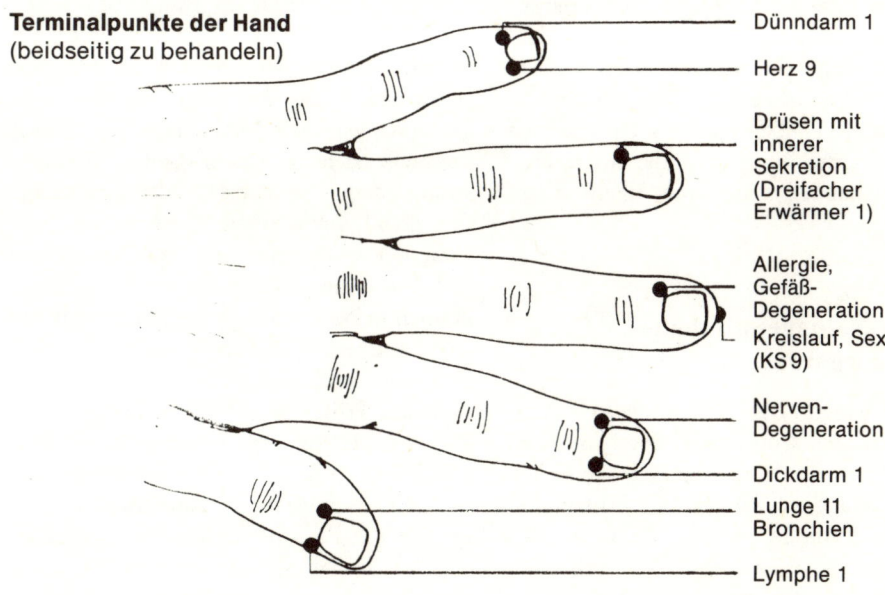

**Terminalpunkte der Hand**
(beidseitig zu behandeln)

Dünndarm 1

Herz 9

Drüsen mit innerer Sekretion (Dreifacher Erwärmer 1)

Allergie, Gefäß-Degeneration
Kreislauf, Sex (KS 9)

Nerven-Degeneration

Dickdarm 1

Lunge 11
Bronchien

Lymphe 1

Die fünf Finger wollen nun nicht nur handeln, sondern sind auch von der Natur bestimmt, gewissermaßen als Bio-Antennen Kräfte der Umgebung und aus dem Fluidfeld ringsumher aufzunehmen. Aus diesem Grunde ist die Energie-Aufladung an den Terminalpunkten, wo die Meridiane enden oder beginnen, besonders wichtig.

Sie verbinden das EAW-Gerät mittels der Circular-Elektrode mit der einen Hand, in der Sie auch die angeschlossene Sonde halten. Dann beginnen Sie mit der 7-Stifte-Sonde beim Punkt H 9 an der oberen Nagelinnenseite des kleinen Fingers, behandeln etwa 30 bis 40 Sekunden mit nicht zu schwachem Strom und gehen dann auf die andere Seite, den Dünndarm 1 über, um ihn ebensolange unter den 10-Hz-Strom zu setzen. Jetzt wenden Sie sich dem Ringfinger zu und behandeln ihn 40 Sekunden lang am Dreifachen Erwärmer Nr. 1. Ferner wird der Punkt KS 9 am Mittelfinger vorne unter dem Nagelrand behandelt während der gleichen Zeitspanne (30 bis 40 Sekunden), um dann zum Dickdarm 1 (am Zeigefinger) überzugehen (am äußeren Nagelrand an der dem Daumen zugekehrten Fingerseite). Am Daumen behandeln Sie die Punkte Lunge 11 und Lymphe 1 (40 Sekunden). Die gleichen Punkte werden an der anderen, rechten Hand behandelt, alle mit ·halbstarkem Strom.

## Lymphdrainage mit dem Roll-Energator

Aus den feinen Haargefäßen, die sich in allen Organen als wundervolle Netze ausbreiten, umspült die Blutflüssigkeit alle Zellen des Körpers. Sie wird auch Gewebsflüssigkeit oder Lymphe genannt, stellt also den Vermittler zwischen Gefäß und Zelle dar, und ihre Regulierung im Körper erfolgt durch ein ganz besonderes System, das Lymphgefäßsystem. Man hat dieses treffend mit einem Drainage-System verglichen. Wie man auf einer Wiese, um ihren Feuchtigkeitsgehalt zu regulieren, manchmal Drainagegräben findet, die wieder zu Kleindrainageröhren führen, so fließt auch aus den Gewebsspalten die Lymphe in die Kleinlymphgefäße, die sich zu größeren vereinigen. Damit nun nicht etwa Fremdstoffe, Giftstoffe in dieses System mit einfließen, das ja seinerseits wieder mit dem Blutsystem in Verbindung steht, sind kleine Kläranlagen für dieses Rückflußsystem unseres Feuchtigkeitskreislaufes in Form von Lymphknoten eingeschaltet. Kommen aber Giftstoffe in die Lympknoten, so schwellen sie an und versperren den Weg. Nun können die Schutzpolizisten unseres Blutes, die weißen Blutkörperchen, ihre Arbeit verrichten. Es ist dies dann gleichzeitig ein Warnsignal für den Menschen, daß er sich beim Anschwellen der Lymphknoten rechtzeitig zum Arzt begibt, damit dieser Vorgang, der oftmals fälschlich als Blutvergiftung bezeichnet wird, nicht lebensbedrohende Formen annimmt. Aber auch für den Stoffwechsel selbst spielt das Lymphgefäßsystem eine große Rolle. Alle Lymphgefäße des Darmes sammeln sich in einem großen Lymphstrang, dem sogenannten Milchbrustgang, der die Lymphe dem Blutkreislauf, und zwar der linken Armvene, zuführt. Dieser Milchbrustgang hat wohl deshalb seinen Namen bekommen, weil nach den Mahlzeiten die Lymphe durch das aufgenommene Fett milchweiß erscheint.

Nun hat Professor Wolfgang Carno *Weiss*, München, Dozent und Lehrmeister unzähliger Therapeuten, beste Erfahrungen mit meinem Akupunktursystem gemacht, und er hält die Eigenbehandlung für durchaus gegeben. Er hat mir dankenswerteweise folgende Ausführung zur Verfügung gestellt:

# Lymph-Drainage

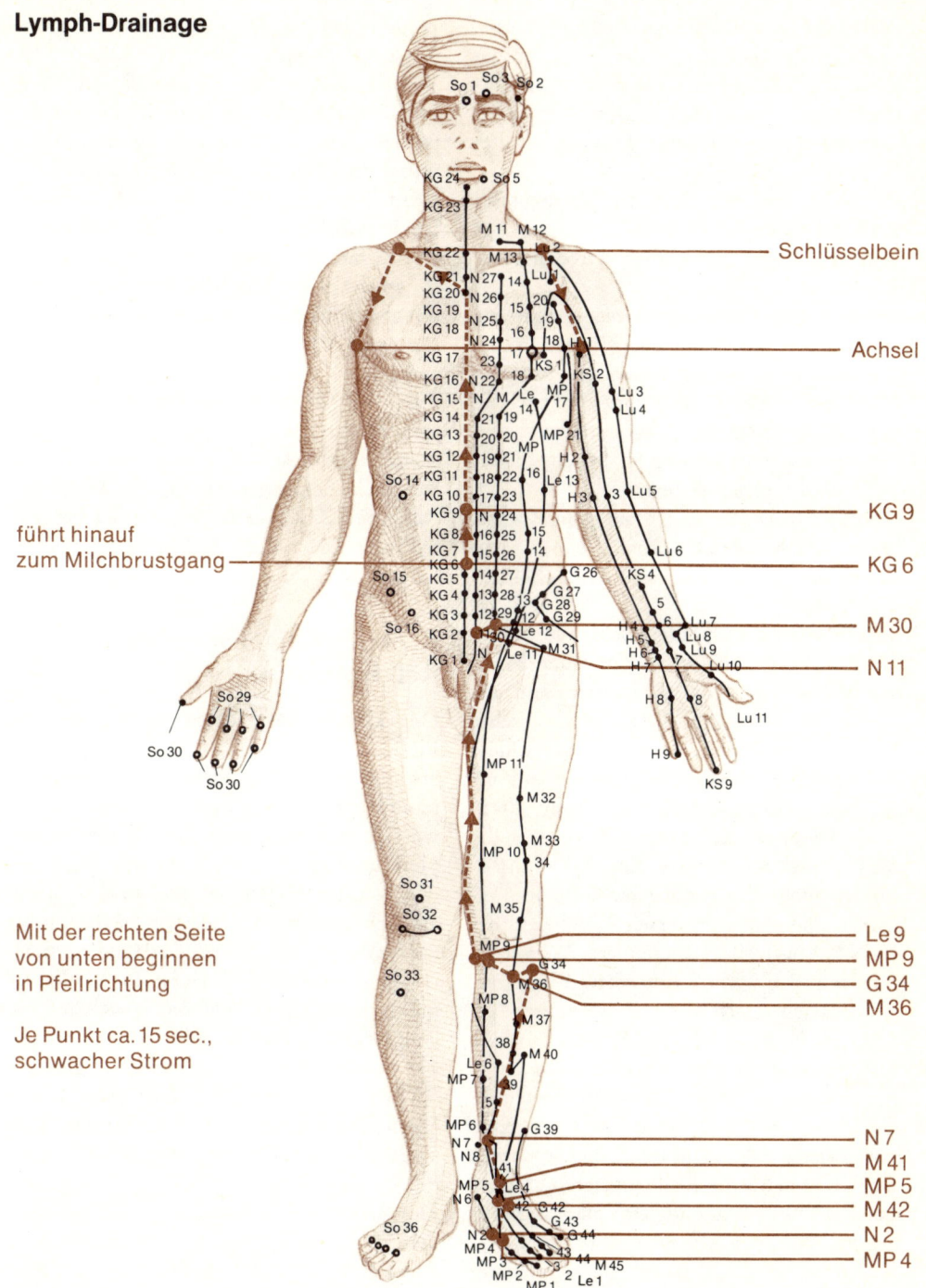

So 1  So 3  So 2

KG 24  So 5
KG 23

M 11  M 12
KG 22  M 13  Schlüsselbein
KG 21  N 27  14  Lu 1
KG 20  N 26  15  20
KG 19  16  19
KG 18  N 25  18  Achsel
KG 17  N 24  23  KS 1  H 1
KG 16  N 22  18  KS 2
KG 15  N  M  Le  MP  Lu 3
KG 14  21  19  14  17  Lu 4
KG 13  20  20  MP 21
KG 12  19  21  MP  H 2
So 14  KG 11  18  22  16  Le 13
KG 10  17  N 24  H 3  3  Lu 5
KG 9  KG 9
KG 8  16  25  15
KG 7  15  26  14  Lu 6
KG 6  KG 6
So 15  KG 5  14  27  KS 4
KG 4  13  28  13  G 26  5
So 16  KG 3  12  29  12  G 28  Lu 7
KG 2  30  Le 12  G 29  H 4  Lu 8  M 30
KG 1  N  Le 11  M 31  H 5  Lu 9  N 11
H 6  7
H 7  Lu 10
So 29  H 8  8
So 30  H 9  Lu 11

führt hinauf
zum Milchbrustgang  KS 9

So 30  MP 11

M 32

MP 10  M 33
34

So 31  M 35
So 32

Mit der rechten Seite  MP 9  Le 9
von unten beginnen  G 34  MP 9
in Pfeilrichtung  M 36  G 34
So 33  M 36
MP 8
Je Punkt ca. 15 sec.,  M 37
schwacher Strom  38
Le 6  M 40
MP 7  49
5

MP 6  G 39  N 7
N 7  M 41
N 8  MP 5
41  M 42
MP 5  Le 4  N 2
N 6  42  G 42  MP 4
So 36  N 2  G 43
MP 4  G 44
MP 3  43  44  M 45
MP 2  3  2  Le 1
MP 1  Le 1

131

»Manuelle Lymphdrainage wird von geprüften Lymphdrainage-Therapeuten ausgeführt. Der Therapeut wird sie ›katzenpfötchengleich‹ anwenden. Diese weichen Pumpbewegungen sollen Angestautes in Bewegung setzen.

Was aber, wenn kein richtiger Therapeut zur Verfügung steht?

Nun, für diesen Fall haben wir den *Roll-Energator!*

Er kann ebenfalls Angestautes in Bewegung setzen, zwar nicht ›katzenpfötchengleich‹, aber – bis in die erforderliche Tiefe wirkend (Gewebeflüssigkeit). So stünde praktisch einer Eigenbehandlung nichts im Wege.

Selbstverständlich müssen Sie bei der Eigenbehandlung folgendes beachten:

Absolute Ruhe! Sie liegen auf dem Rücken mit einem Kopfkissen (Keil). Jede weitere Bewegung erfolgt nun in aller Ruhe (Zeitraffertempo).

Sie schließen die Circular-Elektrode wieder am E. A.W.-Gerät und an der einen Hand an. Ebenso wird der Roll-Energator mit dem Gerät verbunden. Sie ziehen das rechte Knie seitlich an, um besser die vergoldete Rolle am N 2 (Fußwölbung) setzen zu können, das heißt, der Fuß wird nicht aufgestellt. Sie führen die Rolle ruhig weiter in die Mulde unter dem inneren Knöchel zu MP 5, Meisterpunkt des Bindegewebes, dort verharren und pulsieren lassen – weiterführen zu N 8, Yin-Treff, pulsieren lassen – weiterführen zu LE 9/MP 9 Innenseite Knie, pulsieren lassen – nach diesen Pulsierungen N 2 / MP 5 / N 8 / LE 9 / MP 9, etliche ruhige Rollenführungen vom Knöchel zum Knie. Nun lassen Sie die Rollen weitergleiten an der Innenseite des Oberschenkels vom Knie zur Leiste, etliche Male, ruhig gleitend. Dann setzen Sie die Rolle pulsierend an der Leiste M 30/N 11 an, zugleich auch Lymphknoten. Nun strecken Sie sich ruhig aus. Verharren Sie eine Weile ruhig atmend, dann

wiederholen Sie alles in der gleichen Art und Weise am linken Bein. –

Von der linken Seite führen Sie die Rolle zum Nabel – verharren am KG 6 etwas unter dem Nabel, »Meer der Energie«, fahren weiter über den Nabel KG 9 (Hauptwasser), ebenfalls leicht pulsieren lassen. Nun führen Sie den *Roll-Energator* so, daß die Rolle im KG-Gefäß den linken Yin-Meridian entlanggleitet – bis über das Brustbein – zum linken Schlüsselbein. Dabei wird der *Milchbrustgang,* der *Lymphsammler* des Körpers, energetisch aktiviert. Sie führen den *Roll-Energator* weiter in die linke Achsel, lösen sich, führen ihn vom rechten Schlüsselbein in die rechte Achsel. – Diese Behandlung entspricht den sogenannten »Yin-Strichen«. Ruhe und Zeit müssen Sie zur Behandlung haben und auch noch nachher, dann erleben Sie eine wahre *Tiefenentspannung!*«

## Rückenbehandlung mit dem Roll-Energator

Die kleinen vergoldeten Pyramiden der Energatorrolle sorgen dafür, daß der 10-Hz-Strom präzise in die jeweiligen Berührungspunkte eintritt. Sie haben hier ein höchst wirksames Zusatzgerät der Elektro-Akupunktur in der Hand, das einfach anstelle der 7- oder 11-Stifte-Sonde an das Gerät angeschlossen wird. Nachdem Sie die Circular-Elektrode mit der einen Hand verbunden und an das EAW-Gerät angeschlossen haben, drehen Sie den Strom so weit auf, bis ein gewisser Kribbeleffekt an der Haut spürbar wird. Die bioelektrische Energie (10 Hertz) ist gerade für die funktionellen Wechselbeziehungen zu den Drüsen und Organen, die nahe der Wirbelsäule liegen, besonders wichtig.

Die Bandscheiben werden mit zunehmendem Alter meist sehr zusammengedrückt, daher gibt es im Rücken »Stauungen«, Blokkaden, also die Durststellen, die den Alarmruf nach Energie als Schmerzempfindung aussenden.

Das *Lenkergefäß* (Gouverneurgefäß), der *LG*-Meridian, steigt mit seinem Hauptverlauf kopfwärts auf und determiniert wichtige Akupunkturpunkte. Die einzelnen Punkte sind mit ihrer Bedeutung in der Zeichnung Seite 36 sichtbar gemacht. Der LG-Meridian (TouMo), über den Rücken (Yang) verlaufend, wird seit altersher in China als »Wunder-Meridian« bezeichnet. Als Erwecker und Regulator tiefer Energie (Yang Ch'i) vermag er regenerierend den *Ausgleich der Kräfte* wiederherzustellen. Die Behandlung wird so vorgenommen, daß sie vom LG 1 anfängt, um den Energator zwischen den einzelnen Wirbeln jeweils mindestens 20 bis 30 Sekunden ruhen zu lassen, damit der sanfte 10-Hz-Strom durch die Haut einziehen kann. Die Chinesen wußten genau, warum sie den LG 1 – Chang Quian (Tschang Tschiang), *Zusatz von Kraft und Lebenslust* bis zum LG 14 – Ya Men, »*Tor des Schweigens*« stimulierten.

Sollten Sie niemanden haben, der die Rückenbehandlung bei Ihnen vornehmen kann, so gibt es auch hier eine Selbsthilfe. Sie liegen flach, nehmen den Roll-Energator und legen sich diesen unter den Rücken, um vom LG 1 an, langsam mit Pausen von jeweils 30 Sekunden, von Punkt zu Punkt (Wirbel zu Wirbel) bis zum LG 14 hochzugehen.

## Kosmetische Behandlung: Facelifting mit dem Roll-Energator

Die Kosmetik-Behandlung mit dem vergoldeten Roll-Energator ist fast ohne mein Zutun entstanden. Eines Tages erschien eine ältere Dame bei mir und berichtete strahlend, daß der Roll-Energator eine fast unglaubliche Wirkung bei ihrer Schwester erzielt habe. Sie war im Krankenhaus und hatte nach einer Operation 25 Pfund verloren, wodurch ihr Hals so schrumpelig wie der einer Schildkröte geworden sei. Einer Eingebung zufolge nahm sie den Roll-Energator, der eigentlich nur für den Rücken gedacht war, schloß ihn an das Gerät an und fuhr mit ihm behutsam den Hals entlang von oben nach unten, etwa drei Minuten lang. Das tat sie jeden zweiten Tag, und nach etwa 14 Tagen waren die Falten verschwunden. »Es ist nicht zu fassen, der Hals war wieder glatt und schön wie vor der Operation«, sagte sie und bedankte sich noch vielmals im Namen ihrer Schwester.

Durch diesen Erfolg kam ich auf die Idee, das Elektro-Akupunktur-System mit dem Roll-Energator von einer Reihe Kosmetikerinnen wie auch von verschiedenen anderen Damen testen zu lassen. Das Echo war äußerst günstig, so daß das Kosmetik-System heute vielerorts auch von privater Seite angewandt wird.

Der Erfolg liegt, wie gesagt, in der Anordnung der Pyramiden, die rollend über die Gesichtshaut geführt werden, womit die Hautnahrung verbessert und die Blutzirkulation angeregt wird. Die Zellen Ihres Gesichts – Billionen Minikraftwerke – werden von der gesunden 10-Hertz-Frequenz sanft aufgeladen und vor allem die Gesichtsmuskeln aktiviert, deren Ermüdung zu Falten führt.

Allgemein wird vor jeder Massage das Gesicht mit einem Reinigungswasser gepflegt. Mit der Roll-Elektrode massiert man jeden Teil des Gesichts sowohl senkrecht – von unten nach oben – wie waagrecht – von rechts nach links bzw. von links nach rechts. Die einzelnen Gesichtsfalten werden mit besonderem Nachdruck behandelt, und zwar die einzelnen Falten entlang wie auch senkrecht zwischen den einzelnen Falten; dies ist aus den Abbildungen auf den zwei Tafeln nach Seite 128 deutlich zu ersehen.

Die Vibrationen, die die Roll-Elektrode beim Rollen über die Haut erzeugt, sollen von der Behandelten bzw. von dem Behandelten stets nur als angenehm empfunden werden.

## Reflexzonenbehandlung mit dem Fuß-Reflexonator

Pflanzen, Tiere und Menschen sind von der Natur geschaffen, um lebendigen Kontakt mit der Erde zu haben. Goethe sagte sehr richtig: »Der Mensch gehört hinaus in Wald und Flur, andere Aufenthalte sind nicht für ihn gedacht!«
Der Mensch spaltet sich von seinem wahren Sein ab, wenn er sich von der Erde distanziert, und das tut er heute auf Asphaltstraßen, Betonwegen, in den Stahl-, Glas- und Betonsilos. Er verletzt ständig die homöostatische Basis seiner Existenz.

### Die Bedeutung der Füße im Energiefluß

Der Schöpfer hat alles harmonisch konstruiert: Die Fußsohlen sind pluspolig, damit sie die negative Strahlung, die Minuswerte der Erde, aufsaugen können, um sie an alle Organe weiterzuleiten. Vom Himmel erhalten wir die positiven Kräfte der Sonne, der Sphären, und so laden wir uns im vollkommenen Gleichgewicht auf, wenn wir nicht dagegen durch Eigenmächtigkeit und falsches Tun verstoßen. Das Kriterium ist, daß die Energie mit den Jahren tatsächlich herabsinkt in die Füße, unsere wandelnden Wurzeln.

### Experiment mit dem Vitasensor

Wenn ich Ärzten und Berufsanwendern den Vitasensor, dieses unglaublich subtile, elektronisch verstärkbare Wünschelrutengerät

(siehe Seite 62) vorführte und sie ihn dann selbst in die Hand nahmen, rührte er sich manchmal überhaupt nicht. Sie gaben ihn mir enttäuscht zurück und sagten: »Ich kann nicht daran glauben, bei mir jedenfalls funktioniert das Gerät nicht.« »Moment«, erwiderte ich, »prüfen wir Ihren Fußspann« und dann bat ich den Mediziner, selbst den Punkt M 42 mit meiner 7-Stifte-Sonde zu behandeln, ungefähr eine Minute lang, halbstark aufgedreht, erst am rechten, dann am linken Fuß. Der M 42 ist der große Blockadebrecher, der Befreier. Im nächsten Moment sah der Besucher zu seiner Verblüffung, wie sich der Vitasensor in seiner Hand bewegte und Rotationen hervorbrachte. Die Energie war also von unten nach oben gestiegen und hatte das Wunder der Rutenfühligkeit erbracht. Aus diesem Grunde sollte jeder über Fünfzigjährige wenigstens zwei- bis dreimal in der Woche den M 42 behandeln, mit halbstarkem Strom, jeweils mindestens eine gute Minute.
Viel hat auch der Bewegungsmangel daran schuld, daß die Biokraft im Körper nicht im Gleichgewicht ist. Wenn man bedenkt, daß die Beinmuskulatur, besonders in den Waden, geradezu eine Art Pumpe darstellt, die dazu geschaffen ist, das Blut von unten wieder nach oben zu bringen, dann sieht man, wie ungemein wichtig das Gehen und Laufen ist, überhaupt jede Art von Bewegung.

### Die Ursache unseres Alterungsprozesses

Die bisher zu wenig oder fast gar nicht erforschte eigentliche Ursache des Alterns beruht auf der Wirkung der Erdanziehungskraft, das ist das entscheidende Resultat meiner Bio-Forschungen.
Ja, die Erde zieht uns im Laufe der Jahrzehnte langsam aber sicher zu sich hinab: dicke Gelenke, Altersbuckel, Müdigkeit, geschwollene Beine, gehinderte Bewegungsab-

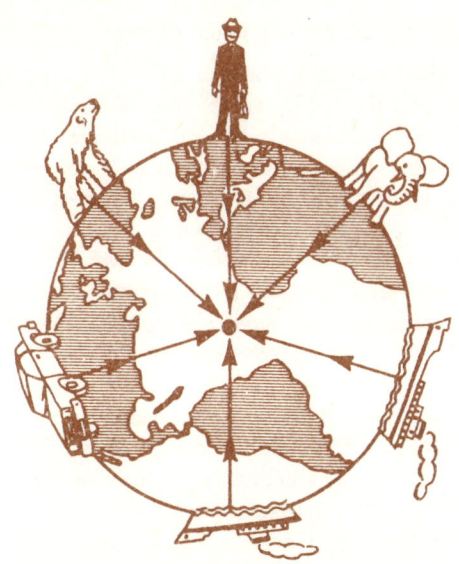

*Die Erde zieht alle Wesen und Gegenstände nach unten zum Erdmittelpunkt hin*

Setzt man für $m_1$ die Erdmasse und für r den Erdradius ein, ergibt sich im Ausdruck $G \cdot \frac{m_1}{r^2}$ genau die Erd- bzw. Fallgeschwindigkeit g ($= 9.81 \frac{m}{s^2}$), mit der sich über $F = m_2 \cdot g$ für jede Masse $m_2$ auf der Erdoberfläche die zugehörige Gewichtskraft ausrechnen läßt (siehe nebenstehende Zeichnung).

Die Schwerkraft zusammen mit der überstarken Plus(+)-Strahlung bewirkt eine Belastung der Homöostase, so daß der bioelektrische Regulationskreis im Organismus erheblich gestört wird.

Die Folge ist, daß wir immer mehr der Anziehungskraft der Erde ausgeliefert sind. Einzig das geordnete Fließgleichgewicht in unserem Organismus entscheidet über unser Leben und Heil.

## Wirksame Hilfe durch Einsatz des Fuß-Reflexonators

Da wir fast alle nicht mehr den normalen Kontakt mit der Mutter Erde haben, überlegte ich mir, was zu machen ist, um die Bioenergie von unten nach oben wieder in Bewegung zu bringen. Als ich die Füße mit dem Vitasensor testete, ergaben sich negative Strahlen. Ich war erstaunt. Da die Erde selbst, der reine Boden jedenfalls, ohne Störfelder, negativ ist, hatte ich erwartet, daß die Füße positiv sind. Denn nur die Gegensätze ziehen sich an und ergänzen sich. Dann kam ich auf die Idee, die Fußsohlen zu testen und siehe da, die Fußsohlen waren positiv. Wirklich, die natürliche Ordnung ist einzigartig. So beschloß ich dann den *Fuß-Reflexonator* zu konfigurieren, damit die Füße bzw. die Fußsohlen den gesunden 10-Hertz-Energiestrom, den negativen, erhalten können, der ja über die Reflexzonenpunkte sofort mit den Organen und Körperteilen in Verbindung kommt und heilsam wirken kann.

38 einzeln versenkbare Neusilberstifte, die sich der Form der Fußsohle anpassen, sor-

läufe, all das sind Auswirkungen der Erdanziehungskraft.

Dazu kommt, daß wir heute zusätzlich unter einem aggressiven, gefährlichen Bombardement von Plus-Strahlen leben, die von Luftverschmutzung, Asphalt, Beton, Kunststoff, Sichtschirmen und letztlich von der Radioaktivität her auf uns eindringen. Atombombenversuche und neuerliche Kraftwerkskatastrophen bringen zu den vorhandenen inkorporierten Isotopen wie Radium und Kalium wieder neue Isotopen in die Atmosphäre, wie Cäsium, Strontium Kalzium.

Dadurch entstehen in unserem »Feld«, dem Bioplasma, der Aura, Energietrübungen und -lücken, so daß die Schwerkraft in uns wirksamer wird.

Bereits im Jahr 1687 hat Newton das Gesetz der Anziehungskraft zweier Massen $m_1$ und $m_2$ determiniert (Gravitationsgesetz), deren Schwerpunkte sich im Abstand r befinden

$$F_G = G \cdot \frac{m_1 \cdot m_2}{r^2}$$

gen für die negative, heilsame Energieübertragung in die Körperzonen. Andererseits wirken wieder vom Körper her Rückanreize an die Sensoren (Stifte). Bedeutende Versuchsreihen, viele Zeugnisse und Dankschreiben bestätigen immer wieder, daß die gestörte Polarität ausgeglichen wurde, um auf das Gesamtbefinden regulierend, also wohltuend einzuwirken. Auch zahlreiche Kirlian-Fotos haben in Hunderten von Tests eine klare, gesunde Energieanhebung festgestellt.

## Die Anwendung des Fuß-Reflexonators

Beginnen Sie gleich morgens mit der Fitnessbehandlung – etwa vier Minuten lang. Machen Sie es sich in einem Sessel bequem. Legen Sie zuerst um den linken Fuß die Ableitungselektrode. Setzen Sie dann den rechten Fuß auf den Fuß-Reflexonator. Die stumpfen, versenkbaren Stifte passen sich geschmeidig der Form des Fußes an. Dann schalten Sie am Gerät den Fließstrom ein, so daß von den Zehen bis zu den Fersen ein »Kribbeln« erfolgt, das stets nur angenehm fühlbar sein soll. Das gleiche wiederholen Sie mit dem linken Fuß, hier befestigen Sie natürlich die Ableitungselektrode um den rechten Fuß.

## Auswirkungen der Behandlung

Bald werden Sie bemerken: Der körpereigene 10-Hz-Strom steigt spürbar belebend über die reflektorischen Zonen durch Ihren Körper und erreicht auch den Kopf, was Ihrem gesamten biologischen Potential zugute kommt: *Es erfolgt nicht nur eine Verbesserung der Gedächtniskraft, sondern auch Ihre gute Laune und Lebensfrische stellt sich wieder ein, wie auch ein Aufschwung im funktionellen Geschehen der Organe und Körperteile.*

Durch die Reflexonator-Behandlung werden besonders viele Schadstoffe an den Fußsohlen ausgeschieden, was durchaus auch der Gichtvorbeugung hilft.

An dem Tag, an dem Sie keine anderen Elektro-Akupunktur-Behandlungen vornehmen, können Sie den Fuß-Reflexonator auch öfter einsetzen: z. B. abends während des Fernsehens. Die Gesamtdauer der Behandlung sollte etwa zwölf Minuten nicht überschreiten!

Auch vor dem Zubettgehen sollten Sie den Fuß-Reflexonator zwei Minuten anwenden, denn zum Schlafen braucht man Energie; schlechter, unruhiger Schlaf ist oft verursacht durch einen Mangel an harmonisch kreisender Biokraft.

# Ausklang

Im Innersten der Materie existiert eine überdimensionale Kraft, wie man beispielsweise an der Kernenergie erkennen kann. Auch in uns Menschen sind ungeahnte implikate Ordnungen von Energie verborgen, weil wir zutiefst universeller Natur sind. Wir sind von der Unendlichkeit dazu programmiert, eine schöpferische Bewegung auszudrücken, die wie ein Hologramm funktioniert, d. h. jeder Teil unseres Organismus enthält die Information für das Ganze. Jeder Blutstropfen, jede Vene, jeder Meridian wirkt durch die DNS-Resonanz derart, daß jeder Teil die Gesamtheit aller Teile widerspiegelt.

So sind auch die drei Grundkräfte Elektrizität, Magnetismus und Atomkraft Impulse jener Weltbewußtseins-Energie, die sich im Menschen induktiv manifestiert.

Eines Tages wird sich sicher auch das akademisch-wissenschaftliche Konsensdenken der Vorstellung öffnen, daß unsere gesamte Bioenergetik das Hologramm eines sich über das ganze Universum erstreckenden Hologramms ist und der Mensch effektiv ein »Schöpfungsspiegel«!

So ist die Perspektive des gelben Kaisers Hoang Ti, daß es vor allem auf das Fließen von CH'i, der Urkraft in unserem Körper ankommt, durch die neuesten Hologramm-Bewegungsforschungen offenkundig als explikative (erklärende) Ordnungs-Energie identifiziert. Ja, wir sind alle in Wahrheit, ob wir es anerkennen oder nicht, Instrumente, Gefäße des einen Weltgeistes, und in dem Maße, wie wir uns ihm eröffnen, eben *ES* durch uns hinströmen, zirkulieren, atmen lassen, auf dem energetischen Heils- oder Unheilswege. Und gerade die Elektrizität ist es, die kosmisch-tellurische Energien in uns zu erwecken vermag.

J. Lorber und G. Mayerhofer haben in ihrer Schrift »Licht und Ton – geistige Elemente« Entscheidendes dazu ausgesagt:

*»Würdet ihr sehen, wie der elektrische Strom in eurem Blute in einem Moment die augenblickliche Veränderung aller Blutbestandteile bewirkt, wie er alles Abgestorbene in Lebendiges neu verwandelt und das Krankhafte ausscheidet: Kein Gedanke reicht hin, um zu begreifen, was da geschieht und wie eines aus dem anderen hervorgeht.«*

# Erfahrungsberichte

Ständig gehen über die EAW Heilungs- und Besserungsberichte ein. Doch ich bin mir bewußt, daß die EAW oft nur den Impuls gab, die gehemmte Entelechie (den *Archeus Paracelsi*) wieder in Gang zu bringen. Tatsächlich ist es stets die *vis medicatrix naturae* des Kranken selbst, die ihn heilt. Das EAW hat mitunter eine Blockade freigesetzt, um den Strom der Entelechie wieder fließen zu lassen, damit er die Vegetation des Körpers erneut durchtränke.

Herr Maier, Augsburg, schrieb am 22.4.1981 anläßlich der Bestellung eines neuen Steckers: »Meine Frau hatte einen hühnereigroßen Kropf, der halb nach innen, halb nach außen ging. Unser Hausarzt empfahl eine Operation. Mit dem neuen Akupunkturgerät war der Kropf in drei Monaten völlig weg und ist auch bis heute – drei Jahre danach – nicht wieder aufgetreten!«

ASIAN REJUVENATION AND
PSYCHOTHERAPY CLINIC
Dr. Klaus D. Link      Dr. Antonio Payseng
Green Valley Village, Metro Manila,
Philippines, den 12.8.85

Sehr geehrter Herr Waldemar!
Die geniale Erfindung Ihrer Akupunkturgeräte wurde längst eine Attraktion für die philippinischen Geistheiler.

Wenn deren Heilkräfte versagen oder unheilbare Fälle aller Art aus den USA kommen, greifen die Heiler als letzten Ausweg mit Erfolg zu meinen Geräten Ihres Hauses. Hiermit darf ich Ihnen meine gebührende Hochachtung aussprechen!
Von Herzen Ihnen weiterhin erfolgreichen Aufstieg wünschend, verbleibe ich
mit freundlichen Grüßen
Ihr Link

**Gute Schwangerschaft – leichte Geburt**
Der wichtigste Punkt bei der Schwangerschaft meiner Frau war und ist aber die EA nach Waldemar. Denn hier wird die wundersame 10-Hz-Alphawelle, zudem negativ gepolt (!), mittels des Roll-Energators auf die Haut und in den Organismus geleitet. Das Wirkungsvolle an der Elektro-Akupunktur-Waldemar ist, daß hier eine Harmonisierung der Körperzellen und der Steuerungsvorgänge der Gewebe erreicht wird. Meine Frau wandte diese EA täglich an – besonders im ganzen Bauchbereich.
Aber langer Rede kurzer Sinn:
Das Ergebnis ist als absolut positiv zu erklären! Meine Frau durchlebte eine wunderschöne Schwangerschaft ohne irgendwelche Beschwerden – sogar vier Wochen vor der Geburt meinte der untersuchende Arzt noch, daß sie ja nur ein »bißchen schwanger« wäre. Meine Frau hat bis zwei Stunden vor der Geburt nichts (!) Belastendes ge-

spürt – absolut gar nichts. Das Leben verlief die ganze Zeit so wie immer. Die erste Wehe spürte sie abends um 22 Uhr und zwei Stunden später hatte sie (als Erstgebärende) schon unseren Sohn David im Arm! Bei der Geburt brauchten keinerlei Narkotika (Tropf, i.V., Rückenmark etc.) eingesetzt zu werden. Die Klinik in Pasing war Spitzenklasse und so wurde nur mit Kalzium die Muskulatur aufgewärmt. Kurz vor dem Geburtsende wurde eine lokale Anästhesie gesetzt. Das Kind kam kerngesund auf die Welt und meine Frau ist schon wieder voll in der Arbeit. Der Bauch bildet sich sehr schnell zurück und Schwangerschaftsstreifen oder Gewebsüberdehnungen sind nicht zu erkennen. Unser David ist auch insgesamt überraschend ruhig und ausgeglichen. Im Vergleich zu den vielen anderen Geburten am selben Tage war diese Geburt die einzige, die absolut frei von irgendwelchen Komplikationen war.
Die EAW hat die Harmonie nicht nur bei meiner Frau erhalten – Nein! mein Sohn »wurde« in Harmonie!
Wieder einmal hat die EA-Waldemar ein »kleines Wunder« bewirkt.
An dieser Stelle möchte ich auch öffentlich einmal meinen Dank und meine Hochachtung für Prof. Charles Waldemar aussprechen.
Prof. U. R. Knop, DD, MsD
wiss. Leiter des Prof. C. G. Dahn-Instituts für Gesundheitsmedizin und experimentelle Bionik
Frohnloh, 4.10.1986

Dr. Hugo Mall, 6920 Sinsheim-Weiler schrieb am 17.11.1986:

Sehr geehrte Damen und Herren,
als Leiter einer kleinen Erfahrungsgruppe für Bronchial-Asthmatiker habe ich in diesem Wirkungskreis festgestellt, daß durch Eigenbehandlung der EA nach Charles Waldemar der Krankheitsverlauf – Atembeschwerden, Hustenanfälle etc. – wesentlich gemildert werden kann; nach 2-monatiger Intensiv-Behandlung wurde in allen Fällen das Cortison vollkommen abgesetzt.
Alle Patientenmitglieder haben eigene Geräte und behandeln sich mehrmals täglich nach Anleitung.

Mit freundlichen Grüßen
Dr. Hugo Mall


Richard Schüle, 8399 Fürstenzell
Ältester Gold- und Silbermedaillengewinner der Welt bei der Behinderten-Olympiade 1984 in New York.
Schüle schrieb am 8.4.84: »Dank Waldemars Elektro-Akupunktur wurde ich mit 59 Jahren schmerzfrei, überwand eine 33jährige Peronaeuslähmung mit völliger Athrophie, bekam 8 cm Muskelzuwachs, konnte Ellbogen (Werferarm), Zerrungen, Knie- und Muskelschwächen, Lendenwirbelbeschwerden u. a. ausgleichen. Es war Spitze, dieses Elektro-Akupunkturgerät als Hilfe zu haben!«

# Bezugsquellen, Beratung, Materialien

Akupunkturgeräte gibt es in den verschiedensten Ausführungen. Zur Selbstbehandlung werden oft Apparate aus Ostasien angeboten; diese sind zwar meist preisgünstig, entsprechen aber keineswegs den medizinischen Anforderungen, weil
1. die richtig gepolte Ableitung fehlt,
2. der Strom-Output nicht der körpereigenen Frequenz entspricht.

Sie können die Elektro-Akupunktur-Geräte in Apotheken und Sanitätshäusern erhalten. Das einzige patentierte Elektro-Akupunktur-System gibt es nur bei Perseus GmbH, Medizintechnik, Askaripfad 7, München 82. Sie finden hier auch die »Beratungsstelle für Elektro-Akupunktur« in Deutschland, die jedem Ratsuchenden bei der Selbstanwendung telefonisch Auskunft erteilt.

### Geräte, Bücher und Kassetten von Charles Waldemar

*Geräte*

Elektro-Akupunktur-Gerät inklusive Mehrfach-Sonden, patentiert mit Handbuch, 74 S., 10. Aufl.
Vergoldete Rückenrolle, R-Energator®
Point-Finder (Punkte-Sucher)
Vitasensor (vergoldet) – Yin-Yang-Sensor
Strahlenschutzdecke ANTAQUA®
Sauerstoff-Ionengerät
Fuß-Reflexonator, Zusatzgeräte
Fuß-Reflexonator, mit eig. Elektronik

*Bücher*

Großer Akupunktur-Bildatlas, 700 Großbilder, 900 Seiten, 1. Auflage 1978 München, 12. Aufl. 1986, München
Jung durch Bioenergie, Erdstrahlen in Ihrer Macht, Vaduz 1985
Potenz bis ins hohe Alter LOCK, 1. Aufl. 1967, 14. Aufl. 1985, München
Magie der Geschlechter, 1. Aufl. 1958, 10. Aufl. 1984, München
Begehrenswert ab 50 – Liebe + Glück, 1. Aufl. 1984, München
Das Kleinod des Lao-Tse, 1. Aufl. 1962, Rothenburg o. T., 3. Aufl. 1984, München
Selbstvertrauen durch Yoga, 3. Aufl. 1984, München
Himmel und Hölle sind wir, 10. Aufl. 1980, München
Schlüssel zur Urkraft, 3. Aufl. 1979, München

*Kassetten*

Selbstvertrauen
Potenz
Persönlichkeitsentfaltung
Selbsthilfe zum Erfolg
Besser in der Schule
Dynamische Durchschlagskraft
Guter, gesunder Schlaf
Yoga Atmungs-Tiefenentfaltung
Schlanker
Beliebtsein und andere gewinnen
Alle Titel sind in der Perseus-Edition, München 82, erschienen und dort erhältlich.

# Fachwörter-Verzeichnis

*Chakras* Bewußtseins- und Energiezentren, die jeweils selbständig den von ihnen beherrschten Zelleinheiten eine gewisse Gefühls- und Denkenergie vermitteln. So hat jeder bestimmte Organteil in uns seinen Bewußtseins-Aspekt, der die angrenzende Körperzone durchdringt und beseelt.
Die 7 Chakras: Sonnengeflecht-Chakra (Nabel-Chakra), Sexualsekret-Chakra, Sakral-Chakra, Scheitel-Chakra, Dritte-Auge-Chakra, Kehlkopf-Chakra, Herz-Chakra.

*Ch'i* Das Wort *Ch'i* kommt schon in dem alten »Nei King«, dem unübertrefflichen Standardwerk für alle Akupunkteure Chinas, vor, dem frühesten klassischen Werk über Akupunktur, das sich mit der »Heilkunde des ganzen Menschen« befaßt. *Ch'i* könnte man als die »Energie aller Energien« bezeichnen, als »Urgrund des Urgrundes«. Wenn die Lebenskraft *Ch'i* aus dem Gleichgewicht gerät, dann entsteht eine Dysfunktion, also Krankheit.

*DNS* (Desoxyribonukleinsäure) die Trägersubstanz für Erbinformationen.

*Dorsal* rückenwärts.

*Dreifacher Erwärmer* Dieser Meridian ist verantwortlich für den gesamten Säfteumlauf; damit reguliert er wichtige Funktionen des Körpers: Atmung, Verdauung und Ausscheidung, Abwehraufgaben.

*EAW* Elektro-Akupunktur-System Charles Waldemar.

*Gouverneurgefäß (Lenkergefäß)* (Yang) Das Gouverneur- oder Lenkergefäß gilt im chinesischen Energiesystem als einer der acht Wundermeridiane: *Tou Mo. Mo* bedeutet »Gefäß, Energieleitung«, während *Tou* »befehlen, regieren« heißt. Es ist die zentrale Energieleitung des Yang und wird in China auch »Meer der Yang-Meridiane« genannt. Die gesamte Yang-Energie des Körpers mündet in dieses »Meer« ein.

*Hertz (Hz)* (nach dem deutschen Physiker H. R. Hertz, 1857–1894). Einheit der Schwingungszahl (Frequenz) elektromagnetischer Wellen pro Sekunde.

*Homöostase* Der pH-Wert 7 (→ pH-Wert) ist als vollendetes elektrisches Gleichgewicht der Garant der Homöostase (ausgeglichene Körperfunktionen).

*Konzeptionsgefäß* (Yin) Das Konzeptionsgefäß ist der »Große Warner«; hier sitzen die Alarmpunkte, die sofort anzeigen, ob irgendeine Unordnung (Dysfunktion) im Körper herrscht. Schmerzempfindungen werden hier registriert.

*Lateral* von der Mitte weg, seitlich.

*Meridiane* Energiebahnen oder Kanäle,

auf welchen die Energie durch den Körper strömt. Auf den Meridianen liegen die Akupunkturpunkte.

*pH-Wert* Maßeinheit für die Konzentration von Wasserstoff-Ionen in wäßrigen Lösungen, die den Säure- oder Laugengehalt der Lösung bestimmt. Die Bezeichnung pH-Wert steht für *pondus Hydrogenii* (Konzentration der Wasserstoff-Ionen) und stellt den An- und Abstieg der plus- und minuspoligen Kräfte aller Materie dar. Mit jeder Nahrungsaufnahme erhöhen oder schwächen wir in uns die eine oder andere Polenergie, wandeln sie um in (+) sauer (pH-Wert 0 bis 6,9) oder (−) basisch (pH-Wert 7,1 bis 14).

*Tao* Tao ist ein chinesisches Wort, das fast unübersetzbar ist. Die Begriffe »der Weg«, »das große Sein«, »das Leben« können letztlich den wahren Sinn von *Tao* nicht entschlüsseln. Es ist dies alles und doch ist es nicht in einem einzigen Begriff zu fixieren.

*Tao* ist die Zusammenfassung des Universums, die Übereinstimmung des Mikro- und Makrokosmos in höchster Potenz. Und so wirkt *Tao* als Phänomen, als Erscheinung, und auch wieder darüber im unendlichen Nichtsein, in dem Kraftfeld, das hinter jeder Erscheinung existent ist. Das *Tao* ist das göttliche Gesetz, das im Menschen, in den Sternen und Sonnen und in allen Weltaltern die Beziehungen untereinander regelt.

*Yang und Yin* Bereits vor über viertausend Jahren waren die Chinesen der Auffassung, daß alle Bestandteile von Geist – Körper – Seele die Grundsätze von *Yin* und *Yang* widerspiegeln und daß diese beiden Grundkräfte des Seins in das *Tao* einmünden. *Yang* ist die positive männliche Vaterkraft: Licht, aktiv, warm, schöpferisch, beständig, das Schöpfungsfeuer, Sonne. *Yin* ist das negative, weibliche, mütterliche Prinzip: Passiv, dunkel, kalt, feucht, empfangend, geheimnisvoll, wechselhaft, Wasser und Mond.
Um Störungen zwischen diesen beiden Prinzipien zu beseitigen, müssen nach der alten chinesischen Weltanschauung *Yin* und *Yang* in Harmonie und Übereinstimmung gebracht werden. Der seelische und körperliche Gesundheitszustand eines Wesens kann von diesen beiden weltbewegenden Kräften in harmonischem Zusammenspiel getätigt werden. Zunächst ist aber zu sagen, daß es kein reines *Yin* und kein reines *Yang* gibt. Jedes ist auch in dem anderen enthalten.

# Register

Akupunkturpunkte 15, 21, 22, 23, 45, 46, 47
Akupunkturstift 46
Alkoholismus 67, 85
Alpha-Wellen 50
Alterungsprozeß 134
Androgen 71
Angst 68, 86
Arme, schmerzende 87
Arthritis in Arm (Bein) 88
Antaqua-Strahlenschutzdecke 42, 53
Arterienverkalkung 55
Arteriosklerose 70
Auffinden der Akupunkturpunkte 59
Aufladung 66
Aurikolo-Behandlung 79

Barfußärzte 16
Behandlungsdauer 59
Beta-Lipoproteide 78
Beta-Wellen 50
Bioelektrisches Gleichgewicht 39
Bioelektrizität 42, 44, 47, 63, 65
Bioenergetik 137
Bioplasma 61, 129, 135
Bismarck, Otto von 42
Blasen-Meridian 26
»Blockadebrecher« 54
Blutdruck, Hoher 68, 89 ff.
Blutdruck, Niederer 69, 92
Böhme, Jakob 65
Brillen entstören 52
Bronchialasthma 69, 93
Bronchitis 94

Chakra 14, 21, 22, 63, 64, 65
Ch'i 39, 67, 137

Cholesterinspiegel 55
Circular-Elektrode 55, 56, 57
Coué, Emile 76, 77
Curry-Felder, Curry-Strahlen 63, 64

Daxl, Karl 68
Delta-Wellen 50
Diät 48
Dickdarm-Meridian 33
DNS 50, 137
Dreifach-Erwärmer-Meridian 29
3-Stifte-Sonde 58
Dünndarm-Meridian 25

EAW-Behandlung 60
EAW-Geräte 55–58
EAW-Heimgerät 55, 56
EAW-Taschengerät 56
EAW-Tischgerät mit Meridian-Pointfinder 56, 57
11-Stifte-Sonde 56, 58, 59
Endorphin 47
Energieaufladung 129
Energiemangel 46
Energieüberschuß 46

Facelifting 133
Fettsucht 69 f., 95
Fließgleichgewicht 13, 14, 17, 18, 21, 48
Frigidität 70 ff., 96 f.
»Frühlings- und Herbstannalen« 17
Fünf-Elemente-Lehre 18
Füße, schmerzende 98
Fuß-Reflexonator 57, 78, 134, 135, 136

Gallenblasen-Meridian 30

Ganzheitsmedizin 16
Gedächtnisschwäche 49
Geopathische Störfelder 63, 64
Global-Curry-Netz-Gitter 42, 63, 64
Gouverneur s. Lenkergefäß
Gravitationsgesetz 135

Haig, J. 78
Hals-Chakra 54
Harnsäure 78
Harnsäureüberschuß 72, 99
Hawkins, Leslie 42
Herz-Meridian 24
Hexenschuß 100 f.
Hoang Ti 12, 13, 18, 137
Hohlorgane 15
Homöostase 59
Hüftgelenkbeschwerden 72 f., 102
Hypophyse 81

Immunität 63
Impotenz 73 ff., 103 ff.
Ischias 110

Joss, Frédéric Ch. 61

Kalkschwund 55
Karzinogene 79
Kehlkopf-Chakra (Vishuddha) 65, 66
Kellner, G. 15
Kinsey, Alfred 74
Kirlian, Semjon D. 60
Kirlian-Fotografie 45, 60, 61
Klimaanlagenbeschwerden 77
Knochenschwund 69
Knop, U. R. 49, 64
Kochsalz 55
Konzeptionsgefäß (KG) 22

Konzeptionsgefäß-Meridian 37
Kreislauf-Sexualitäts-Meridian
28
Kreislaufstörungen 77 f., 111 f.
Kundalini-Trakt 61

Lao-tse 18
Leber-Meridian 31
Lebertran 40, 41
Lenkergefäß (LG), Gouver-
neur 22, 133
Lenkergefäß-Meridian 36
Lungenkrebs 79
Lungen-Meridian 32
Lymphdrainage 130, 132
Lymphe 130
Lymphgefäßsystem 130
Lymphknoten 130
Lymphsammler 132

Magen-Meridian 22, 34
Magnetiseure 129
Masters und Johnson 74
»Meer der Energie« 66, 72, 132
Meersalz 55
Mehrfach-Elektroden 58
Mehrfachsonden 55
»Meister der Freude« 78
»Meister des Herzens« 61
»Meisterpunkt des Binde-
gewebes« 132
Menstruation, Ausbleiben der
113 f.
Menstruationsbeschwerden
115 f.
Meridiane 14, 21, 22, 23, 43,
48, 67
Migräne 47, 48, 78, 117
Milchbrustgang 130, 132
Milz-Pankreas-Meridian 35
Minus-Energie 66
Minus-Polarität 65
»Mutter des Herzens« 48
Mutter-Kind-Regel 20

Nabel (Ur-Narbe) 59
Nabel-Chakra (Manipura) 54,
59, 65, 66
Narben 59, 60
Narbenentstörung 59
Negativ-Ionen-Generatoren 43

»Nei King« 12, 13, 18, 76
Newton, Isaac 135
Nieren-Meridian 27
Nikotinsucht 48, 78 ff., 118
Nitrate 40
Nitrosamine 40, 79
Nordenström, Björn 43

Obermayer, Wilhelm 64
Osteoporose 69
Östrogen 71

Pane, Phoebe 65
Parasympathikus 14, 39
Pathogene Zonen 63
Pauling, Linus 40, 41
pH-Wert 39
Plus-Energie 66
Plus-Polarität 65
Positiv-Ionen 63
Pritikin, Nathan 41, 70
Pritikin-Diät 70
Prophylaxe 16
Prostatabeschwerden 80, 119 f.
Psychosomatische Krank-
heiten 48

Raucherbein 79
Reflexzonenbehandlung 134
Reich, Wilhelm 68
Reunionsnetz 55
Rheuma 121
Roll-Elektrode 59
Roll-Energator 58, 60, 130,
132, 133
Rückenbehandlung 132
Rückenschmerzen 122

»Sakralpunkt« 72
Skurazawa, Nyoiti 53
Säuren-Basen-Balance 39
Schlaflosigkeit 123
Schlechtwetter-Depressionen
76
Schnupfen 80 f., 124
Schulter-Nackenschmerzen
125
Seherin von Prevorst 65
7-Stifte-Sonde 56, 57, 58, 60
Sonnengeflecht 59
Speicherorgane 14

Standortleiden 42
Störfaktoren bei Akupunktur-
Selbstbehandlung 52
Störfelder 63
Stress 81, 126
Stromstärke 59
Sympathikus 14, 39

Tai-Ch'i-Symbol 12
Tao 13, 14, 21
Taoismus 13
Taschen-Elektro-Akupunktur-
Gerät 56
Terminalpunkte der Hand 129,
130
Theta-Wellen 50
Tisch-Elektro-Akupunktur-
Gerät 56
Tisch-Elektro-Akupunktur-
Gerät mit Pointfinder 56, 57
»Tor des Schweigens« 133
Tschernobyl 40, 44

Übergewicht 48
UKW-Feldstärke-Meßgeräte
63
Unterirdische Wasserläufe 42

Vagus s. Parasympathikus
Verkrampfungen 81
Verstopfung 127
Vitalitätsstatus 63
Vitamine 40
Vitasensor 53, 54, 62, 63, 64,
65, 66, 72, 134, 135
Voll, Reinhold 46
Vollkorn, Vollmehl 55

Wasseradern 63, 64
Weiss, Wolfgang Carno 130
Weißmehl 55
Wetterfühligkeit 128

Yang-Meridiane 14, 22
Yin-Meridiane 14, 22
Yin und Yang 12, 13, 14

10-Hertz-Strom 46, 49, 50, 53,
61
Zitronenkur 40
Zucker 55